Übergangsbegleitung zwischen Schule und Beruf

Beiträge zur Beratung
in der Erwachsenenbildung und
außerschulischen Jugendbildung

herausgegeben von
Ursula Sauer-Schiffer

Band 6

Katherina Klatte

Übergangsbegleitung zwischen Schule und Beruf

Zum Selbstverständnis professionellen Handelns von Kinder- und JugendlichenpsychotherapeutInnen

Waxmann 2024
Münster · New York

D6

Bibliografische Information der Deutschen Nationalbibliothek
Die Deutsche Nationalbibliothek verzeichnet diese Publikation in der Deutschen Nationalbibliografie; detaillierte bibliografische Daten sind im Internet über http://dnb.dnb.de abrufbar.

Beiträge zur Beratung in der Erwachsenenbildung und außerschulischen Jugendbildung, Bd. 6

ISSN 1613-7744
Print-ISBN 978-3-8309-4809-4
E-Book-ISBN 978-3-8309-9809-9

Steinfurter Straße 555, 48159 Münster

www.waxmann.com
info@waxmann.com

Umschlaggestaltung: Christian Averbeck, Münster
Satz: satz&sonders GmbH, Dülmen
Druck: CPI Books GmbH, Leck
Gedruckt auf alterungsbeständigem Papier gemäß ISO-9706

Dieses Buch wurde klimaneutral produziert.

Printed in Germany

Danksagung

Als Erstes möchte ich mich ganz herzlich bei meiner Betreuerin Professorin Dr. Ursula Sauer-Schiffer bedanken, welche mir die Chance gab, dieses Vorhaben zu realisieren, und mich bestens durch die verschiedenen Forschungsphasen begleitete. Ein besonderer Dank gilt ihr für die wertvollen Anregungen, ihre konstruktive Kritik und für die Tatsache, dass sie stets zeitnah ansprechbar war. Ihre wertschätzende Art und ihr Glaube an das Gelingen meines Forschungsvorhabens hat mir immer wieder Mut geschenkt und mich zum Schreiben motiviert.

Des Weiteren gilt mein herzlicher Dank der Zweitgutachterin Professorin Dr. Katja Driesel-Lange, die sich der Aufgabe, sich mit meiner Forschung eingehend auseinanderzusetzen und diese kritisch zu hinterfragen, ohne zu zögern annahm und mir hilfreich zur Seite stand.

Ein besonderer Dank gilt ebenso den InterviewteilnehmerInnen, ohne deren Informations- und Reflexionsbereitschaft ein Einblick in die sensible Thematik kaum möglich gewesen wäre. Die Interviews lieferten einen äußerst wertvollen und grundlegenden Beitrag für die Realisierung der vorliegenden Studie.

Danken möchte ich ausdrücklich auch den DoktorandInnen aus Professorin Dr. Ursula Sauer-Schiffers Forschungskolloquium, mit welchen ich mich während des Forschungsprozesses über sämtliche Teilbereiche meiner Dissertation austauschen konnte. Das Feedback und die Anregungen von einer Gruppe ebenfalls Forschender waren sehr wertvoll.

Ebenfalls möchte ich mich bei meiner Schwester Julia bedanken, die mir mit ihrer liebevollen Hilfsbereitschaft stets zur Seite stand. Auf ihre Rückmeldung und ihre guten Gedankenanstöße konnte ich immer vertrauen.

Danken möchte ich auch meiner Mutter, die stets ein offenes Ohr für mich hat und hinter mir steht.

Meinem Freund Matthias möchte ich dafür danken, dass er immer für mich da ist und meine Promotionszeit durch liebevolle Worte und zahlreiche unterstützende Taten begleitete.

Nicht zuletzt gilt mein Dank meinem Sohn Joris, der für sein junges Alter überraschend viel Verständnis für die langen Arbeitsphasen seiner Mutter aufbrachte und mir durch sein unbeschwertes Wesen Zuversicht und Freude schenkt.

Münster, Januar 2024
Katherina Klatte

Inhalt

Abbildungsverzeichnis

Tabellenverzeichnis

Abkürzungsverzeichnis

ADHS	Aufmerksamkeitsdefizit-Hyperaktivitätsstörung
AG	Arbeitsgruppe
BIZ	Berufsinformationszentrum
BuS	Betrieb und Schule
GT	Grounded Theory
GTM	Grounded-Theory-Methodologie
ICD	International Classification of Diseases
PsychThG	Psychotherapeutengesetz

1 Einleitung

1.1 Zur Notwendigkeit einer professionellen Übergangsbegleitung von psychisch beeinträchtigten Jugendlichen zwischen Schule und Beruf

In einer Zeit, in der Lebens- und Berufsmöglichkeiten zunehmend unübersichtlicher und unvorhersehbarer werden und häufige Berufs- und Branchenwechsel die moderne Erwerbsbiografie kennzeichnen, gibt es wenig berufliche Planungssicherheit. Diese Tatsache stellt Jugendliche und junge Erwachsene vor große Herausforderungen und erfordert eine offene Berufs- und Laufbahngestaltung sowie ein hohes Maß an Flexibilität. Die meisten Jugendlichen benötigen beim Übergang zwischen Schule und Beruf Unterstützung (vgl. Brüggemann 2010: 59; Sauer-Schiffer 2010: 22). Dieser Beistand umfasst Orientierungs-, Entscheidungs-, Planungs-, und Handlungsprozesse (vgl. Nohl 2010: 137).

Eine wirksame Hilfestellung ist beispielsweise die professionelle pädagogische Beratung, die Jugendliche und junge Erwachsene dazu befähigen soll, mittel- und langfristig verschiedene berufliche Übergangssituationen zu bewältigen und eine Laufbahnidentität zu entwickeln (vgl. Sauer-Schiffer 2010: 23–26).

Dabei sollten auch die speziellen Bedürfnisse und Gegebenheiten der jugendlichen Zielgruppe berücksichtigt werden. Bei Jugendlichen handelt es sich dabei – im Gegensatz zu Erwachsenen, die sich beruflich umorientieren, um die erste berufliche Entscheidung, so dass auf keinerlei Vorerfahrung zurückgegriffen werden kann. Jugendliche bewältigen zudem neben der normativen Entwicklungsaufgabe „berufliche Orientierung" parallel auch andere Aufgaben in Bezug auf ihre Entwicklung, wie beispielsweise die Abgrenzung von Erwachsenen und das Ausbilden einer eigenen Meinung, sodass die Auseinandersetzung mit der beruflichen Zukunft schnell in den Hintergrund gerät (vgl. Jordan/Kauffeld 2019: 86).

Wie nachfolgende Übergänge und Entscheidungen erlebt werden, hängt meist davon ab, ob Jugendliche Selbstmanagementfähigkeiten (vgl. Borg-Laufs/Hungerige 2010), also die Fähigkeit, bestimmte Probleme möglichst aktiv, eigenständig und effizient zu erledigen, entwickelt haben und ob sie gelernt haben, bewusst reflektierte Entscheidungen zu treffen. Eine gute pädagogische Beratung beim Übergang Schule-Beruf befähigt dazu, sich selbstbewusst den Herausforderungen des Übergangs zu stellen (vgl. Sauer-Schiffer 2010: 23–26; Nohl 2010: 131–138; Nohl 2009). Eine derartige Herangehensweise ermögliche es den Jugendlichen, die Entwicklungsaufgabe „Berufswahl" erfolgreich zu bewältigen (vgl. Brüggemann et al. 2017: 10).

Vor diesem Hintergrund erscheint es sinnvoll, eine an aktuellen Prinzipien orientierte Übergangsbegleitung zu wählen, die nicht primär auf die Herstellung eines Passungsgefüges zwischen den Persönlichkeitsmerkmalen eines jungen Menschen und einem bestimmten Beruf abzielt. Wertvoller kann es sein, einen umfassenderen Ansatz zu nutzen, der unter anderem die Förderung reflexiver Entscheidungen, die Erhöhung des Selbstwerterlebens sowie die Verbesserung der Selbstmanagementfähigkeiten in den Blick nimmt (vgl. Sauer-Schiffer 2010: 23–26). Unter dieser Prämisse etablieren sich Ansätze, die eine erweiterte Perspektive auf den gesamten Lebenslauf einnehmen und damit nicht nur den Beruf an sich, sondern auch Bereiche wie Familie, mögliche Elternzeit, Freizeit etc. einschließen (vgl. ebd.: 29). In den letzten Jahren nimmt eine derart integrative Sicht (vgl. Jordan/Kauffeld 2019: 105) sowohl bei der Konzeptionierung von Projekten als auch bei der praktischen Durchführung zu. Begleitung am Übergang Schule-Beruf zeichnet sich damit durch die Erweiterung der Entscheidungskompetenzen der jungen Menschen verbunden mit der Verbesserung der Selbstreflexionsfähigkeit aus, was meist in Kombination mit der Weitergabe von Informationen geschieht (vgl. ebd.: 105).

Für psychisch beeinträchtigte Jugendliche sind die Herausforderungen beim Übergang zwischen Schule und Beruf besonders verunsichernd und meist mit komplexen Problemen verbunden. Oftmals sind die Selbstmanagementfähigkeiten dieser Gruppe schlecht ausgebildet. Zudem gehen die meisten psychischen Erkrankungen direkt (zum Beispiel bei einer Depressionserkrankung) oder indirekt (zum Beispiel verursacht durch soziale Folgeprobleme bei einer ADHS oder einer Angsterkrankung) mit einem verminderten Selbstwerterleben einher, was einen selbstbewussten Umgang mit den Herausforderungen beim Übergang deutlich erschwert.

Anhand der Diagnostikkriterien einer depressiven Erkrankung lässt sich beispielhaft aufzeigen, welche Beeinträchtigungen einer beruflichen Orientierung während einer depressiven Episode im Wege stehen können:

> „Bei den typischen leichten (F32.0), mittelgradigen (F32.1) oder schweren (F32.2 und F32.3) Episoden leidet der betroffene Patient unter einer gedrückten Stimmung und einer Verminderung von Antrieb und Aktivität. Die Fähigkeit zur Freude, das Interesse und die Konzentration sind vermindert. Ausgeprägte Müdigkeit kann nach jeder kleinsten Anstrengung auftreten. Der Schlaf ist meist gestört, der Appetit vermindert. Selbstwertgefühl und Selbstvertrauen sind fast immer beeinträchtigt" (Krollner/Krollner 2022).

Diese Symptome erschweren es verständlicherweise, sich beruflich zu orientieren sowie schulischen oder beruflichen Pflichten gerecht zu werden. Menschen mit einer depressiven Erkrankung leiden zudem oftmals unter einer verminderten Entscheidungsfähigkeit, was wiederum die reflexive Entscheidung für die Einübung berufsorientierender Kompetenzen oder gar für einen bestimmten Ausbildungs- oder Studiengang deutlich erschweren kann. Psychische Störungen beeinträchtigen also in vielfältiger Weise grundlegende Fertigkeiten wie Selbstmanagementfähigkeiten, Entscheidungsfähigkeiten, Selbstwerterleben, Konzentrationsfähigkeit und Stressempfinden, also diejenigen Fähigkeiten, die für eine erfolgreiche Bewältigung des Übergangs Schule-Beruf notwendig sind.

Einige Berufsfelder haben sich für Menschen mit bestimmten Diagnosen als eher ungeeignet erwiesen (vgl. Kölch 2011: 113). Schizophrene Störungen erlauben beispielsweise meist kein erhöhtes Stressniveau am Arbeitsplatz. Für Personen mit ADHS sind hingegen Berufe, die ein hohes Maß an Sorgfalt und Konzentration erfordern, weniger geeignet. Darüber hinaus werden von psychisch beeinträchtigten Jugendlichen insgesamt geringere Qualifikationen und ein niedrigerer Schulabschluss als von psychisch gesunden Jugendlichen erreicht, was für Betroffene bereits im Vorhinein die Möglichkeiten exkludiert, in bestimmte Berufsfelder integriert zu werden. Zudem hat die Zahl der psychisch bedingten Ausfalltage in den letzten Jahren stark zugenommen, so dass diese bereits an vierter Stelle in der Statistik krankheitsbedingter Fehlzeiten verortet ist (vgl. Hüning et al. 2018). Ein erheblicher Anteil psychisch erkrankter Jugendlicher scheitert aus den genannten Gründen bereits beim Einstieg in das Berufsleben (vgl. Kölch 2011: 111).

Es ist davon auszugehen, dass Kinder- und JugendlichenpsychotherapeutInnen Einschränkungen und Ressourcen ihrer PatientInnen gut kennen. Sie werden zudem oftmals zu einer wichtigen Bezugsperson. Baer et al. führen aus, dass PsychiaterInnen und PsychotheapeutInnen die psychische Erkrankung der Betroffenen und die damit einhergehenden Schwierigkeiten und Probleme bei der schulischen und beruflichen Teilhabe meist adäquat einschätzen können (vgl. Baer et al. 2018: 32 in Bezug auf PsychiaterInnen und PsychotherapeutInnen in der Schweiz). Bei krankheitsbedingten schulischen und beruflichen Problemen sowie bei der oftmals schwierigen Berufsorientierung werden sie demnach zu wichtigen AkteurInnen.

Baer et al. schlagen vor, Schul- und Arbeitsprobleme von Personen mit psychischen Beeinträchtigungen immer vor dem Hintergrund ihres Krankheitsbildes und unter Berücksichtigung der Dynamik der Pathologie sowie vor dem Hintergrund ihrer (schul- und arbeits-)biographischen Erfahrungen zu verstehen. Auf diese Weise gelinge eine hilfreiche Interventionsplanung für Menschen mit Problemen am Arbeitsplatz. Als Hauptprobleme von psychisch beeinträchtigten Menschen am Arbeitsplatz nennen sie Leistungsminderung, leistungsbezogene Überforderung sowie Probleme, bei denen eindeutig eine Beziehungskomponente mit hereinspielt, wie beispielsweise Konflikte mit den Vorgesetzten (vgl. Baer et al. 2017: 11). Die Autoren halten die Einbeziehung der PsychiaterInnen und PsychotherapeutInnen in die Interventionsplanung mit anderen intervenierenden AkteurInnen für unbedingt notwendig. Derzeit lässt sich (vgl. dazu auch Baer et al. 2018: 39) eine zu geringe Kooperation zwischen PsychotherapeutInnen und anderen AkteurInnen wie beispielsweise Schule, ArbeitgeberInnen und anderen Fachleuten, die berufliche Interventionen einleiten, feststellen. Auch mehr Fort-

und Weiterbildungen werden für die AkteurInnengruppe der PsychiaterInnen und PsychotherapeutInnen dringend empfohlen.

Es zeigt sich aus den anfangs genannten Gründen, dass eine qualifizierte Übergangsbegleitung bei psychisch beeinträchtigten Jugendlichen und jungen Erwachsenen unbedingt notwendig ist. Die behandelnden Kinder- und JugendlichenpsychotherapeutInnen sollten ihre PatientInnen beim Übergang Schule-Beruf bestmöglich unterstützen und qualifiziert begleiten.

In dieser Studie wird die AkteurInnengruppe „Kinder- und Jugendlichenpsychotherapeutinnen" bei der Übergangsbegleitung von Jugendlichen zwischen Schule und Beruf untersucht. Die Beleuchtung dieser AkteurInnen erweist sich als gewinnbringend, weil sie Einblicke in die Selbstkonstruktionen und in die Ausgestaltung des TherapeutInnenhandelns ermöglicht. Im Rahmen der Selbstkonstruktionen werden Einblicke in ihre Ansprüche und Wünsche sowie in Handlungsbereiche, die Ihnen weniger hilfreich erscheinen, eröffnet. Es wird also ihr jeweiliges Selbstverständnis professionellen Handelns in den Blick genommen.

Voraussetzung für eine bessere Psychotherapie während des Übergangs zwischen Schule und Beruf ist zunächst die Erforschung der bestehenden Praxis. Daher wird u. a. untersucht, wie professionelles Handeln beim Übergang Schule-Beruf von den interviewten AkteurInnen reflektiert wird, welche Aufgaben von der Übergangsbegleitung angenommen, welche weiterdelegiert und welche abgelehnt werden.

Die Kinder- und JugendlichenpsychotherapeutInnen wurden in den im Rahmen dieser Arbeit durchgeführten problemzentrierten Interviews gebeten, aus ihren Erfahrungen bei der Übergangsbegleitung von Jugendlichen zu berichten. Auf diese Weise sind berufliche Selbstbeschreibungen des Arbeitsalltags von Kinder- und JugendlichenpsychotherapeutInnen und damit Einblicke in das Selbstverständnis professionellen Handelns entstanden, welche sowohl einen problembezogenen als auch einen allgemeinen Erkenntnisgewinn ermöglichen.

Diese beruflichen Selbstbeschreibungen besitzen einen hohen Informationswert, da sie die Möglichkeit bieten, nicht nur das Handeln der PsychotherapeutInnen als AkteurInnen in der Übergangsbegleitung von Jugendlichen zwischen Schule und Beruf nachzuvollziehen, sondern auch die ambulante psychotherapeutische Tätigkeit und damit die Vorstellungen professionellen Handelns aus der Innenperspektive, sozusagen mit den Augen der Betroffenen, zu betrachten. Durch die beruflichen Selbstbeschreibungen der Praktizierenden werden direkte, erfahrungsnahe Vorstellungen über professionelles Handeln deutlich (vgl. Nittel/Völzke 2002: 22). Die Selbstbeschreibungen gewähren Einblicke in gelebte Formen des Berufes Kinder- und JugendlichenpsychotherapeutIn, indem dieser Berufsgruppe ermöglicht wird, möglichst authentisch über die Berufspraxis zu berichten.

1.2 Wissenschaftsdisziplinäre Verortung

Die vorliegende Studie liefert einen Forschungsbeitrag innerhalb der Professionalisierungsdiskussion und ermöglicht neue Erkenntnisse über die Unterstützung von jungen Menschen im Übergang Schule-Beruf. Sie wird wissenschaftsdisziplinär in der Erwachsenenbildung verortet.

Im Rahmen der Diskussion um Professionalisierung, Professionalität und Profession unterschiedlicher Berufsgruppen rücken die AkteurInnen unter verschiedenen Perspektiven und Fragestellungen in den Fokus. Die Begrifflichkeiten variieren von „beruflicher Identität“ über „Selbstbeschreibung“, „Selbstverständnis“ und „Vertretungsanspruch“, je nach Zielsetzung und Kontext der Studie oder Debatte. Gemein ist ihnen der Blick der AkteurInnen „von innen nach außen“ auf ihr Berufsbild oder, wie in der vorliegenden Studie, der Blick von innen nach außen auf das professionelle Selbstverständnis in einem konkreten Arbeitsbereich (vgl. Hartig 2006: 158–159).

In dem Zusammenhang wird auch der in der deutschsprachigen Erwachsenenbildungsforschung verwendete Terminus „Berufskultur“ relevant (vgl. Nittel 2000: 27; Hartig 2008: 14 zitiert nach Steiner 2018: 139). In der Erwachsenenbildungsforschung findet der Begriff erstmals bei Nittel (2000) Erwähnung Dort bezeichnet er die Gemeinschaft der in einem Berufsfeld tätigen Praktiker, welche eine soziale Einheit bilden und aus mehr oder weniger dichten sozialen Netzwerken bestehen. Die sozialen Einheiten bilden einen Kommunikationszusammenhang, der seine Orientierungen und Relevanzen aus ganz bestimmten Sinnquellen zieht (vgl. Nittel 2000: 27). Steiner (2018) unterzieht der Verwendung des Begriffs „Berufskultur“ einer hermeneutischen Analyse und findet heraus, dass der Terminus die berufliche und fachliche Ausrichtung sowie die Geeintheit, Gemeinsamkeit und gemeinsame Kraft der in einem Berufsfeld tätigen Praktiker bezeichnet (vgl. Nittel 2000: 27; Hartig 2008: 319 zitiert nach Steiner 2018: 142). Zusammenfassend bezeichnet er die zu einem Beruf gehörigen Kulturelemente (vgl. Steiner 2018: 143). Hartig stellt heraus, dass die Zugehörigkeit zu einer Berufskultur sowohl für eine erfolgreiche Professionalisierung als auch für die Entwicklung von Professionalität bedeutsam ist (vgl. Hartig 2006: 158–159).

In der Fachdisziplin Erwachsenenbildung nahm die Erforschung des Beratungshandelns am Übergang Schule-Beruf in den letzten Jahren deutlich zu. Dabei werde, so Nohl, die Erwachsenenbildung zur Wissenschaft von der Lebensbegleitung in Phasen von Abbrüchen, Umbrüchen, Turbulenzen und Neukonstruktionen. Im Übergangsgeschehen konzentriere sich pädagogische Arbeit an diesen Wendepunkten (vgl. Nohl 2010: 139).

An dieser Stelle knüpft die vorliegende Untersuchung mit der Erforschung des professionellen Selbstverständnisses von PsychotherapeutInnen bei der Behandlung von PatientInnen beim Übergang zwischen Schule und Beruf an. Dabei identifiziert sie sich in der Grundhaltung mit den oben genannten Vertretern der

Erwachsenenbildung, denen es bei der Beratung der Jugendlichen nicht darum geht, den passenden Lebensberuf mit oder gar für die Jugendlichen zu finden, sondern die Jugendlichen dazu zu befähigen, sich selbstbewusst den Herausforderungen des Übergangs zu stellen (vgl. Sauer-Schiffer 2010: 23–26; Nohl 2010: 131–138).

Bei der wissenschaftsdisziplinären Verortung der Thematik ist es von wesentlicher Bedeutung, den Handlungsbegriff aus unterschiedlichen, für die Untersuchung relevanten, Disziplinen zu beleuchten. Den Ursprung pädagogischen Handelns sieht Hörster (vgl. Hörster 2004: 36) im Vollzug einer gesellschaftlichen Reaktion auf die Entwicklungstatsache, sofern dieser rationalisiert ist. „Rationalisiert" meint in dem Zusammenhang, dass sich pädagogisches Handeln im Wissen reflektiert und dass dieses im Bildungs- und Erziehungswesen nach bestimmten Verfahrensregeln organisiert ist. Zu unterscheiden ist dabei zwischen der pädagogischen Handlung und dem pädagogischen Handeln.

> „Eine Handlung lässt sich begreifen als Imagination eines Handelns, das bereits abgelaufen sein wird; sie ist ein in seinem Abgelaufen-Sein vorphantasiertes Handeln, sie ist der Entwurf des Handelns" (Hörster 2004: 36).

Das Handeln selbst ist also die Realisation des Handlungsentwurfs. Da das Handeln meist komplexer und unvorhersehbarer ist als der Handlungsentwurf, kann eine Spannung zwischen dem vorherigen Zweck und dem tatsächlichen Tun zum Ausdruck gebracht werden. Hörster vertritt in dem Zusammenhang die These, dass erzieherisches Handeln im empathischen Wortsinn erst dann als pädagogisch rationalisiert gelten kann, wenn es diese Spannung berücksichtigt und sich in der Vorphase an einer Strategie orientiert, die der Handlung Sinn gibt (vgl. ebd.: 36).

Auch im Zuge der Professionalisierungsdebatte wird der Handlungsreflexion eine hohe Bedeutung beigemessen. Der reflektierte Handlungsentwurf gilt dabei als ideale Variante des tatsächlichen Handelns. Hermann Giesecke sieht in der Reflexion des pädagogischen Handelns einen notwendigen Gegenpol zum Handeln an sich. Erst in einem Wechselprozess zwischen Phasen des Handelns und Phasen der Reflexion, in denen das geistige Repertoire abgerufen wird, aus dem das Handeln seine Inhalte und Ziele gewinnt, wird das Handeln professionell. In den Phasen der Reflexion hält Giesecke die Distanz zum Handlungsraum notwendig, da es im Handlungsraum nur begrenzte, kurzfristig orientierte Reflexionen gibt (vgl. Giesecke 2013: 40). Es wird ein zirkuläres Abwechseln zwischen Reflexionsphasen und Phasen des pädagogischen Handelns empfohlen, wobei bei Hörster ein lineares Verständnis von Handlungsentwürfen und darauf folgenden Handlungen deutlich wird. Giesecke liefert auch eine interessante Abgrenzung zwischen pädagogischem und therapeutischem, tiefenpsychologisch orientiertem, Handeln. Pädagogisches Handeln ist, ihm zufolge, auf Lerninhalte ausgerichtet, die sich oberhalb des Unbewussten abspielen. Wo Lernprozesse nicht mehr dem rationalen Diskurs zugänglich sind, wo sie nicht mehr argumentativ ins Bewusstsein genommen werden können, wo das Gesagte nicht mehr das Gemeinte ist und im Gemeinten nicht mehr das Gesagte zum Ausdruck kommt, hört pädagogisches Handeln und Lernen auf und fängt therapeutisches Handeln und Lernen an (vgl. ebd.: 25). Unberücksichtigt bleibt bei dieser Unterscheidung, dass sich andere Therapieverfahren, zum Beispiel die Verhaltenstherapie, weniger am Unbewussten orientieren.

Auf der Handlungsebene gibt es insbesondere bei der psychosozialen Beratung und der Psychotherapie große Überschneidungen. In ihrer konkreten Erscheinungsform können sie sogar phasenweise deckungsgleich sein. Dennoch sind Psychotherapie und Beratung in unterschiedliche Denkmodelle und Logiken eingebunden (vgl. Engel/Sickendiek 2005: 163; Nestmann et al. 2014: 36; Großmann 2014: 90), und sie zeichnen sie sich durch jeweils eigenständige Identitäten aus (vgl. Kupfer et al. 2021: 11).

Dabei legitimiert sich die Psychotherapie über den Heilungsdiskurs, der in einer durch das Psychotherapeutengesetz regulierten Form einen Handlungsrahmen aus Diagnostik, Indikationsstellung und Heilkunde liefert. Es liegt ein am medizinischen Modell orientiertes Arzt-Patienten-Verhältnis vor. Auch gibt es ein Abrechnungsverfahren entlang festgelegter Indikatoren sowie ein Approbationsverfahren als Grundlage zur Ausübung des Berufs. Dadurch spannt sich ein inhaltlicher und struktureller Rahmen, in den die Psychotherapie eng eingebunden wurde (vgl. Engel/Sickendiek 2005: 163; Nestmann et al. 2014: 36; Großmann 2014: 90, Kupfer et al 2021: 11). Die Psychotherapie ist demnach durch einen hohen Grad an Formalisierung sowie durch die gesetzliche Zuordnung zum Gesundheitssystem geprägt (vgl. Kupfer et al. 2021: 67).

Pädagogische Beratung lässt sich entsprechend und in Abgrenzung dazu in den Hilfediskurs einbetten (vgl. Nestmann et al. 2014: 36ff.). Sie stellt ein Hilfe- und Unterstützungsangebot dar, das angenommen oder abgelehnt werden kann. Beratung bleibt dabei professionelles Helfen ohne Heilungsanspruch. Beratungshandeln ist auch in psychosozialen und gesundheitsberuflichen Handlungsfeldern bedeutsam. Auch in dem Kontext bleibt Beratung professionelles Helfen und zielt trotz aller Ähnlichkeit zur Psychotherapie nicht darauf ab, zu heilen. Indem sich die Beratung in den Diskursen und Debatten um Hilfe verortet, ist sie in einen sozialwissenschaftlichen, psychologischen und pädagogischen Kontext eingebunden. Ein derartiges Verständnis von Beratung geht deutlich über die Weitergabe von Informationen hinaus und nimmt eine disziplinübergreifende, integrierende Perspektive ein. Diese interdisziplinäre Perspektive zeigt sich nicht nur in einer eklektisch, methodenintegrierenden praktischen Beratungsarbeit, sondern auch in einer disziplinübergreifenden theoretischen Auseinandersetzung (vgl. Engel/Sickendiek 2005: 166f.; Nestmann et al. 2014: 36ff.). Es lässt sich somit eine Diversifizierung der Beratungstheorie und der Beratungsausbildung feststellen. Diese gelte, so Kupfer et al. (2021), für einzelne disziplinäre Stränge und erst recht interdisziplinär übergreifend (vgl. Kupfer et al. 2021: 67).

Da es sich bei der Übergangsbegleitung zwischen Schule und Beruf um eine Schnittstellenaufgabe handelt, die insbesondere in der Erziehungswissenschaft gut weiterentwickelt und erforscht wird, können Kinder- und JugendlichenpsychotherapeutInnen bei der Psychotherapie in diesem Bereich nicht ohne Wissen aus der Erziehungswissenschaft auskommen. Das Beratungshandeln zwischen Schule und Beruf ist wiederum oftmals an die psychotherapeutische Schule angelehnt (vgl. Großmann 2014: 89).

Auch in der Psychotherapiewissenschaft werden übergangsbezogene Handlungsentwürfe definiert und weiterentwickelt, wobei häufig der Begriff „Transition" (vgl. zum Beispiel Fegert et al. 2016) anstatt „Übergang" verwendet wird. Thematisiert und umgesetzt werden dabei insbesondere die institutionelle Gestaltung (beispielsweise durch die Einführung von Psychotherapiestationen für junge Erwachsene) (vgl. Fegert et al. 2016), die Einbeziehung alters- und reifungsspezifischer Besonderheiten in die Therapie (vgl. ebd.) sowie die Kooperation von Jobcenter und Kinder- und Jugendlichenpsychiatrie, wie beispielsweise im wissenschaftlich begleiteten Projekt „SUPPORT 25" für junge arbeitslose Menschen unter 25 Jahren mit psychosozialen Problemen (vgl. Reissner et al. 2011: 117). Diese Ansätze thematisieren primär Verbesserungenmöglichkeiten in der institutionellen Ausgestaltung der Psychotherapie für junge Erwachsene und sind auf das stationäre Therapiesetting bezogen. Wie der Übergang vom Jugendalter in das Erwachsenenalter und der damit verbundene Übergang von der Schule in den Beruf im Rahmen der stationären oder ambulanten Psychotherapie inhaltlich begleitet werden kann, wird hier kaum beleuchtet.

Für die vorliegende Arbeit ist neben den bereits genannten Theorieansätzen insbesondere die in der Erwachsenenbildung vertretene Auffassung über professionelles berufliches Handeln relevant. Folgende von Wiltrud Gieseke aufgezeigte Definition von professionellem beruflichem Handeln bildet einen geeigneten Hintergrund, um die Vorstellungen der PsychotherapeutInnen dahingehend, wie sich professionelles Handeln bei der Begleitung der Transition zwischen Schule und Beruf ausgestaltet, theoretisch einzubetten und eine höhere Interpretationsebene zu erreichen. Professionelles Handeln zeichnet sich nach Wiltrud Gieseke u. a. durch einen differenzierten Umgang mit interdisziplinärem Wissen zur Deutung von Handlungssituationen mit Handlungsanspruch in einem bestimmten Praxisfeld aus (vgl. Gieseke 2011: 386). Dem/der subjektiven AkteurIn eröffnet sich dabei ein Handlungsspielraum, so dass ihm/ihr bei gelungenem professionellem Handeln eine gestaltende Rolle zukommt. Weitere Kriterien von professionellem Handeln sind die kompetente und flexible Anwendung von interdisziplinärem Wissen im Feld sowie diagnostisches und flexibel vernetztes Handeln (vgl. ebd.). Eine Berufsgruppe kann zudem nur in den Bereichen professionell handeln, die sie für sich markiert und für unterstützungswürdig hält (vgl. ebd.).

Ob und an welchen Stellen Kinder- und JugendlichenpsychotherapeutInnen die Übergangsbegleitung ihrer PatientInnen zwischen Schule und Beruf als ihre Aufgabe annehmen und für unterstützungswürdig halten, wird sich mit Abschluss der Arbeit geklärt haben.

Auch Helsper und Tippelt betonen die Herausforderung der Interdisziplinarität und prägten den Begriff „mixed profession" (Helsper/Tippelt 2011: 280). Sie führen in Bezug auf pädagogische Berufe aus, dass diese zunehmend vermischte professionelle Tätigkeiten integrieren und vereinbaren. Damit werden die Tätigkeitsfelder optionaler, woraus sich ein Handlungsspielraum ergibt. Andererseits werden sie auch unsauberer und lassen klare Trennungen vermissen. Für die Tätigen und ihre Handlungszusammenhänge ergebe sich so eine „mixed profession". Diese Grauzone und Vermischung, die sich sowohl in den Berufsgruppen der FörderschullehrerInnen als auch in der SchuldnerberaterInnen oder in der Suchtberatung abzeichne, könne zu einer Verunsicherung führen (vgl. Helsper/Tippelt 2011: 280–281). Es sei demnach eine erhöhte Reflexion der unterschiedlichen Handlungsanforderungen notwendig:

> „Reflexivität, Selbstbezüglichkeit, das ständige Mitbedenken nicht intendierter Nebenfolgen des eigenen Handelns, gesteigerte Begründungs- und Legitimationsverpflichtung sowohl gegenüber AdressatInnen, aber auch im Kontext von Institutionen und insbesondere gegenüber übergreifenden, etwa staatlichen, AkteurInnen und der Öffentlichkeit, sind Anforderungen, denen sich Professionelle in ihrem Handeln immer weniger entziehen können" (ebd.: 282).

Im Sinne einer subjektorientierten Professionsforschung sind berufliche Selbstbeschreibungen als Gegenstand der Forschung und als empirisches Material von zentraler Bedeutung (vgl. Schütz/Nittel 2015). Die Beleuchtung des professionellen Selbstverständnisses von AkteurInnen ermöglicht es, eine selbstreflexive Sicht darauf zu ermöglichen, wie berufliches Handeln in einem Arbeitsfeld ausgestaltet wird und wie sich die Profession dabei selbst begreift (vgl. Hartig 2006: 158).

1.3 Zielsetzung der Studie und Forschungsfragen

Für Jugendliche und junge Erwachsene, die sich in Psychotherapie befinden, ist der Übergang von der Schule in den Beruf aus den oben genannten Gründen schwieriger zu bewältigen als für psychisch gesunde Menschen. Die vorliegende Studie soll einen Beitrag zur Verbesserung der Übergangsbegleitung zwischen Schule und Beruf im Rahmen der ambulanten Psychotherapie leisten, indem sie den derzeitigen Stand der Übergangsbegleitung aus Sicht der AkteurInnen beleuchtet. Damit liefert sie notwendige Grundlagen für die Konzipierung bisher fehlender Therapieansätze und Weiterbildungen zu dieser Thematik.

Die individuelle Ausgestaltung und Bewältigung des Übergangs von der Schule in den Beruf gehören zu den zentralen übergangsbezogenen Aufgaben eines Menschen. Bei der Begleitung des Übergangs zwischen Schule und Beruf im Rahmen von Psychotherapie greift ein rein an Diagnosen orientierter Blick zu kurz. Diese Arbeit soll einen Betrag zur Einbeziehung und Bewältigung des Übergangs zwischen Schule und Berufs in die Psychotherapie leisten.

Vor diesem Hintergrund zielt die vorliegende Studie darauf ab, Einblicke in das Selbstverständnis professionellen Handelns von Kinder- und JugendlichenpsychotherapeutInnen bei der Übergangsbegleitung zwischen Schule und Beruf zu gewähren. Darüber hinaus sollen Erkenntnisse über die Handlungsreflexionen und -motive der AkteurInnen gewonnen werden.

Die für das Untersuchungsziel relevanten Daten werden mittels problemzentrierter Interviews nach Witzel (vgl. Witzel 1989, 2000; Witzel/Reiter 2022) erhoben und mit Hilfe der Grounded-Theory-Methodologie (vgl. Glaser/Strauss 1967; vgl. Strauss 1998; vgl. Strauss/Corbin 1996) ausgewertet. Da es um die Untersuchung des individuellen professionellen Selbstverständnisses gehen soll, hat sich eine qualitative Herangehensweise als gegenstandsangemessen erwiesen.

Die gewonnenen Erkenntnisse sollen helfen, das professionelle Selbstverständnis der PsychotherapeutInnen in der Übergangsbegleitung von Jugendlichen zwischen Schule und Beruf nachzuvollziehen und Erkenntnisse für die Professionalisierungsdebatte und die Verbesserung der Psychotherapie in diesem Bereich zu gewinnen. Abgeleitet aus den vorangegangenen Ausführungen zum Handlungsbegriff sowie aus der Zielsetzung der Arbeit ergibt sich folgende übergeordnete Fragestellung:

- Welches Selbstverständnis professionellen Handelns zeigt sich bei Kinder- und JugendlichenpsychotherapeutInnen als AkteurInnen bei der Übergangsbegleitung von Jugendlichen zwischen Schule und Beruf?

In dem Zusammenhang sollen auch folgende Teilfragen beantwortet werden:

- An welchen Stellen wird die Übergangsbegleitung von Jugendlichen zwischen Schule und Beruf zu einem Aufgabenfeld mit Handlungsanspruch für PsychotherapeutInnen?
- Wie gehen sie mit interdisziplinärem Wissen zur Deutung dieser Situationen mit Handlungsanspruch um?
- Auf welche Weise reflektieren und begründen sie ihre Handlungsvollzüge?

1.4 Aufbau der Arbeit

Im theoretischen Teil der Arbeit erfolgt zunächst eine Darstellung der Professionalisierungsdebatte (vgl. Kapitel 3), welche die gewonnenen Erkenntnisse zum Selbstverständnis professionellen Handelns kontextualisiert und verortet. Weiterhin werden in diesem Kapitel all jene Aspekte der Professionalisierungsdiskussion aufgezeigt, welche eine Forschungsrelevanz aufweisen. Sie ermöglichen zum einen die theoretische Einbettung der Studienergebnisse bzgl. des Selbstverständnisses professionellen Handelns der PsychotherapeutInnen und bilden zum anderen die theoretische Grundlage des Interviewleitfadens, der aufgrund der Problemzentrierung einer gewissen theoretischen Einbettung bedarf.

In Kapitel 4 der Arbeit werden Übergänge im Kontext Schule-Beruf theoretisch beleuchtet, wobei deutlich wird, dass für das Verständnis des Forschungsanliegens Übergänge nicht mehr als kurze Durchgangsstadien zwischen stabilen Phasen, sondern als wichtige Phasen an sich verstanden werden. Übergänge werden als bedeutsame Wandlungsprozesse herausstellt, bei denen Lebenszusammenhänge eine Umstrukturierung erfahren. Der Übergang wird aus diesem Blickwinkel zur Normalität im Lebenslauf.

Der Theorieteil schließt in Kapitel 5 mit den beruflichen Rahmenbedingungen, welche der Ausübung des Berufs der Kinder- und JugendlichenpsychotherapeutIn zugrunde liegen, ab. Dieser Teil liefert das notwendige Verständnis über den Ausbildungsweg, die zu Grunde liegenden Gesetze bzw. Richtlinien sowie spezifischen Kompetenzen der untersuchten Akteursgruppe. Dieser Teil dient darüber hinaus als wichtiger Anknüpfungspunkt für die Diskussion der Forschungsergebnisse in Bezug auf das professionelle Selbstverständnis von Kinder- und JugendlichenpsychotherapeutInnen.

In Kapitel 6, welches die Methodik und das Forschungsdesign näher erläutert, wird die Grounded Theory als Methodologie zur Datenauswertung und zur Konzipierung des qualitativ gestalteten Studiendesigns dargestellt.

Die Daten selbst wurden mittels problemzentrierter Interviews nach Witzel erhoben (vgl. Witzel 1989: 230), was sich gut mit der Grounded-Theory-Methodologie (vgl. Strauss/Corbin 1996), die an sich keine Datenerhebungsmethode impliziert, kombinieren lässt. Das Selbstverständnis professionellen Handelns von Kinder- und JugendlichenpsychotherapeutInnen bei der Übergangsbegleitung von Jugendlichen zwischen Schule und Beruf impliziert eine Problemzentrierung, die diese Interviewform als geeignetes Erhebungsinstrument hervorhebt. In Kapitel 6.3 wird, den Methodenteil abschließend, der Forschungsprozess, bestehend aus Datensammlung im Sinne des iterativen Prozesses, die Durchführung der Untersuchung und Datenauswertung anhand der Kodierverfahren der Grounded Theory ausführlich dargestellt.

Kapitel 7 dient der konkreten, kategoriengeleiteten Darstellung der Ergebnisse zum Selbstverständnis professionellen Handelns von Kinder- und JugendlichenpsychotherapeutInnen. Die Ergebnisdarstellung wird nach einer Vorstellung der Kernkategorie anhand des Kodierparadigmas (vgl. Strauss/Corbin 1996: 75; Breuer 2010: 86), einem zentralen Analyse- und Auswertungsinstrument der Grounded Theory, vorgenommen.

In Kapitel 8 wird eine inhaltliche Diskussion und fachliche Verortung der Untersuchungsergebnisse vorgenommen, wobei ein Bezug zur Fachdiskussion der Erwachsenenbildung hergestellt wird. Es ergeben sich logische Schlussfolgerungen und eigenständige Beurteilungen, welche dort ebenfalls thematisiert werden.

Mit Kapitel 9 schließt die Arbeit mit einem kritischen Blick auf das gewählte Forschungsdesign und mit einer Darstellung des eigenen Beitrags zur Forschung ab. Darüber hinaus werden anknüpfende Forschungsperspektiven aufgezeigt.

2 Forschungs- und Diskussionsstand

Nachdem vor einigen Jahren noch die Problematiken am Übergang Schule-Beruf sowie die Relevanz der Berufsorientierung und deren wissenschaftlicher Begleitforschung hervorgehoben wurde (vgl. Sauer-Schiffer/Brüggemann 2010), ist die Berufsorientierung inzwischen ein in der wissenschaftlichen Gemeinschaft fest etabliertes Forschungsfeld. In der Praxis werden zwar, angestoßen durch die Bildungspolitik, immer neue Konzepte, Instrumente und Maßnahmen zur Unterstützung der Passage vom Bildungs- über das Beschäftigungssystem bis hin zu einer gewissen Unübersichtlichkeit der Angebote entwickelt. Aber auch die wissenschaftliche Grundlagen- und Praxisforschung geht in den letzten Jahren voran (vgl. Brüggemann et al. 2017: 10). Zur Studien- und Berufsorientierung existieren Zugänge und Forschungsergebnisse aus verschiedenen Wissenschaftsdisziplinen, welche sich aus jeweils anderen Perspektiven mit der Thematik auseinandersetzen (vgl. Brüggemann/Rahn 2013). Zudem ist derzeit eine Verknüpfung von Wissenschaft und Praxis angezeigt, wobei sich Forschungslücken auf der Ebene der Interventionen, auf der Struktur- und Organisationsebene sowie auf der Ebene der AkteurInnen feststellen lassen (vgl. Brüggemann 2017: 13). Brüggemann fordert in diesem Zusammenhang, nicht nur Lehrerinnen und Lehrer, sondern auch andere AkteurInnen und Berufsgruppen dahingehend zu qualifizieren, in der Berufsorientierung tätig zu sein.

Dass auch PsychotherapeutInnen und PsychiaterInnen wichtige AkteurInnen bei der Begleitung von Menschen in der Übergangszeit zwischen Schule und Beruf sind, steht außer Frage. So schreiben Baer et al. (2018) dem/der PsychiaterIn in einer Studie sogar eine „Schlüsselrolle" bei der beruflichen Eingliederung zu und befragen die Berufsgruppe in einer anderen Studie über Arbeitsprobleme von sich in Therapie befindenden PatientenInnen (vgl. Baer et al. 2017). Dennoch liegen kaum weitere Forschungsarbeiten über in der Therapie anwendbare Interventionen sowie zum psychotherapeutischen Handeln bei der Berufsorientierung psychisch kranker Menschen vor. Zudem wird lediglich angerissen, welche Rolle den PsychotherapeutInnen auf der Struktur- und Organisationsebene zukommt (vgl. Fegert et al. 2011; Baer et al. 2018).

Studien, bei denen speziell das Feld der Kinder- und JugendlichenpsychotherapeutInnen und deren psychotherapeutisches Handeln bei PatientInnen, die sich in der Übergangsphase zwischen Schule und Beruf befinden, untersucht wird, liegen bisher nicht vor. Das ist vor dem Hintergrund, dass schon psychisch gesunde Jugendliche eine professionelle Begleitung bei der Berufsorientierung brauchen, umso erstaunlicher. Bei Jugendlichen und jungen Erwachsenen mit einer (dauerhaften) psychischen Diagnose ist diese Zeit mit umso mehr Problemen und Schwierigkeiten verbunden.

Der Untersuchungsgegenstand „Kinder- und JugendlichenpsychotherapeutInnen als AkteurInnen bei der Übergangsbegleitung von Jugendlichen zwischen Schule und Beruf" berührt die im Folgenden dargestellten Forschungsbereiche, aus denen der Reihe nach relevante Veröffentlichungen vorgestellt werden.

2.1 Forschungsarbeiten und Handlungsfelder der Studien- und Berufsorientierung

Die ersten Forschungsansätze zur Berufsorientierung stellten häufig den Passungsgedanken zwischen Berufs- und Personenmerkmalen in den Vordergrund. Parson, einer der ersten Vertreter dieses Ansatzes, ging davon aus, dass für eine geeignete Berufswahl vor allem die persönlichen Eigenschaften und beruflichen Anforderungen korrekt eingeschätzt und in Relation zueinander gesetzt werden müssen (vgl. Parson 1909). Dieser Gedanke zieht sich bis in neuere Forschungsansätze hinein (vgl. zum Beispiel Holland 1997) und bildet die Grundlage für die Entwicklung zahlreicher standardisierter Testverfahren zur Berufsfindung. Dieser sog. Matching-Ansatz und eine daran anknüpfende passungs- und normorientierte Berufsberatung werden von neueren pädagogisch und/oder erwachsenenbildnerisch orientierten Vertretern der Studien- und Berufsorientierung kritisiert (vgl. Sauer-Schiffer 2010; Nohl 2010; Brüggemann/Rahn 2013).

Brüggemann veröffentlichte ein Werk zur Berufsorientierung (vgl. Brüggemann/Rahn 2013) und zusammen mit Driesel-Lange und Weyer ein weiteres Werk zu Instrumenten der Berufsorientierung (vgl. Brüggemann et al. 2017). Das Ziel der pädagogischen Berufsorientierung bestehe diesen Veröffentlichungen zufolge darin, den gesamten Berufsorientierungsprozess zu fördern. Dadurch sollen Jugendliche befähigt werden, die einzelnen Teilaufgaben des Berufswahlprozesses, von der Exploration des Selbst und den beruflichen Möglichkeiten, über die Spezifikation eines Berufswunsches und geeigneter Alternativen bis hin zur konkreten Anschlussplanung vollständig und rechtzeitig zu lösen (vgl. Brüggemann/Rahn 2013: 16). In seiner Veröffentlichung „Berufliches Übergangsmanagement – Herausforderungen und Chancen" (Brüggemann 2010) analysiert und benennt Brüggemann zudem die zu überwindenden Problematiken von Berufsorientierungsmaßnahmen und -instrumentarien wie folgt: „Ad-hoc-Dilemma" (Tendenz zu schnellem Handeln aufgrund von Fördergeldern), das „Nachhaltigkeits-Dilemma" (das Dilemma der „Verpuffung" der Wirksamkeit von Maßnahmen), das „Tarzan-Paradoxon" (Jugendlicher hangelt sich wie ein Tarzan von einer Maßnahme zur nächsten) und den „Systematisierungseffekt" (Mangelnde Systematisierung von Angeboten). Um diese Dilemmata zu überwinden, schlägt Brüggemann die regionale Planung und Konzeption eines Übergangsmanagements vor. Dazu entwickelt er beispielhaft für das regionale Übergangsmanagement eine Matrix, welche je nach Region erarbeitet wird und festlegt, wann, wo, von wem und für welche Zielgruppe etwas durchgeführt werden soll.

Auch Düggeli und Kinder erforschen Möglichkeiten, Berufswahlwege von Jugendlichen adäquat zu begleiten. Sie stellen heraus, dass Jugendliche und junge Erwachsene heutzutage mit abnehmender gesellschaftlicher Sicherheit und multiplen Handlungsoptionen konfrontiert werden und daher auf eine Weise pädagogisch begleitet werden sollten, die es ermöglicht, eine berufswahlbezogene Handlungsbefähigung zu erlangen. Die Autoren postulieren weiter, dass dies durch einen gezielten Wissensaufbau, durch die Förderung von Selbstwirksamkeit sowie durch eine sensible Begleitung der Heranwachsenden in Bezug auf individuelle Sinnfragen geschehen sollte (vgl. Düggeli/Kinder 2013: 211).

Die schulische Berufs- und Studienorientierung erfuhr in den letzten Jahren eine zunehmende Systematisierung, die auch den Prozess der Berufswahl im Schulverlauf berücksichtigt (vgl. Driesel-Lange/Kracke 2017: 99–107). Zu diesem Zweck wurden Standardelemente wie die Potentialanalyse, bei der den Schülerinnen und Schülern durch die Schaffung individueller Lerngelegenheiten eine Exploration ihrer Stärken und Interessen ermöglicht werden soll, eingeführt. In Nordrhein-Westfalen ist die Potentialanalyse eingebettet in das Landesvorhaben „Kein Anschluss ohne Abschluss“, welches aufeinander aufbauend die Elemente „Arbeit mit einem Portfolioinstrument“, „Potentialanalyse“, „Erkundung von Berufsfeldern“ und „Betriebspraktikum“ umfasst. Forschungsbeiträge zur Wirksamkeit dieser berufsorientierenden Maßnahmen liegen vereinzelt vor. So leisten Driesel-Lange und Krake (2017) beispielsweise einen neueren Beitrag zur Wirksamkeit der Potentialanalyse in NRW. Dieser Forschungsbeitrag stellt heraus, dass sich die Potentialanalyse am nützlichsten für Jugendliche, die in ihrer Berufswahl schon weit vorangeschritten sind, erweist. Zudem profitieren Jugendliche am meisten von der Potentialanalyse, wenn ein berufswahlfreundliches Klima in der Schule herrscht. Den Autoren zufolge sollte die Berufsorientierung an Schulen auch individualisierter ablaufen. Dass die Berufsorientierung individueller gestaltet sein sollte, fand auch Knauf (2009) in ihrer Studie bzgl. Angeboten zur Berufsorientierung und Lebensplanung heraus. Dies könne durch den Einsatz von Instrumenten berücksichtigt werden, die eine personenbezogene Förderung und einen hohen Grad an Selbststeuerung ermöglichen.

In dem Artikel „Übergänge: Beruf als Zukunft“ (vgl. Petermann/Schultheiß 2013) wird die Bewältigung des Berufseinstiegs von Petermann und Schultheiß als ein bedeutsamer Entwicklungsschritt im Jugendalter dargestellt. Als Teil der Identitätsfindung sei er aufgrund der damit einhergehenden finanziellen Unabhängigkeit einer der wichtigsten Schritte zur Ablösung vom Elternhaus. Petermann et al. veröffentlichten ein verhaltenspsychologisch basiertes Training, das auf die Stärkung emotionaler und sozialer Kompetenzen zur Berufsvorbereitung abzielt (vgl. Petermann/Petermann 2017; Petermann/Schultheiß 2013). Es wurde unter dem Namen „Job-Fit-Training“ am Zentrum für Klinische Psychologie und

Rehabilitation in Bremen entwickelt und auf seine Wirksamkeit hin überprüft (vgl. Schultheiß et al. 2015). Dabei handelt es sich um das erste Präventionsprogramm an Schulen, welches darauf abzielt, soziale und emotionale Kompetenzen für den bevorstehenden Berufseinstieg zu fördern. Die zehn Module, zu denen beispielsweise „Beruf und Zukunft“, „Lebensschicksale und Eigenverantwortung“, „schwierige Situationen und selbstsicher widerstehen lernen“, „Vorstellungsgespräche üben und reflektieren“ gehören, lassen sich zum Großteil für den Gebrauch im verhaltenstherapeutischen Therapiesetting modifizieren und anwenden.

2.2 Beratungsforschung im schulischen und beruflichen Kontext

Es liegen Forschungsarbeiten aus den Bereichen Laufbahn-, Bildungs- und Weiterbildungsberatung vor, die sich ganz unterschiedlichen Aspekten der Beratung von Menschen im Berufsleben widmen und auch in ihrem Forschungsdesign deutlich variieren. Während einige dieser Studien auf den Beratungsprozess und bestimmte Beratungsphasen abzielen, geht es anderen Studien wiederum um eine Typisierung des Beratungsanlasses.

Gieseke hat beispielsweise auf der Basis der Auswertung von Beratungsgesprächen ein induktiv entwickeltes Modell zur Unterscheidung von Beratungstypen in der Weiterbildungsberatung verwendet (vgl. Gieseke 2000: 15 ff.) Sie unterscheidet in diesem Modell zwischen informativer Beratung, situativer Beratung und biographieorientierter Beratung. Bei der informativen Beratung werden in der Beratungssituation vor allem Informationen bereitgestellt. In diesem Fall haben die Ratsuchenden bereits im Vorhinein emotionale und motivationale Fragen geklärt. In der situativen Beratung ist dem Ratsuchenden bewusst, für welche Lebenssituation eine Hilfestellung bzw. eine Antwort benötigt wird. Bei der biographieorientierten Beratung haben die Ratsuchenden noch keine Richtung oder Fragen formuliert. Eine derartige Beratung zielt auf eine Lebensperspektive in Bezug auf Bildungsfragen ab (vgl. ebd.).

Eine von Schiersmann (2005) veröffentlichte Studie beabsichtigt auf der Grundlage von Experteninterviews und einer quantifizierbaren schriftlichen Fragebogenerhebung eine Bestandsaufnahme in der Weiterbildungsberatung, wobei u. a. auf folgende Punkte eingegangen werden soll: Selbstverständnis der Beratungsanbieter, Inanspruchnahme und Anlass der Beratung sowie Ausgestaltung des Beratungsprozesses und Kompetenzprofil der BeraterInnen. Als Zielperspektiven der Beratung werden dabei die Orientierungshilfe, die personengebundene Unterstützung, die Wahl der geeigneten Weiterbildungsmaßnahme sowie die Vermittlung in den Arbeitsmarkt genannt (vgl. Schiersmann 2005: 153–167).

Beratungsansätze am Übergang Schule-Beruf (vgl. Sauer-Schiffer 2010; Nohl 2010) stellen heraus, dass heutzutage, in einer Zeit, in der es weniger

Zukunftsplanungssicherheit gibt und Lebens- und Berufswahlmöglichkeiten immer komplexer und unübersichtlicher werden, nicht mehr die Vorbereitung auf einen Lebensberuf, sondern auf häufige Berufswechsel sinnvoll ist. PädagogInnen seien zunehmend gefordert, den Übergang zwischen Schule und Beruf, bei dem es sich nicht um ein punktuelles Ereignis, sondern vielmehr um eine längere Phase handele, professionell zu gestalten (vgl. Sauer-Schiffer 2010): Die Funktion der Beratung als eine pädagogische Interventionsform bestehe unter solchen Voraussetzungen darin, dem Ratsuchenden Orientierung für sein zukünftiges Handeln zu geben und Hilfe zur Selbsthilfe zu ermöglichen. Die Ratsuchenden sollen demnach dazu befähigt werden, bewusst reflektierte Entscheidungen zu treffen und sich selbstbewusst den Herausforderungen zu stellen. Es stehe also nicht nur der Beruf, sondern das gesamte Leben sowie die Entwicklung einer eigenen Identität gegenüber destabilisierenden Einflüssen im Mittelpunkt der Beratung (vgl. Sauer-Schiffer 2004; Sauer-Schiffer 2010: 25–30).

Diese Hinwendung der Theoriebildung und Praxisentwicklung zu eher personen-, subjekt- und biographieorientierten Ansätzen lässt sich auch bei Nohl (2009/2010) feststellen. Die Autorin nimmt die Laufbahnberatung im Sinne der gesamten Persönlichkeitsentwicklung wahr und plädiert für ein Laufbahnverhalten, das nicht die Passung der Individuen in einen Job in den Fokus nimmt oder auf Berufswahlentscheidungen abzielt, sondern vielmehr die Passung der Arbeit mit anderen Lebensbereichen (beispielsweise Familie, Ehrenamt, Freizeit, Spiritualität) hervorhebt. Sie legt den Fokus dabei auf die Entwicklung von Übergangskompetenzen und Laufbahnselbstmanagementkompetenzen und entwickelte ein für die Ratsuchenden geltendes Übergangskompetenzmodell (vgl. Nohl 2009: 148). Durch die Entwicklung dieser Übergangskompetenzen entstehe die Möglichkeit der Hilfe zur Selbsthilfe, so dass auch weitere Übergänge im Leben erfolgreich bewältigt werden können. Die derzeitige Laufbahnforschung stehe demnach nicht nur einer oberflächlichen Veränderung, sondern einem tiefgreifenden Wandel in Theoriebildung und Praxisentwicklung gegenüber (vgl. Nohl 2010: 134). 2011 legte Nohl dann unter dem Titel „Übergangscoaching. Berufliche Veränderungen kompetent und erfolgreich gestalten" eine Veröffentlichung mit praxisrelevanten Materialien und Beispielen zur Ausbildung von Übergangskompetenzen vor (vgl. Nohl 2011).

Sauer-Schiffer veröffentlichte 2010 ein Konzept, welches die erforderlichen Kompetenzen auf Beraterseite beim Übergang Schule-Beruf/Studium skizziert. Neben dem erforderlichen Kontextwissen zum Übergang Schule-Beruf/Studium betont sie dabei auch die Notwendigkeit fachlich-methodischer Beratungskompetenzen, Diagnose und Diagnostikkompetenzen sowie Kompetenzen zur Gestaltung von Interventionen und Problemlösetrainings (vgl. Sauer-Schiffer 2010: 41–48).

2.3 Studien zur psychischen Belastung von erwerbslosen Jugendlichen und Erwachsenen

Die Kausalität und die Wirkungsrichtung zwischen Arbeitslosigkeit und (psychischem) Gesundheitszustand wird in der Forschung seit langem diskutiert (vgl. Hollederer 2008). Dabei wird untersucht, ob Krankheit zu Arbeitslosigkeit führt oder inwieweit Arbeitslosigkeit krank macht. Hollederer stellt diesen wechselseitigen Zusammenhang zwischen Arbeitslosigkeit und psychischer Gesundheit als Circulus vitiosus dar.

VertreterInnen der differentiellen Arbeitslosenforschung (vgl. zum Beispiel Wacker 1983; Büssing 1993) stellten die Vielfalt der empirisch belegten Bewältigungsformen des Lebensereignisses Arbeitslosigkeit in den Vordergund. Die differentielle Arbeitslosenforschung stützt sich auf die Vielfalt der Einflussfaktoren und berücksichtigen, dass beispielsweise die finanzielle Situation, die soziale Unterstützung, die Dauer der Arbeitslosigkeit und vor allem die Ausprägung der Arbeits- und Berufsorientierung einen Einfluss auf die psychische Verfassung der Betroffenen haben. Stressoren und Ressourcen finden dabei gleichermaßen Berücksichtigung. Im Laufe der Zeit hat sich die Position durchgesetzt, dass Arbeitslosigkeit differentielle Folgen nach sich ziehen kann, die in ihrem Ausmaß von den genannten persönlichen Umständen abhängen.

Die Datenlage zum Zusammenhang von Jugendarbeitslosigkeit und psychischer Belastung ist deutlich geringer als die für Erwachsene. Auf das Jugendalter bezogen, liegen einige weniger bekannte Studien vor, von denen einige für die vorliegende Studie relevante genannt seien: Kieselbach und Beelmann (2006) beschreiben bei Jugendlichen, deren Einstieg in eine Ausbildung oder in die Erwerbsarbeit nicht gelingt, ein besonders hohes Risiko einer Beeinträchtigung der psychosozialen Entwicklung. Ihnen fehlen die entwicklungsfördernden Funktionen von Arbeit wie Sinnstiftung, Zeitstrukturierung, Identitätsbildung und soziale Kontaktmöglichkeit. Zwischen erwerbslosen und erwerbstätigen Jugendlichen gehe die Entwicklungsschere immer weiter auseinander.

Eine neuere Studie von Sabatella und Mirer (2018) nimmt sich zum Ziel, die psychische Belastung von arbeitslosen und erwerbstätigen Jugendlichen zu vergleichen. Als Erhebungsinstrument der Verhaltensauffälligkeiten diente der Young Adult Self-Report (YASR). Zudem wurden mit einer weiteren Stichprobe von Jugendlichen klinische Interviews geführt. Es zeigte sich, dass der Erwerbsstatus ein signifikanter Prädiktor für Verhaltensauffälligkeiten war. Insgesamt 70% der arbeitslosen Jugendlichen waren psychisch so stark belastet, dass sie die Kriterien für eine psychische Störung gemäß ICD-10 (International Classification of Diseases) erfüllen würden. Dabei entstammte die häufigste Diagnosegruppe mit 52% der Kategorie ICD-10-F4, die neurotische, belastungs- und somatoforme Störungen und Belastungen im Zusammenhang mit Ängsten zusammenfasst. Als zweithäufigste Diagnosegruppe wurden affektive Störungen genannt, gefolgt von psychischen Störungen durch psychotrope Substanzen (vor allem Alkohol und Cannabis) (vgl. Sabatella/Mirer 2018: 68). Sabatella und Mirer fordern in diesem Zusammenhang für die Praxis, dass Maßnahmen wie Arbeitsamt, Brückenangebote und Anschlusslösungen mehr an psychische Probleme von Jugendlichen angepasst werden und dass Früherkennungsinstrumente und Frühinterventionen vermehrt zum Einsatz kommen.

Ebenfalls zu einem interessanten Schluss kommen Barth und Angst (2018), welche die psychische Belastung von SchülerInnen in Brückenangeboten untersuchten und hierbei Betreuungspersonen in Brückenangeboten befragten. Sie stellten unter anderem heraus, dass Brückenangebote in der Früherkennung und -intervention psychischer Störungen einen wichtigen Eckpfeiler darstellen können. Zudem stehen psychotherapeutische Angebote bei den Betreuungspersonen ganz oben auf der Wunschliste. Die Autoren sind der Meinung, dass eine verlässliche und loyale Bezugsperson, welche die Jugendlichen über eine längere Zeit unterstützend begleite und auch nach dem Verlassen des Brückenangebotes noch als AnsprechpartnerIn dienen könne, sinnvoll wäre (vgl. Barth/Angst 2018: 86–88).

2.4 Publikationen zur „Transitionspsychiatrie" und zur Schlüsselrolle der PsychiaterInnen

Fegert publizierte mehrere Abhandlungen (vgl. Fegert 2011; Fegert et al. 2016), in denen er sich über die Ausgestaltung einer „Transitionspsychiatrie" äußert. Damit ist eine speziell auf die Bedürfnisse psychisch erkrankter junger Erwachsener oder älterer Heranwachsender abgestimmte Psychiatrie gemeint. Fegert zeigt auf, dass es gerade unter jungen Menschen mit psychischen Beeinträchtigungen einen wesentlichen Anteil derer gebe, der beim Einstieg ins Berufsleben bzw. beim Übergang in die Erwachsenenwelt scheitere oder erhebliche Probleme diesbezüglich aufweise. Daher sollten für diese Gruppe spezialisierte Therapieangebote, mehr komplementäre Angebote seitens der Arbeitsagenturen und eine altersspezifische Eingliederungshilfe geschaffen werden (vgl. Fegert et al. 2016; Schmitz 2011).

Fegert et al. führen aus, dass psychische Auffälligkeiten wie Essstörungen, Borderlinesyndrom oder Suchtverhalten in vielen Fällen einer erfolgreichen Integration in Ausbildung und Arbeit entgegenstünden.

Diese Störungen seien meist das Ergebnis einer Entwicklung, die schon in der frühen Kindheit beginne und von Kinder- und JugendpsychiaterInnen oder -psychotherapeutInnen begleitet würde. Die Agentur für Arbeit und das Jobcenter würden hingegen erst sehr viel später oder gar nicht von den psychischen Problemen der Jugendlichen erfahren. Daher wollen sie im Projekt „Arbeitsbündnis Jugend und Beruf" eine vertragsgebundene, verbindliche Kooperation der Akteure anregen (vgl. Schmitz 2011: 110). Weiterhin werden (vgl. Kölch 2011;

Fegert 2011; Fegert et al. 2016) Schnittstellenproblematiken bei der Kooperation zwischen Kinder- und Jugendpsychiatrie und anderen Institutionen in den Mittelpunkt des Interesses gerückt. Kölch (vgl. Kölch 2011) postuliert, dass Kooperationen zum Wohle psychisch Kranker auf verschiedenen Feldern und Ebenen mit der Bundesagentur für Arbeit möglich und sinnvoll wären. Die Kinder- und Jugendpsychiatrie würde durch die langjährige Betreuung ihrer Patienten oftmals über weitreichende Kenntnisse über Defizite sowie Ressourcen und Kompetenzen sowie über Testergebnisse verfügen und könnte dadurch entscheidend zu einer passgenauen Berufsintegrationsberatung beitragen. Dabei ergebe sich jedoch ein Problemfeld an der Schnittstelle, an dem sich die Frage stelle, welche Informationen sinnvoll und notwendig seien, wer sie weitergebe und wer sie weitergeben dürfe. Datenschutzrechtliche Regelungen und die ärztliche Schweigepflicht seien zudem zu berücksichtigen (vgl. ebd.).

Die Abhandlungen von Fegert zeigen u. a. die Funktion der Kinder- und Jugendlichenpsychiatrie und -psychotherapie als interdisziplinäres Schnittstellenfach und damit als Seismograf für gesellschaftliche, insbesondere für schul- und berufslaufbahnbezogene Entwicklungen, auf. Es lasse sich bei Mittel- und Oberschichtskindern ein Trend zum Perfektionismus feststellen, der sich beispielsweise dadurch zeige, dass besorgte Eltern trotz unauffälliger ADHS-Diagnostik immer häufiger die Verordnung von Methylphenidat, beispielsweise beim Übergang von der Grundschule in die weiterführende Schule oder von dort in die Ausbildung, anfordern würden. Auch werde deutlich, dass durch Praktika versucht werde, die Erwerbsbiografie aufzubessern und die Vermittelbarkeit zu steigern. In bildungsfernen und arbeitsmarktfernen Familien zeige sich hingegen, dass es bei den Jugendlichen zu einem ständigen Wechsel der Zuständigkeiten komme, die eben keine Beratungsvielfalt, sondern eine Resignation und Verwirrung, herbeiführe. Fegert fordert daher unbedingt eine stärkere Integration von Hilfen und Unterstützungsmaßnahmen sowie bei arbeitsmarktfernen Familien eine personenbezogene Beschäftigungseinstiegs- bzw. Übergangsbegleitung (vgl. Fegert 2011: 54–55).

Weitere Forschungen zu diesem Gebiet sind im Rahmen des wissenschaftlich begleiteten und evaluierten Essener Projekts „Support 25“ (vgl. Hagen et al. 2018) entstanden. Dabei handelt es sich um ein Kooperationsprojekt des Jobcenters Essen und der Abteilung für Kinder- und Jugendpsychiatrie Essen. Die bzw. der FallmanagerIn oder ArbeitsvermittlerIn im Jobcenter stellt Beratungsbedarf fest und vermittelt, wenn der Wunsch besteht, an Support 25. Im Rahmen von Support 25 sind folgende für diese Forschungsarbeit relevante Forschungsergebnisse zu nennen: Als häufigste Störung, die auch die Arbeitsaufnahme erschweren, finden sich Angsterkrankungen, Depressionen, Persönlichkeitsstörungen und Drogenmissbrauch (gemessen mit dem Beck Depression Inventory). Mehr als 50 % der Unterstützungssuchenden leiden unter einer klinisch relevanten Depression (vgl. Hagen et al. 2018).

In einem von Baer et al. (2017) veröffentlichten Forschungsbericht mit dem Titel „Patienten mit Arbeitsproblemen. Befragungen von Psychiaterinnen und Psychiatern in der Schweiz“ wird eine mangelnde Früherkennung psychischer Auffälligkeiten in Schule und Ausbildung bzw. eine zu seltene kinder- und jugendpsychiatrische Behandlung von psychischen Erkrankungen, die damit in Verbindung stehen, festgestellt. Dies führe oftmals im Erwachsenenalter zu funktionellen Beeinträchtigungen und Problemen am Arbeitsplatz. Baer et al. empfehlen daher systematische Kontakte zwischen Schule/Lehrbetrieben und kinder- und jugendpsychiatrischem Fachpersonal. Weiterhin kommen die Autoren zu dem Schluss, dass die Arbeit eine prioritäre Thematik bei den von PsychiaterInnen behandelten PatientInnen sei. Die Mehrheit der psychiatrischen PatientInnen hätte entweder relevante Probleme am Arbeitsplatz, sei arbeitsunfähig geschrieben, arbeitslos, sozialhilfeabhängig oder berentet. Letztlich fordern die Autoren die Erweiterung der psychiatrischen Perspektive auf den Arbeitsplatz und die Aufnahme dieser Themas in Fort- und Weiterbildungen (vgl. Baer et al. 2017: 22).

Wertvolle Erkenntnisse für die vorliegende Forschungsarbeit liefert eine weitere Studie von Baer et al. (2018) zur Schlüsselrolle von PsychiaterInnen bei der beruflichen Eingliederung. In diesem Rahmen wurden ambulant und institutionell tätige PsychiaterInnen und PsychotherapeutInnen in der Schweiz online befragt. Ihnen zufolge kommt den PsychiaterInnen eine zentrale Rolle bei der Bewältigung arbeitsmarktbezogener Themen und beim Verbleib auf dem Arbeitsmarkt zu. Sie seien eine zentrale Bezugsperson und würden die Einschränkungen und Ressourcen ihrer PatientInnen normalerweise sehr gut kennen. Die Sicht der PsychiaterInnen auf die arbeitsplatzbezogenen Probleme ihrer PatientInnen werden von Baer et al. (2018) in die fünf Typen „überengagiert-anerkennungsbedürftig“, „undiszipliniert-konflikthaft“, „ängstlich-abhängig“, „Suchtprobleme“, „häufige und längere Arbeitsunfähigkeit“ eingeteilt.

3 Blickwinkel der Professionalisierungsdiskussion

3.1 Zum Selbstverständnis professionellen Handelns

Das Selbstverständnis professionellen Handelns bei der Übergangsbegleitung von Jugendlichen zwischen Schule und Beruf liefert einen Beitrag zur subjektorientierten Professionsforschung. Aus den beruflichen Selbstbeschreibungen (vgl. Hartig 2006: 158) lässt sich das Selbstverständnis professionellen Handelns ableiten und schärft den Blick auf die Subjekte. Darin, wie die AkteurInnen sich selbst und ihr Handeln und damit einhergehend die andere Person und deren Agieren begreifen, kommt das Selbstverständnis zum Ausdruck. Wenn sich dieses auf die berufliche Praxis bezieht, kann von einem professionellen Selbstverständnis gesprochen werden (vgl. Schmidt 2011: 121). Das professionelle Selbstverständnis zeigt sich zum einen darin, wie sich die Agierenden präsentieren und inszenieren, und zum anderen in den Darstellungen des Handelns der AkteurInnen selbst.

Für die vorliegende Forschungspraxis bedeutet das (vgl. Hartig 2006: 160), dass das professionelle Selbstverständnis zum einen von den Forschenden aufgrund beschriebener Handlungen rekonstruiert wird. Zum anderen sind die AkteurInnen in den Interviews aufgefordert, das berufliche Selbstverständnis aktiv selbst zu konstruieren. Damit dies gelingt, muss die Konstruktion des beruflichen Selbstverständnisses den Befragten bewusst und mittelbar sein, so dass berufskulturell geprägte Begriffe, Konstrukte und Zusammenhänge erklärt werden können. Das professionelle Selbstverständnis wird somit auf AkteurInnenebene durch Konstruktions- und Begründungslogiken zum Ausdruck gebracht.

Das Selbstverständnis professionellen Handelns von Kinder- und JugendlichenpsychotherapeutInnen, welches in dieser Forschungsarbeit entwickelt wird, zeigt sich auf einer impliziten Handlungsebene (vgl. Schmidt 2011: 122). Zudem wird es in der Reflexion und Begründung des beruflichen Handelns deutlich. Es wird damit als Bestandteil der Handlungsstruktur und als Bestandteil der Handlungsreflexion begriffen. Was das professionelle Selbstverständnis einer Berufsgruppe ausmacht, wird von dieser gemeinsam entfaltet. Es ist als kollektives und damit vielschichtiges Selbstverständnis zu begreifen und kommt darin zum Ausdruck, wie die Akteure ihre Praxiserfahrungen beschreiben (vgl. ebd.: 121).

Das professionelle Selbstverständnis und ein Wissen über die Ausgestaltung des Berufsbildes wird als bedeutsam, sowohl für eine erfolgreiche Professionalisierung als auch für die Entwicklung von Professionalität, ausgelegt (vgl. Hartig 2006: 159). Nur wenn das professionelle Selbstverständnis in ausreichendem Maße vorhanden ist, kann eine selbstreflexive Sicht darauf, was Kinder- und Jugendlichenpsychotherapie ist und wie sich die Profession selbst begreift, ermöglicht werden. Nittel ergänzt an dieser Stelle den für ein professionelles Selbstverständnis wichtigen Aspekt einer Transformation von individualisierten in habitualisierte und abstraktere Sorgestrukturen. Diese sollten unter Professionalisierungsbestrebungen für eine Berufsgruppe von Interesse sein (vgl. Nittel 2011: 57).

3.2 Profession, Professionalisierung und Professionalität

Abhandlungen über Professionalisierung, Professionalität und professionelles Handeln liefern den nötigen theoretischen Hintergrund, um einen differenzierten Blick auf das Selbstverständnis professionellen Handelns von Kinder- und JugendlichenpsychotherapeutInnen zu werfen.

Der einseitige Blick darauf, ob es sich bei einer Berufsgruppe um eine Profession handelt oder ob diese sich auf dem Weg zur Profession befindet, wird in der Erwachsenenbildung als eher wenig erkenntnisförderlich erachtet (vgl. beispielsweise Nittel 2011: 33). Fachdiskussionen über die Spezifik der professionellen Handlungsstruktur und über weitere Aspekte der Professionalisierung stellen hingegen wichtige, ja sogar unverzichtbare, analytische Werkzeuge für die vorliegende Studie, aber auch in der erziehungswissenschaftlichen Berufsforschung allgemein, dar (vgl. dazu auch Helsper/Tippelt 2011: 272; Nittel 2011: 50).

Abhandlungen darüber, inwieweit der Beruf PsychotherapeutIn als eigenständige Profession gelten kann, wurden bereits verfasst und sollen der Vollständigkeit halber kurz umrissen werden. Daran anschließend werden jene Ansätze zum professionellen beruflichen Handeln erläutert, die für die vorliegenden beruflichen Selbstbeschreibungen von PsychotherapeutInnen tragfähigere Perspektiven eröffnen.

Zunächst sei aufgeführt, was Professionen in ihrer Kernstruktur ausmacht: Professionen verwalten für einzelne Individuen oder für das Gemeinwohl wichtige Gesellschaftsfragen, wie zum Beispiel Gesundheit, Gerechtigkeit oder Gottesglaube. Oevermann leitet den Professionsbegriff aus seiner spezifischen Handlungstypik her, wonach den Professionen gemein ist, dass sie sich zur Bearbeitung von Krisen im Gegensatz zu Routinen herausdifferenziert haben. Es handelt sich dabei um Berufe, die darauf spezialisiert sind, lebenspraktische Probleme mit Hilfe wissenschaftlicher Erkenntnis- und Analysemittel zu lösen (vgl. Oevermann 1996). Mieg nennt als Konstitutionsbedingungen für Professionen einen gesellschaftlich relevanten Problembereich und dazugehöriges Handlungs- und Erklärungswissen, eine akademische Ausbildung und einen Berufsverband. Die Professionalisierung zielt als Prozess darauf ab, eine gesellschaftliche Institutionalisierung von hochschulgestützter Wissensnutzung in komplexen Situationen zu erreichen (vgl. Mieg 2006 zitiert nach Arnold et al. 2010: 245). Auch Nittel führt aus, dass unter einer Profession ein ‚besonderer', in der Regel akademischer, Beruf verstanden wird, der eine aufwendige Sozialisation voraussetzt, eine starke innere Bindung einschließt, eine hochgradige Arbeitsteilung eher ausschließt und in der Regel über das gesamte Leben hinweg praktiziert wird. Professionen zeichnet aus, dass darunter sowohl soziale Einheiten mit klaren Mitgliedschaftsregeln als auch Wissenssysteme vorzufinden sind, denen einzelne Wissenschaften zugeordnet werden können. Es handelt sich dabei um komplexe, relativ abgeschlossene Sinnwelten und homogene soziale Gruppen, die durch ein bestimmtes Verhältnis zur Gesamtgesellschaft, zu ihrem Publikum (Klientinnen und Kienten, Patientinnen und Patienten), zur Wissenschaft und schließlich zu sich selbst gekennzeichnet sind (vgl. Nittel 2018: 23). Auf gesellschaftlicher Ebene werden Professionen ein ausgehandeltes gesellschaftliches Mandat (Auftrag) und eine gesellschaftliche Lizenz (Erlaubnis) erteilt. Als typische, althergebrachte Professionen gelten beispielsweise Pfarrer, Ärzte und Juristen. Nittel postuliert, dass die exklusive Rolle der Professionen mit wachsender Diversifizierung wissenschaftlichen Wissens zunehmend obsolet werde.

> „Überpointiert ausgedrückt könnte man sagen: Professionen werden in den drei großen Referenztheorien tendenziell als Artefakte der bürgerlichen, alteuropäischen Kultur betrachtet, die vom Sandsturm der Modernisierung längst auf ihre sublaterale – ihre tatsächliche – Bedeutung zurechtgestutzt worden sind" (Nittel 2018: 24).

Professionalität und Professionalisierung beschreiben unterschiedliche Phasen der Institutionalisierung und Verwissenschaftlichung. Mit dem Begriff ‚Professionalisierung' wird gemeinhin der Vorgang der Verberuflichung und Verwissenschaftlichung einer Tätigkeit verstanden. Das Konzept wurde oftmals genutzt, um Tätigkeiten mit großer Verantwortung und hohen akademischen Abschlüssen aber eher geringer Bezahlung zu einem eigenen gesellschaftlichen Wert zu verhelfen. Dies war für verantwortungsvolle Tätigkeiten in der Wirtschaft weniger nötig (vgl. Gieseke 2010: 244). Der Begriff ‚Professionalisierung' wird insbesondere dann verwendet, wenn diese Tätigkeit als gesellschaftlich notwendig anerkannt wird und wenn die darin Tätigen über ein besonderes Wissen und besondere Fähigkeiten verfügen, die über einen längeren Lernprozess erworben wurden (vgl. Körner 2015: 5).

Professionalität bezeichnet hingegen weniger einen Zustand, der erreicht werden kann, sondern vielmehr eine Kompetenz, die sich situativ immer wieder neu als berufliche Leistung bewähren und weiterentwickeln kann. Die Professionalität wird durch wissenschaftliche Grundlagen unterstützt und durch Erfahrungen ausgewertet. Sie geht von Aufgabenlösungen, Deutungen und Interpretationen aus, die in individueller Verantwortung unter ethischen Ansprüchen zu treffen sind. Einen durchgeplanten Ablauf gibt es dafür nicht (vgl. Gieseke 2010: 243). Gieseke formuliert an der Stelle treffend:

> „Professionalität meint also einen differenzierten Umgang mit Forschungsbefunden, die Nutzung von Handlungsinstrumenten und ihre eigenständige Interpreta-

tion, die Deutung von Handlungssituationen sowie ein flexibles, vernetztes Handeln" (Gieseke 2010: 244).

Voraussetzung für eine gelungene Professionalität sei es, dass die beruflichen Bedingungen ein solches Handeln ermöglichen.

3.3 Erkenntnisse über den Professionalisierungsgrad des PsychotherapeutInnenberufs

Mit dem Inkrafttreten des Psychotherapeutengesetzes (PsychThG) hat die Psychotherapie 1999 einen Meilenstein in ihrer Entwicklung vom Beruf zur Profession erreicht. Seitdem ist die Psychotherapie eine Regelleistung der gesetzlichen Krankenversicherung und Psychologische PsychotherapeutInnen bilden, ebenso wie Kinder- und JugendlichenpsychotherapeutInnen, einen eigenständigen, gesetzlich anerkannten Heilberuf (vgl. Thom/Ochs 2013: 382). Dieser entwickelt sich natürlich weiter, wie sich zum Beispiel an der Novellierung des PsychThG mit dem Ziel der Direktausbildung und der damit verbundenen Einrichtung eines zur Approbation führenden Studiengangs in Psychotherapiewissenschaften erkennen lässt. Auch wenn sich die Psychotherapie zunehmend professionalisiert, tut sie dies bisher nur unvollständig und häufig zwar im Fahrwasser, aber auch im Schatten der Medizin. Als hinderlich für die Ausbildung einer eigenständigen Profession wird auch eine mangelnde intraprofessionelle Konsistenz angesichts konkurrierender Organisationen und Verbände innerhalb der Psychotherapie angesehen, da diese die Effektivität der berufspolitischen Interessensvertretung schwächt (vgl. ebd.: 383). Inwieweit die Berufsgruppe der PsychotherapeutInnen als Profession angesehen wird, wurde von unterschiedlichen Autoren untersucht (vgl. Buchholz 1999; Thom/Ochs 2013; Körner 2015). Alle genannten Quellen kommen zu dem Schluss, dass mehrere Faktoren die Ausbildung einer vollständigen Profession behindern. Als besonders hinderlich wird der Mangel einer kohärenten professionellen Identität innerhalb der Berufsgruppe genannt. Dieser entstehe vor allem durch konkurrierende zugelassene Therapieverfahren wie etwa Verhaltenstherapie und Psychoanalyse (vgl. Thom/Ochs 2013: 385).

Zudem bilden die PsychotherapeutInnen in Deutschland keine fachlich homogene Berufsgruppe. Es wurden vier unterschiedliche Verfahren in das System der kassenärztlichen Versorgung aufgenommen: Die Verhaltenstherapie und die psychodynamischen Verfahren, bestehend aus der analytischen Psychotherapie und der tiefenpsychologisch fundierten Psychotherapie sowie jüngst der systemischen Therapie. Die Verfahren haben sich auf völlig unterschiedliche Weise entwickelt. Die Verhaltenstherapie ging aus der Lerntheorie hervor, die empirisch gut belegt ist. Die Konzepte der Psychoanalyse entwickelten sich hingegen induktiv, in der konkreten Arbeit mit dem/der Patienten/Patientin. Auch wenn sich die verhaltenstherapeutischen und die psychoanalytischen Methoden in den letzten Jahren aufeinander zubewegen, bleibt ein Unterschied zwischen ihnen weiterhin bestehen und wirksam, was auch für die Frage nach einer einheitlichen Profession folgenreich ist (vgl. Körner 2015: 7–9). Hinzu komme die Konkurrenz durch kommerzielle Hilfsangebote auf dem „Psychomarkt" (vgl. Thom/Ochs 2013: 386).

Die PsychotherapeutInnen haben zweifelsohne viele Hürden der Professionalisierung in hohem Tempo genommen. So haben sie sich beispielsweise im Gegensatz zu früher, wo sie nur unter ärztlicher Aufsicht im Delegationsverfahren arbeiten durften, mit ihrem eigenen Berufsrecht unabhängig von den Ärzten gemacht. Dennoch müssen sie der Gesellschaft erst noch beweisen, dass ihre Professionalität solide und wissenschaftlich begründet ist und ethisch hohen Prinzipien folgt (vgl. Körner 2015: 6). Dies wird besonders in Zeiten einer postmodernen Gesellschaft, die generell die fachliche Überlegenheit und ethische Autorität von Professionen in Frage stellt, schwer (vgl. Körner 2015: 6; Thom/Ochs 2013: 386). Thom und Ochs typisieren in dem Zusammenhang die PsychotherapeutInnen als „postmoderne Professionelle", die zwar Prozesse des gesellschaftlichen Wandels internalisieren, aber auch einen Zweifel an Auftrag und Legitimation ihres Berufes erleben (vgl. Thom/Ochs 2013: 381).

Darüber hinaus ergibt sich die Frage nach dem Verhältnis der Psychotherapie zu ihren Bezugswissenschaften. Unter der Prämisse, dass Profession und Wissenschaft nicht identisch sind, sondern, dass die Wissenschaft den Professionen zur Seite steht (vgl. Buchholz 1999: 160), sollten Professionen das Verhältnis zur sie fundierenden Wissenschaft klären. Dabei spielt auch die Kurzlebigkeit akademischer Wissensbestände eine Rolle. Diese entwerten die theoretische Handlungsbasis professionell Tätiger und bürden den PraktikerInnen permanente Identitätsarbeit auf (vgl. Pfandhauer 2008: 207–211). Die professionelle psychotherapeutische Praxis wird wissenschaftlich durch die klinische Psychologie fundiert. Sie verfährt aber, so Buchholz (1999), individualisiert und rekonstruiere dann die allgemeine Strukturlogik. Deshalb würden verschiedene Therapeuten, welche im gleichen Verfahren ausgebildet sind, höchst unterschiedliche Stile, Vorgehensweisen und Lösungsmöglichkeiten ins Auge fassen und realisieren. Die Individualität als ganze Person sei sehr bedeutsam und könne wissenschaftlich nur begleitet, nicht aber festgelegt und determiniert werden. Dies werde auch in anderen Professionen so gesehen, sei aber insbesondere für PsychotherapeutInnen relevant, da die individuelle Therapeutenpersönlichkeit eine bedeutende Rolle in der täglichen Arbeit mit den PatientInnen spiele. Sie habe einen stärkeren Einfluss auf eine hilfreiche Psychotherapie, als die sie fundierenden Bezugswissenschaften es hätten (vgl. Buchholz 1999: 160). Hinzu kommt, dass der Einzelfall immer komplexer ist, als die Gesetzesaussagen der Wissenschaft darstellen können.

3.4 Forschungsleitende Aspekte der Professionalisierungsdiskussion

Im Forschungsprozess wurde deutlich, dass die im Folgenden aufgezeigten Aspekte der Professionalisierungsdiskussion hilfreiche Werkzeuge liefern, um das Selbstverständnis professionellen Handelns der PsychotherapeutInnen theoretisch einzubetten. Die folgende Definition von Professionalität bringt präzise auf den Punkt, welche Aspekte der Professionalisierungsdiskussion für die vorliegende Forschung von Bedeutung sind:

> „Im allgemeinen Verständnis meint der Begriff Professionalität im Unterschied zur Professionalisierung nicht mehr nur oder vorrangig Verberuflichung, sondern den differenzierten Umgang mit Forschungsbefunden, aus der Disziplin, mit interdisziplinärem Wissen zu Deutung von Handlungssituationen mit Handlungsanspruch in einem bestimmten Praxisfeld" (Gieseke 2011: 386).

Die, oben aufgezeigte, Definition von Professionalität umfasst drei Hauptaspekte, die in der neueren Professionalisierungsdebatte bei mehreren Autoren der Erwachsenenbildung unter der Verwendung unterschiedlicher Begrifflichkeiten ausgeführt werden.

Zuerst sei der Aspekt „differenzierter Umgang mit interdisziplinärem Wissen" im Professionalisierungsdiskurs aufgezeigt:

Die Übergangsbegleitung von Jugendlichen zwischen Schule und Beruf ist ein interdisziplinäres Arbeitsfeld. Das gilt auch für die Übergangsbegleitung von Jugendlichen, die sich in Psychotherapie befinden. Früher zeigte sich die Psychotherapie, trotz aller Kritik daran, anderen Wissensgebieten gegenüber verschlossen.

> „Den strategischen Gewinn sehe ich darin, die dringende Öffnung der Psychotherapie für andere Wissensgebiete mit voranzutreiben, denn in dieser Hinsicht sind wir Psychotherapeuten, das muss man in aller Nüchternheit feststellen, leider ziemlich unprofessionell." (Buchholz 1999: 22).

Die, für eine gelungene Professionalisierung notwendige Forderung, interdisziplinär zu denken, wird im Professionalisierungsdiskurs, beispielsweise von Gieseke (2015) sowie Helsper und Tippelt (2011), wie folgt aufgezeigt:

> „So lassen sich nun Entwicklungen beobachten, die auf der wissenschaftlichen und demokratischen Ebene nicht mehr nur mit der These der Entgrenzung der Tätigkeiten (...) arbeiten, sondern diese verbinden mit der Herausforderung, interdisziplinär zu denken" (Gieseke 2015: 27).

Dass es im professionellen beruflichen Handeln zunehmend erforderlich wird, interdisziplinär zu denken, ist auch die Meinung von Helsper und Tippelt, wobei diese den Begriff „mixed profession" prägten (Helsper/Tippelt 2011: 280). In vielen Berufen integrieren sich heute professionelle Tätigkeiten unterschiedlicher

Ausprägung. Damit ergibt sich zum einen ein Gestaltungsspielraum, zum anderen führen die Anforderungen der „mixed professions“ zur Verunsicherung der AkteurInnen (vgl. Helsper/Tippelt 2011: 280f.). So sei z.B. eine stärkere Reflexion der Aufgaben notwendig. Zudem werde es immer bedeutsamer, berufliches Handeln gegenüber anderen AkteurInnen oder Institutionen zu begründen und zu legitimieren (vgl. ebd. 2011: 282).

Bei welchen beruflichen Tätigkeiten pädagogisches Handeln in nichtpädagogischen Berufsgruppen stattfindet und inwieweit nichtpädagogische Berufsgruppen auf pädagogische Handlungsanteile angewiesen sind, wurde von Nittel et al. (2016) untersucht (vgl. Nittel et al. 2016: 498). Eine weitere Perspektive, interdisziplinär zu denken, zeichnet sich in der Professionalisierungsdebatte in Analysen über Kooperationen unterschiedlicher Berufsgruppen ab. Es zeigt sich, dass die multiprofessionelle Zusammenarbeit durch regionale Netzwerke, in denen AkteurInnen vor Ort miteinander kooperieren, gestärkt werden sollte. Die Kooperation zwischen AkteurInnen fördert die reflexive Auseinandersetzung mit der professionellen Tätigkeit sowie den Austausch unter den einzelnen Berufsgruppen. Somit kommt der regionalen Netzwerkarbeit eine professionalisierende Bedeutung zu (vgl. Emminghaus/Tippelt 2009: 9–11).

Anschließend sei der Aspekt „Deutung von Handlungssituationen“ als weiteres Merkmal professionellen Handelns im Folgenden weiter ausgeführt:

Professionelles Handeln zeichnet sich dadurch aus, dass berufliche Handlungssituationen interpretiert und gedeutet werden können. Dadurch ergeben sich Handlungsspielräume und die Handlungsautonomie erhöht sich (vgl. Gieseke 2015: 31). Dem/der subjektiven AkteurIn eröffnet sich dabei ein Handlungsspielraum, so dass ihm/ihr bei gelungenem professionellem Handeln eine gestaltende Rolle zukommt.

Mit diesem Aspekt beschäftigt sich auch Oevermann. Er führt an, dass professionell handelnde AkteurInnen aus mehreren Lösungsalternativen mittels stellvertretender Deutung zwischen Theorie und fallgerechter Praxis vermittelten, da ein eindeutiger, linearer Zusammenhang dazwischen fehle (vgl. Oevermann 1996: 79f.). Oevermann führt weiterführend aus: „Damit haben wir eine erste Bestimmung des professionalisierten Handelns zur Hand. Professionalisiertes Handeln ist wesentlich der gesellschaftliche Ort der Vermittlung von Theorie und Praxis unter Bedingungen der wissenschaftlich zu begründenden Problemlösung in der Praxis.“ (Oevermann 1996: 80).

Die Bedeutung einer autonomen Interpretation und Deutung von beruflichen Handlungssituationen durch die AkteurInnen ergibt sich aus einem Gegengewicht zu einer seit den 1990er-Jahren bestehenden gesellschaftlichen Prägung, die durch Durchrationalisierung und Effizienzfokussierung geprägt ist (vgl. Gieseke 2015: 31), „wobei aber die Handlungsspielräume der AkteurInnen und ihre Interpretationskompetenz vermeintlich nicht mehr benötigt werden“ (ebd.: 31). Für viele berufliche Tätigkeiten hatte das zur Folge, dass sie im Sinne der Kostenminimierung durch Schablonen und Rezeptologien ersetzt wurden. Diese Form des beruflichen Handelns beschreibt Gieseke als „deprofessionalisiert“, was sich u. a. dadurch zeige, dass es auch durch nicht wissenschaftlich ausgebildetes Personal ausgeführt werden könne (vgl. ebd.: 30 f.). In vielen Berufen mit Professionalisierungsanspruch treten (vgl. Buschle/Tippelt 2015) Widerspruchskonstellationen und Paradoxien auf. „Unterschiedliche und zum Teil widersprüchliche Erwartungen können generell als Realität professionellen pädagogischen Handelns angesehen werden.“ (Buschle/Tippelt 2015: 41) Qualitativ hochwertiges berufliches Handeln erfordert daher mehr reflexive Beachtung. Die selbstreflexive Vergewisserung ist ein Kernstück der Professionalität. Sie setzt voraus, dass die AkteurInnen ihr Handeln begründen können (vgl. ebd.: 41; Hartig 2006: 158–160).

Mit der Forderung nach mehr Reflexion der beruflichen Tätigkeit wird der Spielraum und die Autonomie in der Gestaltung situativ zu verantwortendes Handeln erhöht (vgl. Gieseke 2015: 31). Auch Buschle und Tippelt (2015) konstatieren, dass professionelles Handeln (in diesem Fall in der Erwachsenenbildung) dadurch gekennzeichnet sei, dass die Akteure in der Lage sein sollten, kritisch über das eigene Handeln, die eigenen Werte und Einstellungen nachzudenken. Diese Fähigkeit zur Selbstreflexion impliziert, eigene Stärken und Kernkompetenzen zu erkennen und die Erwartungen, die von außen an ihre Person herangetragen werden, kritisch zu hinterfragen (vgl. Buschle/Tippelt 2015: 52).

Die beruflichen Selbstbeschreibungen der PsychotherapeutInnen als AkteurInnen in der Übergangsbegleitung zwischen Schule und Beruf geben Aufschluss darüber, ob und bei welchen Problemen der Übergangsbegleitung die TherapeutInnen tätig werden und einen Handlungsanspruch äußern.

Mit diesem Aspekt des professionellen Handelns befasst sich auch Nittel, der schon 2002 von einer im Berufsalltag vorzufindenden Jonglage zwischen begrenzter Zuständigkeit und Allzuständigkeit, Anpassung und Widerstand spricht (vgl. Nittel 2002: 24). Später entwickelt er diese Gedanken weiter, indem er den von Dritten erteilten Auftrag, „das berufliche Mandat“, in einem Praxisfeld zu handeln, beschreibt: „Das berufliche Mandat bezeichnet den durch die Gesellschaft ratifizierten beruflichen Auftrag, eine wichtige Leistung für das Gemeinwesen zu erfüllen; die Lizenz tangiert die gesellschaftlich ausgehandelte Erlaubnis, im Beruf dieses tun zu dürfen und jenes nicht und dafür ein bestimmtes Machtpotential zu mobilisieren“ (Nittel 2018: 44). Weder das berufliche Mandat noch die berufliche Lizenz dürfen dabei als feste Größe verstanden werden, sondern vielmehr als sich stetig veränderbare kulturelle Konstrukte (vgl. ebd.: 45). Berufliche Selbstbeschreibungen von AkteurInnen in einem Praxisfeld, wie sie in der vorliegenden Studie zu finden sind, dienen nicht nur der Abgrenzung gegenüber anderen Berufskulturen, sondern sind auch ein Medium, um Dritten gegenüber das professionelle Mandat und die Lizenz zum Handeln zu präsentieren (vgl. Hartig 2006: 160).

Darüber hinaus zeigt sich in der Professionalisierungsdiskussion eine Entwicklung, die Gieseke mit „Machtkämpfe um die Interpretationshoheit verschiedener Disziplinen bei bestimmten Problemlagen" (Gieseke 2018: 64) beschreibt. In diesen Auseinandersetzungen über die Interpretationshoheit und darüber, wer die nötige Entscheidungskompetenzen mitbringt, geht es nicht so sehr, wie in den früheren Debatten, um ein Status- und Positionsdenken, sondern vielmehr darum, welchen Disziplinen bei bestimmten Problemlagen die Möglichkeit eingeräumt wird, gesellschaftlich anerkannte Interpretationen und Lösungen anzubieten (vgl. ebd.: 64).

4 Übergänge im Kontext Schule-Beruf

4.1 Gesellschaftlicher Wandel und Übergänge im Lebenslauf

Lange Zeit galt der Begriff der „Normalbiographie" (Kohli 1985 zitiert nach von Felden/Schmidt-Lauff 2015: 13) als maßgebend, der eine klassische Dreiteilung des Lebenslaufs in eine Vorbereitungs-, Aktivitäts- und Ruhephase vornahm. Dabei wurde die Perspektive auf die gesellschaftliche Institutionalisierung von Schule, Ausbildung und Studium, Erwerbstätigkeit und nachberufliche Phase gelegt. Der Lebenslauf wurde damit zu einem Regelsystem, welches die zentralen Dimensionen ordnete (vgl. Kohli 1985: 1). Der Lebensentwurf von Menschen vollzog sich in gesellschaftlichen Ordnungen und Strukturen, die meist durch klar vordefinierte Übergänge geprägt waren (vgl. von Felden/Schmidt-Lauff 2015: 13). Sie wurden unter anderem unter dem Aspekt der Passung von Person und Beruf (vgl. Parson 1909), unter dem Aspekt des Entscheidungsverhaltens (vgl. Janis/Mann 1979) und unter dem Aspekt der Kompromissbildung (vgl. Gottfredson 1981) beleuchtet.

Übergänge werden in diesem Sinne von der Schule in die Ausbildung, aus oder in die Erwerbslosigkeit, zwischen Beruf und Familie, vom Beruf in die nachberufliche Phase usw. thematisiert. Das Leben des Individuums wurde damit durch eine an das Lebensalter gebundene Abfolge typischer sozial definierter Zustände mit bestimmten Handlungserwartungen verknüpft (vgl. von Felden/Schmidt-Lauff 2015: 13).

Auf die zentrale Bedeutung von Übergängen zwischen unterschiedlichen altersbezogenen Rollen hat schon Gennep in seiner Studie zu Übergangsriten hingewiesen (vgl. Gennep 1986: 15 zitiert nach Walther 2013: 18), in der er aufzeigt, dass das Leben eines Individuums in der Gesellschaft darin bestehe, von einer altersbezogenen Rolle zur nächsten und von einer Altersstufe zur nächsthöheren überzugehen.

Inzwischen werden weitreichende gesellschaftliche Veränderungen diskutiert (vgl. Schäffter 2015: 20; von Felden/Schmidt-Lauf 2015: 13), die durch Gesellschaftsanalysen von Beck, welcher die „Risikogesellschaft" (vgl. Beck 1986) charakterisierte, Sennett und Richter, welche die Auswirkungen des neuen flexiblen Kapitalismus auf den Menschen analysierten (vgl. Sennett/Richter 1998) oder Baumann (2003), der die „flüchtige Moderne" (vgl. Baumann 2003) ausrief, angeregt wurden.

Individuen sind inzwischen einem raschen ökonomischen, gesellschaftlichen und kulturellen Wandel ausgesetzt (vgl. Schlüter 2014: 254).

Keupp zeigt auf, dass in einer Welt, die sich unter den Bedingungen der Individualisierung, Pluralisierung und Globalisierung fortschreitend verändert,

Identitätsarbeit alltäglich wird, wobei es stets um die Passungsarbeit zwischen inneren und äußeren, sich schnell verändernden Welten geht (vgl. Keupp 2006: 7). Demnach stelle Identitätsarbeit unter Bedingungen der Spätmoderne einen ästhetischen, kreativen Prozess von Selbstorganisation, einem Patchworkmuster ähnelnd, dar. Auch Keupp betrachtet die Erwerbsarbeit nach wie vor als wesentlichen Stützpfeiler der Identität.

Eine sich schnell wandelnde Gesellschaft bietet keine Sicherheit dahingehend mehr, den einmal erlernten Beruf ein Leben lang zu halten oder Schul- und Bildungseinrichtungen ohne Umwege zu durchlaufen. Die aktuellen gesellschaftlichen Gegebenheiten erfordern zudem die Fähigkeit, sich gegenüber Neuem zu positionieren (vgl. Schlüter 2014: 254). Es ergibt sich damit die Herausforderung, flexibel zu bleiben und sich auf Neues, Überraschendes und Unvorhersehbares einzustellen (vgl. ebd.: 254).

Eine diversifizierte identitätsmultiple Welt ermöglicht zwar die Chance, einen Platz für individuelle Lebensformen zu finden, aber sie stiftet auch Unsicherheit und Orientierungslosigkeit (vgl. Nohl 2014: 23).

Im Zuge einer inzwischen exponentiell gewachsenen Komplexität erweisen sich linear angelegte Vorstellungen zur Bewältigung von Übergängen mit einer an das Lebensalter gebundenen Abfolge typischer Zustände als dysfunktional (vgl. Schäffter 2015: 20). In der Gesellschaftsformation der flüchtigen Moderne (vgl. Baumann 2003), gepaart mit den aktuellen gesellschaftlich-historischen Entwicklungen, finden sie immer seltener die für sie erforderlichen strukturellen Umweltbedingungen vor (vgl. Schäffter 2015: 20).

In der Biografie eines Menschen gestalten sich Übergänge heutzutage fluide, diskontinuierlich und zugleich ereignisgebunden. Im Übergang bilde sich, so Schmidt-Lauf 2014, eine offene Zukunft, die sich bereits in der Gegenwart abzeichnet und die Verbindung zwischen Vergangenheit und Zukunft bestimmungsbedürftig macht (vgl. Schmidt-Lauf 2014: 21). Nohl führt aus, dass der Komplexitätszuwachs in einer globalisierten Welt mit ihrem rasanten Wissenszuwachs mit einem „Zukunftsgewissheitsschwund" (Hargasser zitiert nach Nohl 2014: 23) einhergehe, durch den die planvolle Lebensprognostik und Lebensabsicherung für den Einzelnen zu einer zunehmend schwer zu bewältigenden Anforderung werde (vgl. Nohl 2014: 23).

4.2 Linear angelegte Vorstellungen zur Bewältigung von Übergängen

Ältere Übergangsbegriffe beschrieben meist lineare und tendenziell kurzfristige Prozesse zwischen zwei klar definierten Zuständen.

Super sah den Übergang beispielsweise nicht als eigenständige Entwicklungsperiode, sondern mehr als nahezu zeitloses Ereignis zwischen den fünf Entwicklungsstufen „Wachstum“, „Erkundung“, „Festlegung“, „Aufrechterhaltung“ und „Abbau“ an (vgl. Super 1994: 211 zitiert nach Bußhoff 2015: 18). In den Entwicklungsmodellen des Laufbahnwissenschaftlers Levinson (vgl. Levinson 1978) waren Übergänge bereits als eigene Phasen vorgesehen, so beispielsweise der Übergang vom Jugend- ins Erwachsenenalter. Levinson betrachtet Entwicklung als Abfolge unterschiedlicher Phasen oder Lebensabschnitte, von denen jede mit einem Übergang beginnt, auf die eine stabile Phase folgt. Im Verlauf dieser Phase baut die Person eine Lebensstruktur auf, die darauf abzielt, ihre inneren persönlichen Bedürfnisse und die äußeren gesellschaftlichen Anforderungen miteinander in Einklang zu bringen und damit ihre Lebensqualität zu erhöhen. Die Person wird jedoch über kurz oder lang die bestehenden Strukturen infrage stellen, was einen erneuten Übergang einleitet. Die Übergangsphasen werden von Levinson als Durchgangsphasen zwischen zwei stabilen Phasen verstanden und durch die stabilen Phasen beschrieben (vgl. Levinson 1986 zitiert nach Bußhoff 2015: 18). Auch Erikson entwickelte ein linear angelegtes Stufenmodell, bestehend aus 8 Stufen. In seinem 8-Stufenmodell der psychosozialen Entwicklung wird die Identitätsentwicklung in der Abfolge von psychosozialen Krisen erklärt. Jedem Lebensabschnitt wird dabei ein Grundkonflikt zugeordnet, den es zu überwinden gilt (vgl. Erikson 1950).

Bereits 1971 wurde der Begriff „Statuspassage“ geprägt, der von einem Ablöseprozess von einem Status oder Zustand, einer Passage zwischen zwei Zuständen und der Eingliederung in einen neuen Zustand ausging. Die Art der Statuspassage war geprägt von einer Korrelation von Veränderungen und Übergängen im eigenen Lebensverlauf sowie durch die Anpassung an gesellschaftliche Veränderungen (vgl. Glaser/Strauss 1971 zitiert nach von Felden/Schmidt-Lauff 2015: 14).

Erst etwas später wurden Übergänge nicht mehr als kurze Durchgangsstadien zwischen stabilen Phasen, sondern als an sich bedeutsame Phasen, verstanden.

Aus lerntheoretischer Perspektive (vgl. Mitchell/Krumboltz 1994: 157) wird das Übergangsgeschehen beispielsweise als Resultat einer Kette von Lernerfahrungen erklärt. Vor dem Hintergrund des lerntheoretischen Erklärungsansatzes werden Übergänge als Perioden verstanden, in denen das Anwenden von und Festhalten an gelernten Dispositionen nicht mehr ausreicht. Im Gegensatz zum Behaviorismus (vgl. Bandura 1979), der den Menschen als pures Objekt der Konditionierung durch die Umwelt betrachtet, vertritt die Theorie von Krumboltz und Mitchell ein Menschenbild, das den Menschen als intelligentes, problemlösendes Individuum begreift, das darauf ausgerichtet ist, die Umweltbedingungen im Übergang dahingehend zu verändern, dass diese seinen Absichten und Bedürfnissen entgegenkommen (vgl. Mitchell/Krumboltz 1994: 157–210 zitiert nach Ertelt/Frey 2011: 7 ff.)

Linear angelegte Vorstellungen von Übergängen markieren eine Veränderung in der individuellen Lern-, Bildungs-, Berufs- oder Lebensbiografie und kommen also in ganz unterschiedlichen Lebensbereichen zum Tragen.

Welzer beschreibt Übergänge als ineinanderfließende und sich überlappende Prozesse des Wandels, bei denen Lebenszusammenhänge eine Umstrukturierung erfahren. Der oder die Betroffene mache dabei eine besonders lernintensive Zeit durch (vgl. Welzer 1993: 37). Das Konzept verzichtet als eines der ersten auf die Konstruktion von zwei aufeinander folgenden, institutionell aufeinander bezogenen Herkunfts- und Zielzuständen und nimmt auch längerfristige, komplexe und ein Stück weit ungerichtete Übergangsprozesse in den Blick. Übergänge werden aus diesem Blickwinkel zur Normalität im Lebenslauf.

4.3 Das subjektorientierte Übergangsverständnis

Übergänge werden heute individuell erlebt und persönlich gestaltet, wobei die Verantwortung in der Gestaltung der Übergänge bei den Jugendlichen und jungen Erwachsenen selbst liegt (vgl. Sauer-Schiffer 2010: 24).

Angemessener als jede Dualität oder prozessorientierte Sicht erweist sich in einer sich rasch wandelnden, an Komplexität zunehmenden Welt, eine Sicht, die das Subjekt in den Fokus rückt und dem Eigensinn individueller Bildungsprozesse deutlich mehr Gewicht verleiht (vgl. von Felden/Schmidt-Lauff 2015: 12). Übergänge werden in diesem Sinne in ihrem interaktionalen Beziehungsgefüge betrachtet. Ihnen werden die gegenseitigen Interdependenzen von Wandlungen, ebenso wie Kontinuitäten auf unterschiedlichen gesellschaftlichen Ebenen, zugrunde gelegt (vgl. ebd.).

Das subjektorientierte Übergangsverständnis (vgl. Walther 2013: 22) sieht Individuen als Subjekte ihrer jeweiligen Lebensgeschichte und nimmt die biographische Perspektive in den Blick. Aus der subjektiven Perspektive stelle sich in Übergängen die Frage des Verhältnisses zwischen biographischer Kontinuität, subjektivem Sinn und der Erweiterung oder dem Erhalt von Handlungsspielräumen (vgl. ebd.). Übergänge sind demnach subjektive Bewältigung. Es besteht dabei ein Streben nach biographischer Handlungsfähigkeit im Lebensverlauf. Dabei geht es unter anderem um den Umgang mit neuen Rollenerwartungen sowie um die Annahme und Zurückweisung von Rollen (vgl. Böhnisch 2009 zitiert nach Walther 2015: 47).

Auch Nohl führt aus, dass Menschen sich heute mit einer Inkonsistenz und Kontingenzen auseinandersetzen, was dazu führe, dass sie auf ihre Biografien und Sozialräume verwiesen seien (vgl. Nohl 2014: 22).

Das erfordere in vielen Bereichen die Inanspruchnahme der Hilfe von Fachleuten, welche als Zugangsmöglichkeit zur individuellen Sinnstiftung betrachtet werden können. Das von Nohl konzipierte „Übergangscoaching" (Nohl 2014) zielt darauf ab, nach Kohärenz und dem roten Faden in der Biografie zu suchen. Das ermögliche eine Zukunftsorientierung, die sinnvoll an Vergangenes anknüpfen könne und zu tragfähigen Lösungen führe (vgl. Nohl 2014: 23).

Auch für die Bestimmung von Zielen und Hilfen im Übergang bedeute das, so Walther, dass sie sich theoretisch am besten subjektorientiert begründen lassen (Walther 2015: 52).

Aus dem Blickwinkel eines subjektorientierten Übergangsverständnisses erfährt auch das Konzept der Selbstwirksamkeitsüberzeugung (vgl. Bandura 1979) eine wiederkehrende Relevanz. „Selbstwirksamkeitserwartungen beschreiben die Einschätzungen von Personen über ihre Fähigkeiten, bestimmte Handlungen zur Erreichung von bestimmten Leistungen ausführen zu können." (Hirschi/Baumeler 2020: 33) Dabei beeinflussen Selbstwirksamkeitserwartungen die Entwicklung von Interesse, was sich wiederum auf die beruflichen Ziele und Berufswünsche auswirkt (vgl. Hirschi/Baumeler 2020: 34; Herzog et al. 2006: 20). Diese Überzeugung bewegt Menschen dazu, sich auch größeren Problemen zu stellen und damit ein größeres Selbstvertrauen aufzubauen.

Pädagogische Begleitung hatte lange Zeit den Auftrag, Individuen bei der Aneignung und Bewältigung des Normallebenslaufs zu unterstützen (vgl. Walther 2013: 22). Die Entstandardisierung des Normallebenslaufs ist, so Walther, eine zentrale Aufgabe aktueller pädagogischer Ansätze:

> „Aktuell fällt der Pädagogik die Gleichzeitigkeit des institutionellen Beharrens des standardisierten Normallebenslaufs und seiner Entstandardisierung auf die Füße bzw. als Gestaltungsaufgabe in den Schoss" (Walther 2015: 47).

Unter der Prämisse der Entstandardisierung des Normallebenslaufs und im Hinblick auf das subjektorientierte Übergangsverständnis gestaltet sich pädagogische Begleitung individuell. Dabei sei Biographiearbeit im Übergang entlang der Dimensionen des subjektiven Sinns und der Kontinuität bzw. der Orientierung, Selbstwirksamkeit, des sozialen Halts und der subjektiven Normalisierung hilfreich (vgl. Böhnisch 2009 zitiert nach Walther 2015: 48).

4.4 Kooperation und Koordination im Übergang Schule-Beruf

Die Programme im Übergang Schule-Beruf, das Wissen zur Unterstützung dieser Lebensphase sowie die Zahl an AkteurInnen sind vielfältig. Dieser Pluralismus führt sowohl auf AkteurInnenseite als auch bei den Jugendlichen zu einer Orientierungslosigkeit, welcher unter anderem mit der Forderung nach mehr Kooperation der AkteurInnen und durch den Versuch einer Etablierung eines regionalen Übergangsmanagements (vgl. Brüggemann 2010: 56; Reißig/Mahl 2020: 533) begegnet wird.

Dabei wird nach einer angemessenen Strukturierung und Steuerung von Kooperationen und nach einem erfolgreichen Management von Beziehungen und Aktivitäten gefragt (vgl. Dollhausen 2013: 13ff.). Eine gute Übergangsbegleitung ist demnach nicht von einer Institution allein zu leisten (Reißig/Mahl

2020: 543). Stattdessen sind sowohl interorganisationale Kooperationen (vgl. Tippelt 2014: 49) als auch Kooperationen zwischen einzelnen AkteurInnen hierfür erforderlich.

In den letzten Jahrzehnten lässt sich gesellschaftsweit die Etablierung und Verbreitung von Netzwerkstrukturen als Antwort auf die Erweiterung von Möglichkeiten gesellschaftlicher Wissensproduktion und Innovation beobachten. Netzwerke können in dem Sinne als Alternative zu den in funktionaler Differenzierung etablierten institutionellen Formen betrachtet werden (vgl. Dollhausen 2013: 14). Kooperationen haben in den letzten Jahren in verschiedenen Projekten AkteurInnen aus dem Bildungsbereich, aber auch aus sozialen, politischen und ökonomischen Bereichen zusammengeführt, um gemeinsame Ziele besser verfolgen zu können. Es wird dabei beabsichtigt, ein kollektives Verständnis eines Problems und eine gemeinsame arbeitsteilige Bearbeitung herbeizuführen, sodass bessere Lösungen entstehen, als wenn die einzelnen AkteurInnen sich unabgestimmt verhalten (vgl. Tippelt 2014: 49; Alke 2015: 261).

Auch Schaffner und Ryter, die Kriterien für eine interprofessionelle Übergangsbegleitung herausstellen, welche zu einem gemeinsam geteilten Orientierungsrahmen im Handlungsfeld beitragen sollen, stellen die Kooperation und die Koordination als eine der zentralen Aufgaben der interprofessionellen Übergangsbegleitung heraus. Eine gute Kooperation verhindere, dass Jugendliche aufgrund von Systemgrenzen Unterstützung verlieren (vgl. Schaffner/Ryter 2020: 543).

Es kann ein bestimmtes Vorgehen rekonstruiert werden, welches ein gutes regionales Übergangsmanagement (vgl. Brüggemann 2010; Reißig/Mahl 2020) kennzeichnet. Regionales Übergangsmanagement stoße, so Reißig, Strukturen und Prozesse einer AkteurInnen übergreifenden Koordination und Kooperation auf regionaler und zwischen regionaler und Landesebene an (vgl. Reißig, Onlinequelle). Darüber hinaus schaffe regionales Übergangsmanagement Transparenz über lokale Angebotsstrukturen. Es biete zum Zweck der Zusammenführung eine Stelle an, an der ein Überblick über die Gesamtheit der Angebote geschaffen werden könne. Nicht zuletzt würden Interventionen zur Verbesserung der Angebotsstruktur implementiert, teils durch die Fortentwicklung vorhandener Angebote, teils durch Füllung von Lücken im Angebotssystem. Konkret werde mit einem regionalen Übergangsmanagement versucht, die Zusammenarbeit der zahlreichen Institutionen und Anbieter am Übergang von der Schule in die Ausbildung zu optimieren (vgl. ebd.). Mithilfe des regionalen Übergangsmanagements werden Einzelmaßnahmen sinnvoll miteinander verknüpft, sodass Handlungsketten entstehen (vgl. Brüggemann 2010: 71).

Auch Reißig und Mahl halten die Abstimmung mit außerschulischen AkteurInnen (z.B. Agentur für Arbeit, Jobcenter, Träger der Jugendhilfe) über die Bereitstellung und Umsetzung von berufsorientierenden Angeboten an Schulen für zwingend notwendig. Sie sprechen sich zudem dafür aus, weitere außerschulische AkteurInnen in die Übergangsbegleitung zu integrieren (vgl. Reißig/Mahl 2020: 536).

Bei einer ausgeprägten Kooperation beziehen sich die AkteurInnen auf ihre Umwelt und auf die anderen AkteurInnen. Das setze ein großes Vertrauen der AkteurInnen untereinander voraus. Zudem erweise sich, so Alke, eine Erweiterung der Handlungsstrategien der AkteurInnen als erforderlich (vgl. Alke 2015: 262).

5 Berufsbild Kinder- und JugendlichenpsychotherapeutIn

5.1 Gesetze und Richtlinien der Kinder- und Jugendlichenpsychotherapie

Die Aufgaben und Zuständigkeiten von Kinder- und JugendlichenpsychotherapeutInnen in niedergelassener Praxis sind formell im Psychotherapeutengesetz (vgl. Bundesministerium für Justiz und Verbraucherschutz 2020), in der Musterberufsordnung (vgl. Bundespsychotherapeutenkammer 2018) sowie in den Psychotherapierichtlinien (vgl. Gemeinsamer Bundesausschuss über die Durchführung der Psychotherapie 2021) verankert. Im Sinne des Psychotherapeutengesetzes ist Psychotherapie

> „jede mittels wissenschaftlich geprüfter und anerkannter psychotherapeutischer Verfahren oder Methoden berufs- oder geschäftsmäßig vorgenommene Tätigkeit zur Feststellung, Heilung oder Linderung von Störungen mit Krankheitswert, bei denen Psychotherapie indiziert ist" (Bundesministerium für Justiz und Verbraucherschutz 2020).

Mittels Psychotherapie sollen also ausdrücklich Störungen mit Krankheitswert gelindert und ausschließlich wissenschaftlich geprüfte Verfahren genutzt werden. Derzeit sind als Richtlinienverfahren die Psychoanalyse, die Verhaltenstherapie, die systemische Therapie und die tiefenpsychologisch fundierte Psychotherapie zugelassen. Somit haben alle vertragsärztlich niedergelassenen PsychotherapeutInnen eine Ausbildung und Zulassung in mindestens einem dieser Verfahren.

Nach dem Psychotherapeutengesetz darf Psychotherapie mit der Berufsbezeichnung Psychotherapeutin oder Psychotherapeut und einer Approbation auf diesem Gebiet ausgeübt werden. Psychotherapeut oder Psychotherapeutin können sich dem Gesetz zufolge ausschließlich AbsolventInnen des Direktstudiums, ärztliche PsychotherapeutInnen, Psychologische PsychotherapeutInnen und Kinder- und JugendlichenpsychotherapeutInnen nennen. Weiterhin heißt es im Psychotherapeutengesetz, dass die konkreten Aufgaben der niedergelassenen Psychotherapeuten in den Psychotherapierichtlinien des Bundesausschusses der Ärzte und Krankenkassen erläutert werden.

Die Psychotherapierichtlinie soll, so steht es in der Präambel, der Sicherung einer den gesetzlichen Erfordernissen entsprechenden ausreichenden, zweckmäßigen und wirtschaftlichen Psychotherapie unter Berücksichtigung einer sinnvollen Verwendung der Mittel dienen (vgl. Best 2005: 445).

Den Richtlinien zufolge können psychotherapeutische Leistungen dann erbracht werden, wenn eine seelische Krankheit vorliegt.

Eine Psychotherapie soll dazu dienen, eine seelische Krankheit zu erkennen, zu heilen, ihre Verschlimmerung zu verhüten oder Krankheitsbeschwerden zu lindern. Es finden sich an dieser Stelle Parallelen zu den Erläuterungen im Psychotherapeutengesetz.

Im Folgenden seien die wichtigsten Bestimmungen der Psychotherapierichtlinien aufgeführt (vgl. Gemeinsamer Bundesausschuss für die Durchführung der Psychotherapie 2021):

TherapeutInnen im Sinne der Richtlinie sind ärztliche PsychotherapeutInnen, ärztliche Kinder- und JugendpsychotherapeutInnen, psychologische PsychotherapeutInnen und Kinder- und JugendlichenpsychotherapeutInnen, die über die Genehmigung zur Ausführung und Abrechnung psychotherapeutischer Leistungen als persönliche Leistungen verfügen.

Im Sinne der Richtlinie werden vier Behandlungsformen anerkannt und beschrieben:

> Analytische Psychotherapie:
>
> „Die analytische Psychotherapie umfasst jene Therapieformen, die zusammen mit der neurotischen Symptomatik, den neurotischen Konfliktstoff und die zugrundeliegende neurotische Struktur der Patientin oder des Patienten behandeln und dabei das therapeutische Geschehen mit Hilfe der Übertragungs-, Gegenübertragungs- und Widerstandsanalyse unter Nutzung regressiver Prozesse in Gang setzen und fördern." (Gemeinsamer Bundesausschuss für die Durchführung der Psychotherapie 2021, § 16b)
>
> Tiefenpsychologisch fundierte Psychotherapie:
>
> „Die tiefenpsychologisch fundierte Psychotherapie umfasst ätiologisch orientierte Therapieformen, mit welchen die unbewusste Psychodynamik aktuell wirksamer neurotischer Konflikte und struktureller Störungen unter Beachtung von Übertragung, Gegenübertragung und Widerstand behandelt werden. Eine Konzentration des therapeutischen Prozesses wird durch die Begrenzung des Behandlungsziels, durch ein vorwiegend konfliktzentriertes Vorgehen und durch Einschränkung regressiver Prozesse angestrebt." (ebd., § 16a)
>
> Verhaltenstherapie:
>
> „Die Verhaltenstherapie als Krankenbehandlung umfasst Therapieverfahren, die vorwiegend auf der Basis der Lern- und Sozialpsychologie entwickelt worden sind. Unter den Begriff ‚Verhalten' fallen dabei beobachtbare Verhaltensweisen sowie kognitive, emotionale, motivationale und physiologische Vorgänge. Verhaltenstherapie im Sinne dieser Richtlinie erfordert die Analyse der ursächlichen und aufrechterhaltenden Bedingungen des Krankheitsgeschehens (Verhaltensanalyse). Sie entwickelt ein entsprechendes Störungsmodell und eine überge-

ordnete Behandlungsstrategie, aus der heraus die Anwendung spezifischer Interventionen zur Erreichung definierter Therapieziele erfolgt." (ebd., § 17)

Systemische Therapie:

„Die Systemische Therapie fokussiert den sozialen Kontext psychischer Störungen und misst dem interpersonellen Kontext eine besondere ätiologische Relevanz bei. Symptome werden als kontraproduktive Lösungsversuche psychosozialer und psychischer Probleme verstanden, die wechselseitig durch intrapsychische (kognitiv-emotive), biologisch-somatische sowie interpersonelle Prozesse beeinflusst sind." (ebd., § 18)

In § 27 der Psychotherapierichtlinie wird konkret aufgezeigt, welche Indikationen die Anwendung von Psychotherapie zulassen. Dazu gehören psychoneurotische Störungen (zum Beispiel Angstneurosen, Phobien, neurotische Depressionen) und vegetativ-funktionelle und psychosomatische Störungen mit gesicherter psychischer Ätiologie (vgl. Best 2005: 446). Darüber hinaus werden u.a. auch Persönlichkeitsstörungen und Verhaltensstörungen sowie Verhaltens- und emotionale Störungen mit Beginn in der Kindheit und Jugend genannt (vgl. Gemeinsamer Bundesausschuss für die Durchführung der Psychotherapie 2021, § 27). Weitere Punkte der Psychotherapierichtlinie sind der zu Beginn einer Behandlung festzulegende Leistungsumfang sowie Regelungen zum Konsiliar-, Antrags- und Gutachterverfahren (vgl. Best 2005: 446).

Die Musterberufsordnung regelt darüber hinaus u.a. die allgemeinen Berufspflichten. Demnach sind PsychotherapeutInnen verpflichtet, ihren Beruf gewissenhaft auszuüben und dem ihnen entgegengebrachten Vertrauen zu entsprechen. Darüber hinaus gelten die international anerkannten ethischen Prinzipien, insbesondere, die Autonomie der PatientInnen zu respektieren, Schaden zu vermeiden, Nutzen zu mehren und Gerechtigkeit anzustreben. In der Musterberufsordnung werden vorrangig Regeln der Berufsausübung festgelegt. Dazu gehören beispielsweise Sorgfaltspflichten (§ 5), das Abstinenzgebot (§ 6), die Aufklärungspflicht (§ 7), die Arbeit unter Schweigepflicht (§ 8), die Dokumentations- und Aufbewahrungspflicht (§ 9) und die Fortbildungspflicht (§15), um nur einige relevante zu nennen (vgl. Bundespsychotherapeutenkammer, in der geänderten Fassung von 2018).

5.2 Studium und Ausbildung von Kinder- und JugendlichenpsychotherapeutInnen

Im Herbst 2019 wurde vom Bundestag und Bundesrat eine weitreichende Reform der Ausbildung von PsychotherapeutInnen beschlossen, welche seit dem 1. September 2020 in Kraft ist. Die Reform stellt die Ausbildung von PsychotherapeutInnen grundlegend um und brachte Änderungen im Psychotherapeutengesetz

(PsychThG), welches die Zugangsvoraussetzungen und die Ausbildung von PsychotherapeutInnen regelt, mit sich (vgl. Bundesministerium für Justiz und Verbraucherschutz 2020).

Seit der Reform kann ein Studium mit psychotherapeutischer Ausrichtung absolviert werden, welches mit einer Approbation abschließt. Die neue Berufsbezeichnung lautet dann Psychotherapeut oder Psychotherapeutin. Der Studiengang ist aufgeteilt in ein polyvalentes dreijähriges Bachelor- und ein zweijähriges Masterstudium. Anschließend wird eine Weiterbildung zum Fachpsychotherapeuten absolviert, in der im Rahmen eines Psychotherapieverfahrens eine Spezialisierung auf die Behandlung von Kindern und Jugendlichen oder Erwachsenen erfolgt. Anschließend können sich die AbsolventInnen FachpsychotherapeutIn für Kinder und Jugendliche nennen. Dieser Abschluss ist in Bezug auf die Möglichkeiten, an der kassenärztlichen Versorgung teilzunehmen, vergleichbar mit dem heutigen Abschluss des/der Kinder- und JugendlichenpsychotherapeutIn. Kinder- und JugendlichenpsychotherapeutInnen sind berufsrechtlich auf die Behandlung von Kinder- und Jugendlichen bis zum Alter von 21 Jahren beschränkt. Der neue Studiengang wird derzeit von den Universitäten intern geplant und akkreditiert, so dass es bereits möglich ist, sich bei den ersten teilnehmenden Universitäten zu bewerben. Die Weiterbildung im Anschluss an das Studium ist in stationären und ambulanten Einrichtungen zu absolvieren. Nach der Weiterbildung kann ein Eintrag ins Arztregister und die Zulassung zur vertragsärztlichen Versorgung in vollem Umfang beantragt werden (vgl. Deutsche Psychotherapeuten Vereinigung 2020; Bühring 2019).

Da alle in dieser Studie befragten Interviewpartner bereits approbiert sind und somit ihre Ausbildung zur Kinder- und JugendlichenpsychotherapeutIn noch unter den alten Bedingungen absolviert haben, sei auch die Struktur der psychotherapeutischen Ausbildung nach der alten Fassung skizziert. Eine Prüfung nach dieser Ausbildungsordnung kann durch eine Übergangsregelung regulär bis 2032 erfolgen. Die Ausbildung zum/zur Kinder- und JugendlichenpsychotherapeutIn ist als postgraduale Aus- bzw. Weiterbildung organisiert, die an ein Studium der Psychologie oder Pädagogik anschließt. Der Zugang zum Beruf des/der Kinder- und JugendlichenpsychotherapeutIn ist durch das PsychThG in der Fassung von 1998 geregelt. Voraussetzung für den Zugang zur Ausbildung zum/zur Kinder- und JugendlichenpsychotherapeutIn ist demnach eine im Inland an einer Universität oder gleichstehenden Hochschule bestandene Abschlussprüfung im Studiengang Psychologie, die das Fach Klinische Psychologie einschließt oder eine im Inland an einer staatlichen oder staatlich anerkannten Hochschule bestandene Abschlussprüfung in den Studiengängen Pädagogik oder Sozialpädagogik (vgl. Bundesministerium für Justiz und Verbraucherschutz 1998). Das PsychThG legt folgende Ausbildungsinhalte fest (vgl. Koenen/Rupert 2012: 27):

- 1.800 Stunden praktische Tätigkeit, davon 1.200 Stunden in der Psychiatrie, 600 Stunden in der Psychosomatik.
- 600 Stunden Therapie an einem anerkannten Ausbildungsinstitut.
- 120 Stunden Selbsterfahrung, bzw. 250 Stunden (bei der analytischen Psychotherapie) einzeln oder in der Gruppe.
- 600 Stunden praktische Ausbildung. Damit sind eigene PatientInnenbehandlungen unter Supervision mit einem Umfang von 150 Stunden gemeint.
- 930 Stunden „freie Spitze" (ebd.: 27). Dabei handelt es sich um ein Wahlpflichtangebot, was im Gesetz nicht genauer definiert ist.

Zum Abschluss der Ausbildung werden sechs Fallberichte schriftlich vorgelegt. Die Ausbildung endet mit einem staatlichen Abschlussexamen, welches einen mündlichen und einen schriftlichen Teil umfasst. Der schriftliche Teil ist in Form einer Multiple-Choice-Prüfung mit bundesweit einheitlichen Prüfungsfragen, die für alle erlernten Therapieverfahren gleich sind, gestaltet. Die mündliche Prüfung findet in einem Institut oder im Zusammenschluss zweier Institute des gleichen Vertiefungsgebietes statt und setzt sich aus einer Einzel- und einer Gruppenprüfung mit jeweils vier Prüfern zusammen.

Die Ausbildung kann innerhalb von mindestens 3 Jahren in Vollzeit oder innerhalb von mindestens 5 Jahren berufsbegleitend absolviert werden (vgl. Koenen/Ruppert 2012: 28). Nach erfolgreicher Ableistung der Ausbildung inkl. Abschlussprüfung wird die Approbation beantragt und in der Regel, unter bestimmten Voraussetzungen, erteilt. Daraufhin kann die Eintragung ins Arztregister und damit die Teilnahme an der vertragsärztlichen Versorgung erfolgen (vgl. Bundesministerium für Justiz und Verbraucherschutz 1998, § 2). Neben den Kinder- und JugendlichenpsychotherapeutInnen behandeln auch ärztliche PsychotherapeutInnen Kinder und Jugendliche im ambulanten Rahmen. Diese haben jedoch einen gänzlich anderen Ausbildungsweg und werden nicht in die Interviewstichprobe eingeschlossen.

5.3 Psychotherapeutische Kompetenzen als Anknüpfungspunkt für das Selbstverständnis professionellen Handelns im Übergang Schule-Beruf

Körner entwickelte eine Matrix psychotherapeutischer Kompetenzen. In der Matrix wird eine dreigliedrige Einteilung psychotherapeutischer Kompetenzen in Wissen, Handlungskompetenz und Haltung vorgenommen (vgl. Körner 2015: 28). Zunächst sei der Wissensbereich näher erläutert: Das Erklärungswissen umfasst klinische Theorien, beispielsweise Theorien zur Entstehung von Angststörungen, über die Funktion von Abwehrmechanismen etc. Der Bereich „Veränderungswissen" ist die Voraussetzung für absichtsvolles, psychotherapeutisches Handeln und umfasst therapieverfahrensbezogene Interventionsstrategien (vgl. ebd.: 25). Die Handlungskompetenz bezeichnet nach Körner die Fähigkeit der PsychotherapeutInnen, das Veränderungswissen situativ individuell für PatientInnen einzusetzen. Dazu gehört beispielsweise die Fähigkeit, einen analytischen Prozess einzuleiten, zu gestalten und zu beenden sowie eine als hilfreich erlebte Beziehung entstehen zu lassen (vgl. Will 2010 zitiert nach Körner 2015: 26). Die professionelle Haltung wird als „personale" und „rationale" Kompetenz beschrieben, womit die Befähigung der PsychotherapeutIn, mit ihrer Persönlichkeit günstige Voraussetzungen für ein psychotherapeutisches Arbeitsbündnis zu schaffen und zu dessen Aufrechterhaltung beizutragen, gemeint ist (vgl. Kahl-Popp 2007 zitiert nach Körner 2015: 27).

Die genannten drei Bereiche werden in einem zweiten Schritt anhand ihres Professionalisierungsgrades ausdifferenziert, indem sie tabellarisch anhand von Beispielen als grundlegende Kompetenzen, fortgeschrittene Kompetenzen und als professionell dargestellt werden.

Die Matrix (vgl. Tab. 1) hat eine Struktur mit neun auszufüllenden Feldern. Sie unterteilt die Kompetenzgebiete Wissen, Handlungskompetenz und Haltung und ermöglicht eine tabellarische Darstellung der Kompetenzausprägung (vgl. Körner 2015: 28).

Tabelle 1: Gliederung psychotherapeutischer Kompetenzen (Quelle: Körner 2015: 28)

Kompetenzgebiet	**Grundlegend**	**Fortgeschritten**	**Professionell**
Wissen			
Handlungs-kompetenz			
Haltung			

Wie diese Ausdifferenzierung erfolgt, sei an dieser Stelle beispielhaft für den Kompetenzbereich „Haltung" dargestellt:

Bei einer grundlegenden Ausprägung, also einem geringen Professionalisierungsgrad ist, entsprechend der Matrix von Körner, der Kompetenzbereich „Haltung" auf folgende Weise entwickelt:

> „Psychotherapeuten sind in der Lage, sich selbst zu explorieren und zu reflektieren. Sie sind sich ihrer Wirkung auf andere bewusst und kennen ihr Verhalten in der Gruppe. Sie haben gelernt, ihre emotionale Antwort auf das Verhalten anderer zu erkennen und zuzuordnen" (Körner 2015: 29).

Bei einem fortgeschrittenen Professionalisierungsgrad verhält es sich wie folgt: „Sie haben sich mit ihren persönlichen Schemata, motivationalen Ausrichtungen und konflikthaften Anteilen soweit auseinandergesetzt, dass diese die therapeutische Beziehung nicht negativ beeinflussen. Sie interessieren sich für die Innenwelt ihrer Patienten und sind bereit, sich von ihnen verwenden zu lassen" (ebd.: 29).

Körner beschreibt ihren Kompetenzbereich als „professionell" und äußert sich hierzu wie folgt: „Sie sind bereit und fähig, in der therapeutischen Beziehung Unwissenheit, Angst und Spannungen zu ertragen. Sie kontrollieren ihre eigenen therapeutischen Ziele und ermöglichen dem Patienten, eigene Wege einzuschlagen" (ebd.: 29).

Eine weitere Ausdifferenzierung des Berufsbildes PsychotherapeutIn hat die Bundespsychotherapeutenkammer mit der AG des Länderrates und mit Vertretern der Fachverbände 2014 erarbeitet (vgl. Bundespsychotherapeutenkammer 2014). Dabei handelt es sich um eine umfassende Liste psychotherapeutischer Kompetenzen und Aufgaben. Der erste Teil der Liste der Psychotherapeutenkammer beschreibt die Kompetenzen und Aufgaben von PsychotherapeutInnen und Kinder- und JugendlichenpsychotherapeutInnen, wie im Folgenden dargestellt (vgl. ebd.; Körner 2015: 17):

Sie diagnostizieren, beraten und behandeln selbstständig, eigenverantwortlich und in Kooperation mit anderen Berufsgruppen, erkennen psychische Faktoren in somatischen Erkrankungen, fördern die Eigeninitiative und Aktivität ihrer PatientInnen, berücksichtigen deren lebensweltliche Werte und Entscheidungen und beziehen vor allem bei Kindern und Jugendlichen die spezifischen Chancen und Risiken der jeweiligen Entwicklungsphasen ein.

Im zweiten Teil wird aufgezeigt, in welchen institutionellen Kontexten PsychotherapeutInnen arbeiten. Es wird dargelegt, dass sie Angehörige eines freien akademischen Heilberufs sowie ExpertInnen für psychische Gesundheit sind. Sie arbeiten beispielsweise in Aus- und Weiterbildungen, Forschung und Lehre, übernehmen die Leitung von Gesundheits- und Versorgungseinrichtungen, engagieren sich in Selbstverwaltungen und bringen ihre fachliche Expertise in politische Entscheidungsprozesse mit ein.

5.4 Spezifische Kompetenzbereiche der Psychotherapie mit Kindern und Jugendlichen

Die Psychotherapie mit Kindern- und Jugendlichen und die Psychotherapie mit Erwachsenen weisen viele Gemeinsamkeiten auf, so dass sich ein Großteil der Wissens- und Kompetenzbereiche überschneidet. Dazu zählen zum Beispiel theoretische Modelle, Störungskonzepte und kommunikative Konzepte (vgl. Borg-Laufs 2019: 14). Dies spiegelt sich auch in der Reform des Psychotherapeutengesetzes wider, welches voraussetzt, dass ein Großteil der Kenntnisse und Kompetenzen in einem altersunspezifischen Psychotherapiestudium erworben wird.

Erst danach werden im Rahmen einer Weiterbildung die Kenntnisse für die Arbeit mit Erwachsenen oder Kindern und Jugendlichen spezifiziert (vgl. Bundesministerium für Justiz und Verbraucherschutz 2020).

Neben den Gemeinsamkeiten gibt es auch Besonderheiten der Kinder- und Jugendlichenpsychotherapie. Im Folgenden seien einige Spezifika der Kinder- und Jugendlichenpsychotherapie dargestellt (vgl. Borg-Laufs 2019: 14):

Der Stand der Entwicklung ist ein bedeutsamer Aspekt in der Auswahl und beim Einsatz therapeutischer Ziele und Methoden. Die Frage, welche Methoden in welcher Weise eingesetzt werden, hängt in erheblichem Maße vom Entwicklungsstand der PatientInnen ab.

Da Kinder und Jugendliche stark von dem System, in dem sie leben, abhängig sind, muss im Rahmen einer Kinder- und Jugendlichenpsychotherapie ihre jeweilige Lebenslage besondere Berücksichtigung finden. Es ist dabei an die Familiensituation wie beispielsweise Trennung oder Scheidung der Eltern, psychisch kranke Eltern oder materielle Armut zu denken. Darüber hinaus gestaltet sich der Beziehungsaufbau mit Kindern und Jugendlichen anders als mit Erwachsenen. Er ist durch ein deutliches Machtgefälle zwischen TherapeutIn und dem jugendlichen Patienten oder der jugendlichen Patientin bzw. dem Kind gekennzeichnet. Zudem sollte, im Unterschied zur Psychotherapie mit Erwachsenen, auch zu den Bezugspersonen (zum Beispiel zu den Eltern) eine Beziehung aufgebaut werden. Da Kinder und Jugendliche nicht immer von sich aus zur Therapie kommen, ist die Motivationslage häufig deutlich fragiler als bei Erwachsenen.

Zudem hängt der Motivations- und Beziehungsaufbau zu Beginn einer Kindertherapie sehr von der Haltung der Eltern ab, so dass es für das Gelingen einer Therapie wichtig ist, die Eltern für die Unterstützung der Psychotherapie ihres Kindes zu gewinnen. Die therapeutische Beziehung zwischen Kind und PsychotherapeutIn kann nur dann gedeihen, wenn es den Eltern möglich ist, ein Stück Kontrolle über ihr Kind abzugeben. Auch der Motivations- und Beziehungsaufbau mit Jugendlichen gestaltet sich oft schwierig, da die Jugendlichen die Psychotherapie, welche oftmals durch ihre Eltern veranlasst wurde, bisweilen als einen Angriff auf ihre gestiegene Autonomie deuten. Für diese anfängliche Ablehnung im Sinne eines Selbstbehauptungsprozesses sollte der Therapeut oder die Therapeutin daher Verständnis zeigen (vgl. Windaus 2005: 189–192).

In der Psychotherapie mit Kindergartenkindern und jüngeren Schulkindern spielen altersspezifische Therapieangebote eine besondere Rolle. Kinder in diesem Alter sind es gewohnt, ihre Welterfahrung mit Spiel- und Bastelmaterialien auszudrücken. So nutzen sie z.B. für ihr Vater-Mutter-Kind-Spiel gerne Puppen oder Stofftiere. Vor allem ermögliche das Spiel die Inszenierung von Projektionen (vgl. ebd.: 190).

Darüber hinaus existiert für den Kinder- und Jugendbereich eine Fülle von spezifischen diagnostischen Verfahren. Auch die ICD-10-Diagnosen sind zum

Teil speziell für den Kinder- und Jugendbereich ausgelegt (vgl. Borg-Laufs 2019: 15).

Eine weitere Besonderheit der Psychotherapie im Kinder- und Jungendbereich ist die Verwendung des multiaxialen Klassifikationsschemas für psychische Störungen des Kindes- und Jugendalters, welches eine Diagnostik auf sechs Achsen ermöglicht (vgl. Remschmidt 2017). Das multiaxiale Klassifikationsschema basiert auf der ICD-10-Klassifikation der WHO und wurde auf dieser Basis zu einem sechsachsigen System erweitert, wobei auf der ersten Achse das klinisch-psychiatrische Syndrom diagnostiziert wird. Die zweite Achse dient der Diagnostik umschriebener Entwicklungsrückstände, die dritte bezieht sich auf das Intelligenzniveau, die vierte auf die körperliche Symptomatik, die fünfte auf abnorme, assoziierte psychosoziale Umstände und die sechste Achse erfasst das Niveau der sozialen Anpassung. Dadurch entsteht ein mehrdimensionales Bild, in das das klinisch-psychiatrische Syndrom eingeordnet wird.

In der Zukunft wird sich laut Staniszewski die Berufsgruppe der Kinder- und JugendlichenpsychotherapeutInnen vermutlich weiter professionalisieren (vgl. Staniszewski 2019: 259). Mit einer größeren Selbstverständlichkeit als bisher könnten sie, so Staniszewski, im Gesundheitswesen auftreten, häufiger angefragt werden, weitere Aufgaben in der therapeutischen Versorgung übernehmen und größere Praxisräume anmieten.

6 Forschungsmethodik und Durchführung der Studie

6.1 Zur Wahl einer qualitativen Herangehensweise

Bei der Untersuchung des Selbstverständnisses professionellen Handelns von Kinder- und JugendlichenpsychotherapeutInnen bei der Übergangsbegleitung von Jugendlichen zwischen Schule und Beruf hat sich eine qualitative Herangehensweise als gegenstandsangemessen erwiesen. Qualitative Ansätze eignen sich hervorragend zur Untersuchung der Wahrnehmungen und Selbstreflexionen von Individuen (vgl. Bennewitz 2013: 45), wobei die individuelle Konstruktion von Wirklichkeit (vgl. von Kardoff 2012: 4) und die Möglichkeit des Nachvollzugs des subjektiv gemeinten Sinnes (vgl. Lamnek/Krell 2016) im Vordergrund steht.

Qualitative Forschung umfasst eine Vielzahl theoretischer, methodologischer und methodischer Zugänge (vgl. von Kardorff 2012: 3). Diese zeichnen sich durch einen deutenden und sinnverstehenden Zugang zu der repräsentierten und gedachten sozialen Wirklichkeit aus (vgl. ebd.: 4).

Wie Beerlage und Kleiber zeigen (vgl. Beerlage/Kleiber 2012: 327), eignet sich qualitative Forschung für die Untersuchung professioneller Identitäten und den damit einhergehenden Konflikten und Problemen. Eine ähnliche Thematik liegt in dieser Forschungsarbeit vor. Auch in der Erwachsenenbildung hat sich die qualitative Forschung längst konsolidiert, wobei die qualitativ orientierte Professionsforschung einen wichtigen Forschungsbereich darstellt (vgl. Kade/Nolda 2012: 644).

Zudem lässt sich die Untersuchung des professionellen Selbstverständnisses von Kinder- und JugendlichenpsychotherapeutInnen bei der Begleitung von Jugendlichen zwischen Schule und Beruf in vielerlei Hinsicht als eine „terra incognita" (Dollhausen 2010: 93) beschreiben, was ein exploratives Untersuchungsdesign und den Einsatz qualitativer Methoden nahelegt. Qualitative Methoden können herangezogen werden, um zu verstehen, was sich hinter wenig bekannten Phänomenen verbirgt, so dass sie sich für die vorliegende Forschungsarbeit gut eignen (vgl. Strauss/Corbin 1996: 5).

Darüber hinaus kommt die qualitative Forschung mit ihrer Orientierung an der Hermeneutik (vgl. Breuer 2010: 42; Lamnek/Krell 2016: 8ff.) dem Wissenschaftsverständnis der vorliegenden Studie am nächsten, was die Entscheidung für eine qualitative Forschungsmethodik gefestigt hat. Da die Interviews mit langjährig ausgebildeten PsychotherapeutInnen geführt wurden, erwies sich ein gewisses Vorverständnis hinsichtlich des Fachgebiets auf ForscherInnenseite als hilfreich, denn dadurch konnte ein Interviewverständnis geschaffen werden, welches eine tiefergehende Interpretation ermöglicht. Dieses Phänomen wird im

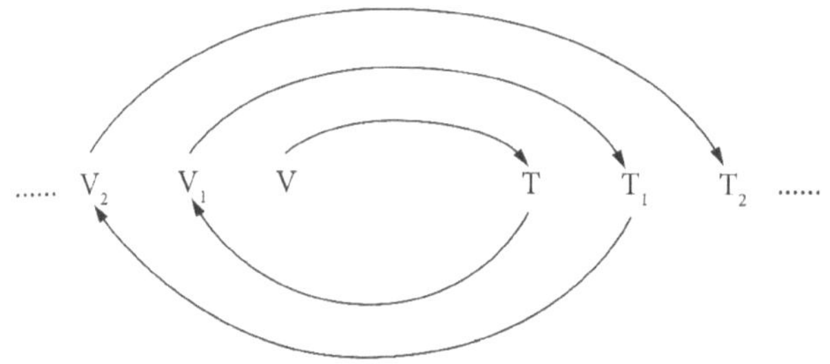

V = Vorverständnis;
T = Textverständnis;
V_1 = erweitertes Vorverständnis;
T_1 = erweitertes Textverständnis usw.

Abbildung 1: Hermeneutischer Zirkel
(Quelle: Danner 1979 zitiert nach Lamnek/Krell 2016: 71)

Theoriegebilde „Hermeneutischer Zirkel" (vgl. Abb. 1), in Bezug auf das Verständnis von Texten beleuchtet.

Der Hermeneutische Zirkel verdeutlicht, dass man einen Text nur dann adäquat verstehen kann, wenn bereits ein gewisses Vorverständnis vorhanden ist. Das durch den Text gewonnene neue Verständnis wirkt sich wiederum auf das Vorverständnis aus, das stetig erweitert wird (vgl. Lamnek/Krell 2016: 71).

Auch die zentralen Prinzipien der qualitativen Forschung (vgl. ausführlich bei Lamnek/Krell 2016: 33–37) wie Offenheit, die Auffassung von Forschung als Kommunikation, der Prozesscharakter von Forschung, die Reflexivität von Gegenstand und Analyse sowie die Flexibilität haben zu der Entscheidung, die qualitative Forschungsmethode heranzuziehen, beigetragen.

6.2 Die Grounded Theory als forschungsleitende Methodologie

Der methodologische Ansatz dieser Forschungsarbeit ist die Grounded-Theory-Methodologie. Diese wurde von den Soziologen Barney G. Glaser und Anselm Strauss anhand einer Studie zur Interaktion mit Sterbenden entwickelt (vgl. Glaser/Strauss 1974, US- amerikanisches Original 1965) und 1967 erstmals in der gemeinsamen Monografie „The Discovery of Grounded Theory. Strategies for Qualitative Research" veröffentlicht (vgl. in deutscher Übersetzung Glaser/Strauss 2010). Es handelt sich dabei um eine „systematische Forschungsstrategie" (Strauss/Corbin 1996: 8) bzw. um ein „Ensemble von Methodenelementen" (Mey/Mruck 2011: 11), welches beabsichtigt, dem analytischen Prozess Präzision und Regelgeleitetheit zu verleihen und gleichzeitig die Kreativität anzuregen, wodurch schließlich gegenstandsverankerte theoretische Aussagen oder eine Theorie über ein Phänomen entwickelt werden (vgl. Strauss/Corbin 1996: 8).

Die Grounded-Theory-Methodologie richtete sich bei ihrer Entwicklung gegen die damals vorherrschende quantitative Ausrichtung der Forschung sowie gegen die primär an Deskription interessierte qualitative Forschung. Bei der Grounded-Theory-Methodologie handelt es sich um eine Forschungsstrategie, bei der alle drei Aspekte der wissenschaftlichen Untersuchung (Induktion, Deduktion, Verifikation) miteinbezogen werden (vgl. Strauss 1998: 38). Dass es sich nicht um eine ausschließlich induktive Forschungsstrategie handelt, wurde u. a. von Strauss (1998) betont:

> „Aufgrund unserer früheren Aussagen in Discovery (1967), wo wir eine spekulative Theorie – die nicht in Daten gründet – kritisiert haben, beziehen sich viele Wissenschaftler fälschlicherweise auf die Grounded Theory als eine induktive Theorie“ (Strauss 1998: 38).

Strauss und Corbin stellen daher weitreichende Überlegungen zum Einsatz von Literatur an (vgl. Strauss / Corbin 1996: 38). Sie halten die Verwendung jeder Art von Literatur für nutzbringend, da sie ganz unterschiedliche Datenbereiche wie beispielsweise organisatorische Ereignisse, Forschungsbefunde oder theoretische Formulierungen zur Verfügung stellen. Die Verwendung von Literatur wird sowohl vor Beginn einer Forschungsstudie empfohlen, um über die Studie nachzudenken und deren Umsetzung in die Wege zu leiten. Literatur sollte aber auch während der Studie selbst herangezogen werden, um Forschungsanregungen zu geben, so dass ein echtes Wechselspiel zwischen Lesen von Literatur und Analysieren von Daten entstehe (vgl. ebd.). Strauss und Corbin geben allerdings zu bedenken:

> „Sie können alle Arten von Literatur benutzen, die Ihnen relevant erscheint, aber hüten Sie sich davor, ein Gefangener der Literatur zu werden“ (Strauss / Corbin 1996: 38).

Dem eher programmatisch ausgerichteten ersten Werk zur Grounded-Theory-Methodologie von Glaser und Strauss folgten später Publikationen, die einen systematischen Einblick in konkrete Forschungsstrategien gewähren oder anhand von Beispielen arbeiten (vgl. Mey / Mruck 2011: 12; Glaser / Strauss 2010; Strauss 1998; Strauss / Corbin 1996). Die Grounded-Theory-Methodologie hat sich auch in der Erziehungswissenschaft bewährt und etabliert (vgl. Hülst 2013: 281). Neuere Veröffentlichungen liefern beispielsweise Landberg und Noack die anhand der Grounded Theory unter anderem die Motivationsentwicklung junger Erwachsener bei Wiederaufnahme einer Berufstätigkeit nach längerer Arbeitslosigkeit erforschen (vgl. Landberg / Noack 2022). In der Erwachsenenbildung haben zahlreiche Qualifizierungsarbeiten und Forschungsprojekte auf die Grounded Theory zurückgegriffen (vgl. Dörner / Schäffer 2011: 251), so zum Beispiel Hartz in ihrer Studie zur Biographizität und Professionalisierung (vgl. Hartz 2004 zitiert nach

Dörner/Schäffner 2011: 247). Dennoch hat sich im Bereich Erwachsenenbildung keine eigene, fachbezogene Forschungsrichtung etabliert, welche sich auf die Grounded-Theory-Methodologie stützt oder diese weiterentwickelt (vgl. Dörner/Schäffner 2011: 247). Strauss äußerte sich in Bezug auf den Einsatz seines Werkes „Grounded Theory: Grundlagen qualitativer Sozialforschung" (Strauss/Corbin 1996) in den Fachdisziplinen folgendermaßen:

> „Interessanterweise wird es hauptsächlich von Leuten gekauft, die nicht in der Soziologie arbeiten, sondern in der Psychologie, vor allem der klinischen, und in Pädagogik, Public Health oder Pflegewissenschaft. Ich weiß, warum das Buch so gut ankommt: Es ist die praktische Art die Probleme anzugehen, die vor allem Leute anspricht, die in der Praxis stehen und forschen" (Strauss 2011: 74).

6.2.1 Zentrale Elemente der Grounded-Theory-Methodologie

Die Grounded Theory wird als Methodologie und als Forschungsstil, der es erleichtert, analytisch über soziale Phänomene nachzudenken, begriffen. Anselm Strauss nennt folgende zentrale Elemente der Grounded-Theory-Methodologie (vgl. Strauss 2011: 74): Erstens diene die Art des Kodierens der Grounded Theory nicht lediglich der Klassifikation und Beschreibung von Phänomenen, sondern der Bildung von theoretischen Konzepten, die einen Erklärungswert haben. Zweitens sei das „theoretical sampling" bedeutsam, im Rahmen dessen schon nach den ersten Interviews mit dem Auswerten zu beginnen und daraufhin erst die Auswahl der nächsten Interviewpartner zu entscheiden sei. Als drittes wichtiges Element nennt er die Vergleiche, die zwischen den Konzepten und den Kontexten gezogen würden.

Die Grounded Theory (GT) wird dabei nicht als Sammlung einzelner Methodenelemente, sondern als „iterativer Prozess" (Mey/Mruck 2011: 24) verstanden, der einen stetigen Wechsel zwischen Datenerhebung, Datenanalyse, sowie der Bildung von Kodes und Kategorien erfordert (vgl. Abb. 2). Diese analytische Triade ist gegebenenfalls mehrfach zu durchlaufen, um die Theoriebildung in Gang zu setzen (vgl. Strauss 1998: 46).

Am Anfang des Prozesses steht eine Fragestellung, die festlegt, welches Phänomen bzw. welcher Gegenstandsbereich schwerpunktmäßig untersucht werden soll. Die Fragestellung steckt den Rahmen für erste Feldkontakte ab. Erst mit der Analyse der ersten Daten wird die Fragestellung spezifiziert und konkretisiert (Strauss/Corbin 1996: 24ff.). Da es um eine neue Verknüpfung von Kategorien oder um die Entdeckung neuer Phänomene und nicht um das Festhalten an vorab entwickelten Theorien gehen soll, wird auf ein ausführliches Studium von Fachliteratur vor dem Gang ins Feld verzichtet. Für das konkrete analytische Vorgehen nach der GT werden Leilinien bereitgestellt, wobei es sich nicht um eine fixe Anweisung oder ein starres Regelwerk, sondern vielmehr um eine Orientierungs-

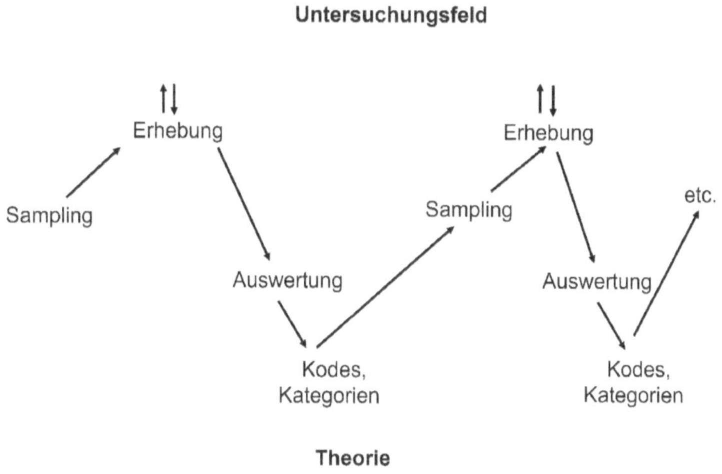

Abbildung 2: „Iterativer“ Forschungsprozess der GTM
(Quelle: Mey/Mruck 2011: 24)

hilfe handeln soll, die je nach Erfordernissen der Forschungsarbeit modifiziert werden kann (vgl. Strauss 1998: 32).

6.2.2 Grounded Theory: Grundgedanken und Arbeitsschritte

Das Datenmaterial erscheint zunächst als geschlossene Oberfläche. Das Aufbrechen des empirischen Materials erfolgt im Sinne der Grounded-Theory-Methodologie durch das Kodieren und der darauf folgenden Entwicklung von Konzepten, wobei den Daten ein umfassenderer Sinn abgewonnen wird (vgl. Strübing 2008: 19).

Die Datenanalyse bzw. das Aufbrechen der Daten wird nach Strauss bzw. Strauss und Corbin nach einem dreistufigen Kodierverfahren durchgeführt, dem offenen Kodieren, dem axialen Kodieren und dem selektiven Kodieren. Zwischen diesen Verfahren wird während der Datenanalyse hin und her gependelt (vgl. Strauss 1998: 91; Strauss/Corbin 1996: 43).

Das offene Kodieren dient dazu, die Forschungsarbeit einzuleiten und schafft einen breiten, noch wenig geordneten, Zugang zum Datenmaterial. Das empirische Material wird dabei Abschnitt für Abschnitt oder Zeile für Zeile analysiert, wobei diesem mögliche, noch vorläufige, Lesarten oder Kodes zugeordnet werden. Dabei wird auf „in vivo codes“ (Strauss/Corbin 1996: 17), also auf Ausdrücke, Wörter und Phrasen, die im Feld genutzt werden, geachtet. Es wird immer wieder überprüft, ob einzelne Kodes auch wirklich angemessen sind, wobei sie entweder beibehalten oder verworfen werden. Vielversprechende Kodes werden zu Kategorien zusammengefasst und auf ihre Eigenschaften und Dimensionen hin entwickelt. Hauptsächliche Analyseinstrumente sind dabei das Stellen von Fragen an die Daten und das Durchführen von Vergleichen (vgl. Strauss 1998: 58; Strauss/Corbin 1996: 55).

Bei dem axialen Kodieren werden Verbindungen zwischen den Kategorien erstellt und die Daten nach dem offenen Kodieren neu zusammengesetzt. Dabei wird u.a. das Kodierparadigma, das aus ursächlichen Bedingungen, Kontext, Handlungs- und interaktionellen Strategien sowie Konsequenzen besteht, eingesetzt (vgl. Breuer 2010: 84; Strauss/Corbin 1996: 75).

Im Rahmen des selektiven Kodierens wird die Kernkategorie als zentrales Phänomen ausgewählt. Um die Kernkategorie herum werden alle anderen Kategorien integriert. Zudem geht es bei diesem Analyseschritt um das Entdecken eines roten Fadens (vgl. Strauss/Corbin 1996: 94).

Während des Kodierens werden schriftliche Analyseprotokolle, sog. Memos, geschrieben. Dabei unterscheiden Strauss und Corbin zwischen Kode-Notizen, theoretischen Notizen und Planungsnotizen (vgl. Strauss/Corbin 1996: 169).

Nach und nach bilden sich durch die Kodierprozesse gegenstandsbezogene theoretische Aussagen oder eine gegenstandsbezogene Theorie, welche so lange weiterentwickelt werden, bis eine theoretische Sättigung vorliegt (vgl. Glaser/Strauss 2010: 76).

Bezeichnend für die Grounded-Theory-Methodologie ist auch das theoretische Sampling. Dabei handelt es sich um den „Prozess der Datenerhebung, währenddessen die Forscherin oder der Forscher seine Daten parallel erhebt, kodiert und analysiert sowie darüber entscheidet, welche Daten als nächstes erhoben werden sollen und wo sie zu finden sind“ (Glaser/Strauss 2010: 61). Die Stichproben werden also prozessbegleitend in Abhängigkeit vom Stand der eigenen Erkenntnisentwicklung gewählt. ForscherInnen wird dabei theoretische Sensibilität abverlangt, also die persönliche Fähigkeit der Forscherin oder des Forschers, die Feinheit in der Bedeutung der Daten zu erkennen, die Daten zu konzeptualisieren sowie das Wichtige vom Unwichtigen zu trennen (vgl. Glaser/Strauss 2010: 62; Strauss/Corbin 1996: 25). In diesem Zusammenhang würdigen Strauss und Corbin die persönlichen und professionellen Erfahrungen sowie das komplexe Wissen der Forschenden als wichtige Quelle der Erkenntnisfindung, fordern aber auch dazu auf, ein Gleichgewicht zu halten zwischen dem, was von den Forschenden erkannt wird, und dem, was die Daten aussagen.

Als Gütekriterien für qualitative Untersuchungen sind folgende Aspekte, die sich auf Grounded-Theory-Untersuchungen anwenden lassen, zu nennen (vgl. Breuer 2010: 109): Die intersubjektive Nachvollziehbarkeit (beispielsweise durch die Begleitung des Forschungsprozesses in Forschungskolloquien), die Indikation des Forschungsprozesses (zum Beispiel durch die Nachvollziehbarkeit der Geeignetheit des qualitativen Vorgehens), die empirische Verankerung (zum Beispiel durch das Festmachen der theoretischen Aussagen in den Daten), die Limitation (zum Beispiel durch die Angabe der Grenzen des Geltungsbereichs), die Kohärenz (zum Beispiel durch die Widerspruchsfreiheit der Ergebnisse), die Relevanz (zum Beispiel durch das Aufzeigen des praktischen oder wissenschaftlichen Nutzens) sowie die reflektierte Subjektivität (beispielsweise durch die Selbstreflexion des Forschers oder der Forscherin).

6.3 Ablauf des Forschungsprozesses der vorliegenden Studie

6.3.1 Datensammlung im Sinne des iterativen Prozesses und Feldzugang

Die Datensammlung erfolgte dem iterativen Prozess der Grounded Theory entsprechend (vgl. Mey / Mruck 2011: 24) im weiteren Abstand voneinander, da nach jeder Datenerhebung die Transkription des Interviews, das Kodieren und Memoschreiben oder die Weiterentwicklung von Theorieelementen stattfand. Diese Schritte bildeten wiederum die Grundlage für die Auswahl neuer Interviewpartner oder die Rückkehr zu alten Daten (vgl. Strauss 1998: 46). Es erfolgte also ein stetiger Wechsel zwischen Datenerhebung, Datenanalyse und Theoriebildung. Diese Prozedur des „Hin- und Herpendelns" (Strauss 1998: 47) erwies sich als gewinnbringend, da erst durch die Kodierarbeit nach den Interviews, durch das Strukturieren und Zusammenfassen der Erkenntnisse, das Stellen von Fragen an die Daten und durch das Hinzuziehen von Literatur die Interviewdurchführung im Verlauf der Forschung stärker auf das professionelle Selbstverständnis der AkteurInnen ausgerichtet werden konnte. Eine Durchführung aller Interviews innerhalb weniger Monate wäre diesem Forschungsstil nicht gerecht geworden und hätte zu weniger aufschlussreichen Erkenntnissen geführt.

Meine Doppelrolle als Feldmitglied und Forscherin erwies sich besonders bei der Akquise von Gesprächspartnern als förderlich, da sie Zugangshürden abbaute. PsychotherapeutInnen arbeiten in einem für PatientInnen geschützten und für Außenstehende nahezu uneinsehbaren Raum, was den Zugang zum Forschungsfeld erschwert. Allerdings sind es PsychotherapeutInnen gewöhnt, sich mit KollegInnen, beispielsweise in Intervisionen, auszutauschen, so dass ein Gespräch mit mir als Kollegin und Forscherin als etwas Vertrautes wahrgenommen und daher wahrscheinlich bereitwilliger zugesagt wurde. Als „Opener" diente das Abstecken des gemeinsamen Arbeitsfeldes der Psychotherapie mit Kindern und Jugendlichen und die Vorstellung meiner Person als Kollegin. Es zeigte sich, dass nahezu alle TherapeutInnen PatientInnen behandeln, die sich im Übergang Schule-Beruf befinden und dass die meisten die Relevanz und die Notwendigkeit, sich über das Arbeitsfeld auszutauschen, erkannten.

Der erste Kontakt zu den Gesprächspartnern wurde durch einen Anruf in der Praxis in die Wege geleitet. Es zeigte sich, dass einer Rückrufbitte auf dem Anrufbeantworter der TherapeutInnen in der Mehrheit der Fälle nicht nachgekommen wurde. Ein direkter telefonischer Kontakt in den telefonischen Sprechzeiten der TherapeutInnen führte hingegen in einigen Fällen dazu, dass ein Gesprächstermin ausgemacht werden konnte.

Die Datenerhebungsphase dauerte etwa drei Jahre und fand im Zeitraum zwischen Winter 2018 bis Frühjahr 2021 statt. Es wurden in diesem Zeitraum zehn, ca. zwischen 30 und 40 Minuten andauernde, Interviews mit ambulant tätigen Kinder- und JugendlichenpsychotherapeutInnen geführt und auf Tonband aufgezeichnet. Die Tonbandmitschnitte wurden vollständig transkribiert. Mit den GesprächspartnerInnen wurde vereinbart, die Interviews vollständig in Bezug auf den Namen, das Alter und den Arbeitsort zu anonymisieren, so dass keine Rückschlüsse auf die interviewte Person gezogen werden können. Es handelte sich um ein aufsuchendes Verfahren in den jeweiligen Praxisräumen der PsychotherapeutInnen.

6.3.2 Zur Selbstreflexion im Forschungsprozess

Unter den Grounded Theory-Vertretern regt vor allem Breuer zu einer fortlaufenden Selbstreflexion im Forschungsprozess an. Unter dieser Prämisse ergänzt er die Grounded Theory um einen selbstreflexiven Teil und nennt sie „Reflexive Grounded Theory“ (vgl. Breuer 2010: 131 ff.; Breuer 1996: 18 ff.).

Breuer zeigt auf, dass die meisten qualitativen Untersuchungen bei der Datengewinnung durch ForscherInnen-Aktivitäten und durch die Anwesenheit des Forschers oder der Forscherin geprägt sind. So finden sich beispielsweise bei Interviews oder teilnehmenden Beobachtungen Reaktionen der Feldmitglieder auf die WissenschaftlerInnen und wiederum Reaktionen der WissenschaftlerInnen auf die Feldmitglieder, so dass ein Interaktionsprozess entsteht. Daher wird die Forscherin oder der Forscher selbst, deren oder dessen soziale Position sowie die Interaktion im Feld als Teil des Untersuchungsgegenstands betrachtet. Als Verfahren, die die Selbstaufmerksamkeit und Selbstreflexion des Forschers oder der Forscherin fördern, werden das Reflektieren von Präkonzepten und affektiven Verquickungen, eine Reflexion der Forschungsinteraktion sowie ein kontinuierlicher Austausch mit anderen Forschenden genannt.

Inspiriert durch diese Anregungen habe ich mich zunächst intensiv mit eigenen Präkonzepten zum Selbstverständnis professionellen Handelns von Kinder- und JugendlichenpsychotherapeutInnen und mit der eigenen Einstellung zur Übergangsbegleitung von Jugendlichen zwischen Schule und Beruf auseinandergesetzt. Zudem habe ich mein gesamtes Vorwissen und meine Vermutungen diesbezüglich wieder ins Gedächtnis gerufen. Da ich selbst der Berufsgruppe der Kinder- und JugendlichenpsychotherapeutInnen angehöre und meine eigene Berufsfindung durch Umwege gekennzeichnet war, hielt ich diesen Schritt für unbedingt notwendig. Dabei setzte ich mich mit meiner Doppelrolle als Interviewende und Forschende einerseits und als Kinder- und Jugendlichenpsychotherapeutin andererseits kritisch auseinander und reflektierte meine Feldinteraktionen genau. Davon profitieren konnte ich besonders bei der Durchführung der Interviews sowie bei der Verfeinerung meiner Forschungsfrage, die sich entsprechend der Grounded Theory erst im Prozess anhand der Daten entwickelt. Im Forschungsprozess lenkte ich immer wieder den Blick auf die Gesprächstranskripte, also auf die Daten selbst. Weiterhin nutzte ich Memos, beispielsweise zur Verschriftlichung von Präkonzepten, der eigenen Rolle im Feld, Theoriefragmenten, Modellierungsideen und Zusammenhängen zwischen Kategorien.

6.3.3 Auswahl der InterviewpartnerInnen

Die Gespräche wurden sukzessive, dem theoretischen Sampling entsprechend (vgl. Glaser/Strauss 2010: 61; Breuer 2010: 58), während des Forschungsprozesses durchgeführt. Diese Vorgehensweise wird von den Gründern der Grounded-Theory-Methodologie als ein zentrales Kriterium dieser Forschungsrichtung angesehen. Die Auswahl der GesprächspartnerInnen richtete sich damit nach dem jeweiligen Erkenntnisstand der ForscherInnen und nach dem Stand der sich ergebenden Theorieelemente. Nach der Durchführung einiger Interviews wurden somit InterviewpartnerInnen gewählt, welche die Facetten des Untersuchungsgegenstands erweiterten und die Konzeptualisierung vorantrieben. So wurde mit der Entwicklung erster Theorieelemente z.B. gezielt nach InterviewpartnerInnen gesucht, welche in der Vergangenheit in anderen beruflichen Kontexten schulische oder berufliche Übergänge begleitet haben. Darüber hinaus wurden sowohl InterviewpartnerInnen gewählt, welche am Telefon mitteilten, dass sie viel Auskunft zu dem Thema geben können und in der Psychotherapie häufig mit Jugendlichen zwischen Schule und Beruf arbeiten, als auch solche, die am Telefon mitteilten, dass dies einen eher kleineren Teil ihrer Arbeit ausmache.

Die Auswahl der GesprächspartnerInnen erfolgte darüber hinaus gemischt in Bezug auf Alter, Geschlecht, Ausbildungswege und erlernte Therapieverfahren.

Bei den InterviewpartnerInnen handelt es sich um zehn approbierte Kinder- und JugendlichenpsychotherapeutInnen (vgl. Tab. 2), von denen alle ambulant tätig sind, davon acht in eigener Praxis und zwei in einer Praxis als angestellte Kinder- und JugendlichenpsychotherapeutInnen. Die Tätigkeitsorte verteilen sich auf unterschiedliche Versorgungbereiche in Niedersachsen und Nordrhein-Westfalen, welche im Einzelnen aufgrund der Wahrung der Anonymität nicht explizit genannt werden.

Das Alter der InterviewpartnerInnen, von denen acht weiblich und zwei männlich waren, lag zum Interviewzeitpunkt zwischen 30 und 58 Jahren.

Tabelle 2: Die InterviewpartnerInnen: Studiengang vor Psychotherapieausbildung, Geschlechterverteilung und erlerntes Psychotherapieverfahren

Studiengang vor Therapieausbildung	Anzahl der InterviewpartnerInnen (mit Geschlecht und Therapieverfahren)
Diplom-Psychologie	1 (männlich, Verhaltenstherapie und analytische Psychotherapie) 1 (weiblich, tiefenpsychologisch fundierte Psychotherapie)
Master of Science in Psychologie	1 (weiblich, Verhaltenstherapie)
Diplom-Sozialpädagogik (FH)	1 (weiblich, tiefenpsychologisch fundierte Psychotherapie) 1 (weiblich, tiefenpsychologisch fundierte Psychotherapie) 1 (männlich, Verhaltenstherapie) 1 (weiblich, Verhaltenstherapie)
Magister, Hauptfach Erziehungswissenschaft	1 (weiblich, Verhaltenstherapie, tiefenpsychologisch fundierte Psychotherapie)
Diplom-Pädagogik	1 (weiblich, Verhaltenstherapie) 1 (weiblich, Verhaltenstherapie)
Gesamt	**10**

6.3.4 Das problemzentrierte Interview als Datenerhebungsinstrument

Die Daten wurden mittels problemzentrierter Interviews nach Witzel erhoben (vgl. Witzel 1989: 230; Witzel/Reiter 2022). Das problemzentrierte Interview erwies sich für die vorliegende Studie unter anderem deswegen als zweckmäßiges Datenerhebungsinstrument, da es sich gut mit der Grounded-Theory-Methodologie (vgl. Strauss/Corbin 1996), die an sich keine Datenerhebungsmethode impliziert, kombinieren lässt. Es lehnt sich (vgl. Witzel 2000, Abschnitt 2; Friebertshäuser/Langer 2013: 442) an den Forschungsstil der Grounded Theory an, da es mit seiner Problemzentrierung, Gegenstandsorientierung und Prozessorientierung ähnliche Grundgedanken vertritt. Dabei ist der Erkenntnisgewinn der Grounded-Theory-Methodologie, ebenso wie der des problemzentrierten Interviews, als „induktiv-deduktives Wechselverhältnis" (Witzel 2000, Abschnitt 2) zu organisieren.

Das Selbstverständnis professionellen Handelns von Kinder- und JugendlichenpsychotherapeutInnen bei der Übergangsbegleitung von Jugendlichen zwischen Schule und Beruf impliziert eine Problemzentrierung, welche diese Interviewform zum geeigneten Erhebungsinstrument auserkort. Sie kennzeichnet den „Ausgangspunkt einer vom Forscher wahrgenommenen (...) Problemstellung" (Witzel 1989: 230), mit der die Interviewpartnerin oder der Interviewpartner umzugehen hat.

Witzel nutzt zur Verdeutlichung der „Problemzentrierung" ein Beispiel aus einem ganz ähnlichen Themenfeld, nämlich die „Bedingungen und Formen des Übergangs jugendlicher Schulabsolventen in die Berufswelt im Zusammenhang mit ihrer familiären Situation und anderen Einflussfaktoren" (Witzel 1989: 230), was die Zweckmäßigkeit des problemzentrierten Interviews auch für das vorliegende Forschungsthema unterstreicht.

Zur Unterstützung der Interviewdurchführung wurden die vier von Witzel vorgeschlagenen Instrumente des problemzentrierten Interviews genutzt: Der Kurzfragebogen, der entwickelte Interviewleitfaden, die Tonaufzeichnung des Gesprächs und das Postskriptum (vgl. Witzel 1989: 235; Witzel 2000, Absatz 3). Der Kurzfragebogen, der die Punkte Geschlecht, Alter, Beginn der Tätigkeit in ambulanter Praxis, Studienfach, Ausbildungsinstitut, erlerntes Therapieverfahren und Zusatzqualifikationen erfasst, wurde von den InterviewpartnerInnen vor dem eigentlichen Gespräch ausgefüllt. Er dient der Erfassung der Sozialdaten und befreit damit das Interview von diesen Fragen, sodass sich auf das Wesentliche konzentriert werden kann.

Der Interviewleitfaden dient während der Interviewdurchführung als Orientierungshilfe, Gedächtnisstütze und der Unterstützung und Ausdifferenzierung der Erzählsequenzen (vgl. Beispielleitfaden in Lamnek/Krell 2016: 349; Witzel 1989: 236; Witzel 2000, Absatz 3). Er enthält Frageideen zu relevanten Themenbereichen (siehe Anhang) und eine vorformulierte Einleitung zu Gesprächsbeginn. Der Interviewleitfaden erwies sich als hilfreich zur Überprüfung dahingehend, inwieweit relevante Teilbereiche der Fragestellung im Verlauf des Gesprächs behandelt wurden.

Die Interviews dauerten ca. zwischen 26 und 40 Minuten, wurden auf Tonband aufgezeichnet und anschließend vollständig transkribiert.

Unmittelbar nach dem Interview wurde jeweils ein Postskriptum (vgl. Postskriptum in Lamnek/Krell 2016: 349; Witzel 2000, Absatz 3) zur Interviewsituation, zu besonderen Vorkommnissen, zum Verhalten der Interviewerin, zum Verhalten des Interviewpartners/der Interviewpartnerin und zu Gesprächen vor und nach dem Einschalten des Aufnahmegerätes ausgefüllt. Das Postskriptum, das auch nonverbale Aspekte berücksichtigt, soll die Interpretation der Interviews vervollständigen (vgl. Friebertshäuser/Langer 2013: 442).

6.3.5 Datenauswertung: Durchführung der Kodierverfahren im Forschungsprozess

Im Kontext der Grounded Theory bedeutet Datenauswertung vorrangig Kodieren. „Kodieren stellt die Vorgehensweise dar, durch die die Daten aufgebrochen, konzeptualisiert und neu zusammengesetzt werden." (Strauss/Corbin 1996: 39) Das dreischrittige Kodieren der Grounded Theory, bestehend aus offenem, axialem und selektivem Kodieren (vgl. Strauss/Corbin 1996: 39), erwies sich im Hinblick auf die Datenauswertung als nützlich, da es einerseits dem Forschungsprozess eine klar vorgegebene methodische Herangehensweise verlieh, andererseits aber genug Spielraum für Kreativität zuließ. Dass das offene, axiale und selektive Kodieren nicht linear hintereinander, sondern dem iterativen Prozess entsprechend, je nach Erkenntnisinteresse stattfindet, ermöglichte es zum Beispiel, zu alten Daten zurückzukehren, dort Passagen noch einmal aufzugreifen und diese mit dem jeweils passenden Kodierschritt erneut zu durchlaufen. Das Verfahren wurde als logisch empfunden, und es ermöglichte, die Daten sinnvoll zu strukturieren. Beispielsweise gelang es durch die präzise Kodierarbeit, auf den ersten Blick irrelevante Interviewpassagen aufzubrechen und in einem neuen, theoriegenerierenden Licht zu betrachten. Darüber hinaus erwies sich die Auswertung entsprechend der Grounded-Theory-Methodologie als gewinnbringend, da diese es zuließ, explorativ an die Daten heranzugehen und einem deskriptiven Charakter der Ergebnisse vorzubeugen. Der Dreischritt aus offenem, axialem und selektivem Kodieren erwies sich auf ForscherInnenseite darüber hinaus als hilfreich zur Weiterentwicklung der theoretischen Sensibilität (vgl. Breuer 2010: 58). Damit ist die Fähigkeit der Grounded-Theory-Methodologie-Forschenden gemeint, die sich auf die Wahrnehmungsbereitschaft und Aufmerksamkeiten bezüglich Merkmalen und Strukturen von Phänomenen richtet und sich auf die hermeneutische Kompetenz des Forschers oder der Forscherin bezieht (vgl. ebd.), welche sich mithilfe der strukturierten Kodierschritte im Forschungsprozess weiterentwickeln konnte. Das begleitende Anfertigen handschriftlicher Memos wurde in allen Forschungsphasen durchgeführt. Dabei handelt es sich um schriftliche Protokolle, welche sich auf ganz unterschiedliche, oft auch persönliche Aspekte der Forschungsarbeit, beziehen. Sie umfassen beispielsweise Notizen und Ideen zu Präkonzepten, Lücken in den Gedankengängen, Kategorien, Theoriebildungsschritten oder zu Verbindungsgeflechten zwischen Kategorien untereinander (vgl. Strauss/Corbin 1996: 171 ff.).

6.3.5.1 Durchführung des offenen Kodierens in der vorliegenden Studie

Nach dem ersten Interview wurde mit der Kodierarbeit begonnen, indem das Gesprächstranskript Abschnitt für Abschnitt analysiert und durch passende Oberbegriffe (Kodes) gekennzeichnet wurde. Dafür werden, ähnlich wie bei einem Brainstorming, mögliche Lesarten des Textes in Bezug auf dessen Bedeutung aufgezeigt (vgl. Breuer 2010: 80). Hauptsächliches Analyseinstrument ist dabei das Stellen von Fragen an die Daten sowie das Aufstellen von Vergleichen (vgl. Strauss/Corbin 1996: 55). Mit dem offenen Kodieren (vgl. ebd.) bildeten sich eine Vielzahl von Ideen und Kodes, von denen vielversprechende zusammengefasst und durch Abwägung zwischen Datenbezug und Theorieorientierung zu Kategorien ernannt wurden. Die Kategorien wurden dann in Bezug auf ihre Eigenschaften hin untersucht.

Die Methode des offenen Kodierens erweist sich (vgl. Breuer 2010: 81) als besonders gewinnbringend, wenn es in der Gruppe, am besten in einem Team von Forschenden, die an unterschiedlichen Themen und Projekten arbeiten, erfolgt. Daher wurde insbesondere in der ersten Phase der Analysearbeit darauf geachtet, immer wieder Interviewausschnitte im Forschungskolloquium gemeinsam mit anderen offen zu kodieren. Dies erwies sich als hilfreich, da erst nach der offenen Kodierarbeit deutlich wurde, dass die Daten nicht nur Erkenntnisse in Bezug auf Handlungsvollzüge der PsychotherapeutInnen bei der Übergangsbegleitung von Jugendlichen zwischen Schule und Beruf liefern, sondern vor allem auch wichtige Informationen über die Akteursgruppe selbst, über ihre beruflichen Selbstreflexionen und ihr professionelles Selbstverständnis bereitstellen, sodass sich der Forschungsfokus daraufhin ausweitete.

Dieses Vorgehen des offenen Kodierens erfolgte bei jedem Interview, wobei die drei letzten Interviewtranskripte im offenen Kodierprozess weniger kleinschrittig und eher Seite für Seite bearbeitet wurden, da bereits viele Kategorien vorlagen, welche sich im neu zu bearbeitenden Interviewtranskript wiederholten.

6.3.5.2 Durchführung des axialen Kodierens in der vorliegenden Studie

Beim axialen Kodieren werden Verbindungen zwischen den Kategorien erstellt und die Daten neu zusammengesetzt. Im gesamten Kodierprozess stellte sich das „Kodierparadigma“ (Strauss 1998: 101), oder auch „paradigmatisches Modell“ genannt (Strauss/Corbin 1996: 78), als besonders hilfreiche Heuristik heraus. Es erwies sich als nützliches Instrument, um systematisch über die Daten nachzudenken und diese in komplexer Form miteinander in Beziehung zu setzen (vgl. Strauss/Corbin 1996: 78). Das paradigmatische Modell wird genutzt, um

> „eine Kategorie (*Phänomen*) in Bezug auf die *Bedingungen* zu spezifizieren, die das Phänomen verursachen; den *Kontext* (ihren spezifischen Satz von Eigenschaften), in den das Phänomen eingebettet ist; die *Handlungs- und interaktionalen Strategien*, durch die es bewältigt, mit ihm umgegangen oder durch die es ausgeführt wird; und die *Konsequenzen* dieser Strategien“ (Strauss/Corbin 1996: 76)

herauszustellen. Vereinfacht lässt sich das paradigmatische Modell wie folgt unterteilen:

(A) Ursächliche Bedingungen, (B) Phänomen, (C) Kontext, (D) Intervenierende Bedingungen, (E) Handlungs- und interaktionale Strategien, (F) Konsequenzen (vgl. Strauss/Corbin 1996: 78).

Für die Arbeit mit dem paradigmatischen Modell erwies es sich als praktikabel, die herausgearbeiteten Kategorien eines oder mehrerer Transkripte auf Karteikarten zu schreiben und so spezifisch wie möglich in Bezug zu einer zentralen Kategorie zu setzen. Um eine Integration der Kategorien in theoriegenerierende Überlegungen zu erreichen, ist es laut Strauss und Corbin (1996) erst einmal notwendig, festzulegen, worum es im Wesentlichen geht. Um dieses zentrale Phänomen bzw. diesen zentralen Gegenstand herum entsteht nach und nach die Integration weiterer Ergebnisse (vgl. ebd.: 96).

Beim axialen Kodieren wurde eine für das Transkript oder für den Auszug zentrale Kategorie, also ein zentrales Phänomen oder ein zentraler Gegenstand, festgelegt und in den Mittelpunkt gerückt, um den herum die anderen Kategorien angegliedert wurden – eine Vorgehensweise, die die Transkriptanalyse deutlich erleichterte. Der zentrale Gegenstand kann zum Beispiel durch folgende Fragen ausgemacht werden: Worauf verweisen die Daten? Worum dreht sich die Handlung eigentlich (vgl. Strauss/Corbin 1996: 79)?

Beim axialen Kodieren wurden zunächst einzelne Transkripte kodiert oder miteinander in Bezug gesetzt.

6.3.5.3 Durchführung des selektiven Kodierens in der vorliegenden Studie

Bei der Datenauswertung der Grounded-Theory-Methodologie geht es im Rahmen des selektiven Kodierens um die Integration der interpretativen Arbeit. Dabei wird der rote Faden gesponnen (vgl. Strauss/Corbin 1996: 117) und die für das Forschungsprojekt zentrale Kategorie zur Kernkategorie ernannt (vgl. Strauss 1998: 106).

Zu dieser Kernkategorie werden in einem weiteren Schritt alle Hauptkategorien in Relation gesetzt (vgl. Strauss/Corbin 1996: 116). Da die Kernkategorie erst im Forschungsprozess elaboriert wird, stand diese zu Beginn der Datengewinnung noch nicht fest. Die ersten Interviews wurden daher zwar problemzentriert zu ausgewählten Aspekten der psychotherapieintegrierten Übergangsbegleitung von Jugendlichen zwischen Schule und Beruf, aber offen in Bezug auf den zentralen Gegenstand oder die Kernkategorie, gestaltet. Wie im Grounded-Theory-Forschungsstil vorgesehen, wurde erst im iterativ-zyklischen Prozess der Datenauswertung die Frage nach der Kernkategorie gestellt.

Das Aufdecken einer Kernkategorie erwies sich als relativ schwierig, da die gefundenen Kategorien sich auf sehr unterschiedliche Aspekte der Übergangsbegleitung bezogen, welche durch die Kernkategorie miteinander verbunden werden sollten.

Schließlich wurde im Rahmen des selektiven Kodierens deutlich, dass sich die Verbindung zwischen den gebildeten Kategorien am aufschlussreichsten gestaltet, wenn die „professionelle Übergangsbegleitung von psychisch beeinträchtigten Jugendlichen als Handlungsfeld mit Handlungsanspruch von Kinder- und Jugendlichenpsychotherapeuten" als zentraler Gegenstand und damit als Kernkategorie in den Fokus rückt.

Dieser zentrale Gegenstand bildet die Kernkategorie, da er entsprechend den Kriterien zentral ist, sich mühelos in Bezug zu anderen Kategorien setzen lässt und häufig im Datenmaterial vorkommt (vgl. Strauss 1998: 67f.). Die Kernkategorie, welche in Kapitel 7.1 näher erläutert wird, bildet das Zentrum der Kategorien und fügt die Komponenten zusammen.

Die festgelegte Kernkategorie schließt an die Professionalisierungsdebatte an, in der die Relevanz der reflexiven Entscheidung über einen Handlungsanspruch im beruflichen Handlungsfeld als Professionalisierungsmerkmal herausgestellt wird (vgl. Gieseke 2011: 386). Die anderen Kategorien lassen sich um diese Kernkategorie in Form eines Verbindungsgeflechts anordnen.

Nach dem Festlegen der Kernkategorie wurde herausgearbeitet, welche ursächlichen Bedingungen dazu führen, dass Kinder- und JugendlichenpsychotherapeutInnen als Berufsgruppe einen Handlungsanspruch bei der Übergangsbegleitung von Jugendlichen und jungen Erwachsenen im therapeutischen Kontext sehen. Diese ursächlichen Bedingungen, welche in den Daten durch Begriffe wie „weil" oder „wegen" sichtbar werden (vgl. Strauss/Corbin 1996: 80), wurden wiederum zur Kernkategorie in Relation gesetzt. Die Kategorien, welche die ursächlichen Bedingungen darstellen, werden im Ergebnisteil in Kapitel 7.2 ausgeführt.

Das zentrale Phänomen bzw. die Kernkategorie wird durch Kontextbedingungen flankiert, sprich durch den besonderen Satz von Bedingungen, in dem die Handlungs- und interaktionalen Bedingungen stattfinden (vgl. Strauss/Corbin 1996: 75). In der Analysearbeit wurde deutlich, dass das Selbstverständnis professionellen Handelns der PsychotherapeutInnen bei der Übergangsbegleitung ihrer PatientInnen zwischen Schule und Beruf maßgeblich von den von ihnen wahrgenommenen räumlichen, zeitlichen und strukturellen Kontextbedingungen beeinflusst wird. Diese wurden in Kategorien zusammengefasst, welche in Kapitel 7.3 genauer erläutert werden.

Daraufhin wurden die handlungsleitenden intervenierenden Bedingungen herausgestellt und in Bezug zum zentralen Phänomen gesetzt. Dabei handelt es sich um die breiten und allgemeinen Bedingungen, die auf Handlungs- und interaktionale Strategien einwirken (vgl. ebd.: 82). In der Interviewanalyse wurde deutlich, dass die Kinder- und JugendlichenpsychotherapeutInnen ihr Handeln im Rahmen der Übergangsbegleitung von ihren Wissensbeständen und von der berufskulturellen Einbettbarkeit der jeweiligen Aufgabe abhängig machen. Die dazugehörigen Kategorien wurden den handlungsleitenden intervenierenden Bedingungen zugeordnet und werden in Kapitel 7.4 des Ergebnisteils interviewbezogen erläutert.

Bei der Untersuchung von Individuen gibt es gewöhnlich Handlungen und Interaktionen, die auf ein Phänomen gerichtet sind und den Umgang mit einem Phänomen und dessen Bewältigung verdeutlichen. Im Datensatz sind die Handlungsstrategien und interaktionalen Strategien anhand handlungsorientierter Verben oder Partizipien zu erkennen (vgl. Strauss/Corbin 1996: 84).

An dieser Stelle sei noch einmal angemerkt, dass es sich bei der Grounded Theory um eine „handlungs- und interaktionsorientierte Methode der Theorieentwicklung“ (Strauss/Corbin 1996: 83) handelt, was in der vorliegenden Forschung das Finden und die Zuordnung der handlungs- und interaktionsorientierten Kategorien vermutlich erleichterte. Es wurde in dem Zusammenhang deutlich, dass die TherapeutInnen bestimmte Aufgaben der Übergangsbegleitung annehmen, andere ablehnen und bei anderen das Netzwerk zurate ziehen. Die dazugehörigen Kategorien wurden zu den handlungsleitenden intervenierenden Bedingungen in Bezug gesetzt.

Weiterhin erfolgte eine Ausdifferenzierung der Kategorie „Handlungsannahme“ in Subkategorien (s. Kap. 7.6), welche die Vorstellungen der interviewten AkteurInnen über professionelle Handlungsvollzüge bei der Übergangsbegleitung weiter präzisierte.

7 Darstellung der Forschungsergebnisse zum Selbstverständnis professionellen Handelns von Kinder- und JugendlichenpsychotherapeutInnen als AkteurInnen bei der Übergangsbegleitung von Jugendlichen zwischen Schule und Beruf

Die an das Kodierparadigma angelehnte Ergebnisdarstellung beginnt nach der Vorstellung der Kernkategorie (s. Kap. 7.1) mit der Darstellung der ursächlichen Bedingungen (s. Kap. 7.2), die dazu führen, dass die AkteurInnen einen Handlungsanspruch bei der Übergangsbegleitung von psychisch beeinträchtigten Jugendlichen im Rahmen der Psychotherapie wahrnehmen. Es wird dabei der Zusammenhang zwischen dem Übergang Schule-Beruf als eine für alle Menschen hochfragile Phase und psychischen Beeinträchtigungen aufgespannt. Dies führt im Folgenden zu der Darstellung der Kontextbedingungen (s. Kap. 7.3), zu denen die Erfüllung des Heilungsauftrags, die Bindung an Praxisräume, ein begrenztes Zeitkontingent sowie die Gebundenheit an das erlernte Therapieverfahren gehören. Daran anschließend werden die Forschungsergebnisse zur Reflexion des Wissensbestand und zu den Wissensquellen zum Thema Übergangsbegleitung als intervenierende Bedingung (s. Kap. 7.4) aufgezeigt. Auf der Handlungsstrategieebene werden zunächst die Forschungsergebnisse zu Handlungsstrategien von Kinder- und JugendlichenpsychotherapeutInnen bei der Übergangsbegleitung zwischen Schule und Beruf und deren Reflexionsgrundlage herausgestellt (s. Kap. 7.5). Darüber hinaus werden Handlungsvollzüge (s. Kap. 7.6), welche in den Vorstellungen der Kinder- und JugendlichenpsychotherapeutInnen eine gute Übergangsbegleitung ausmachen, aufgezeigt.

7.1 Professionelle Übergangsbegleitung von psychisch beeinträchtigten Jugendlichen als Handlungsfeld mit Handlungsanspruch von Kinder- und JugendlichenpsychotherapeutInnen

Die interviewten Kinder- und JugendlichenpsychotherapeutInnen nehmen die professionelle Übergangsbegleitung von psychisch beeinträchtigten Jugendlichen als Handlungsfeld mit Handlungsanspruch wahr. Sie sehen sich als behandelnde PsychotherapeutInnen in der Verantwortung, diese Lebensphase der Jugendlichen zu begleiten, unterstützend tätig zu sein und gegebenenfalls ihre Kompetenzen diesbezüglich zu erweitern. Der Anspruch, bei der Übergangsbegleitung von Jugendlichen zwischen Schule und Beruf tätig zu werden, gehört demnach zu ihrem professionellen Selbstverständnis. Im Folgenden seien einige Interviewausschnitte vorgestellt, die das widerspiegeln:

BT führt beispielsweise aus:

> *„Das ist ein wichtiger Bereich. Das kommt in der Schule häufig zu kurz. Jetzt während Corona sowieso. Aber es kommt häufig zu kurz."* (BT, Z. 21–22)

Auch MU hebt die Relevanz eines guten Übergangs zwischen Schule und Beruf für Patienten mit psychischen Auffälligkeiten hervor und formuliert dazu:

> *„Also damit steht es und fällt es irgendwie so. So kommt es mir vor. Wenn, wenn man es dann irgendwie schafft, in dieser Phase zu stabilisieren und dass die irgendwie ein gutes Selbstwirksamkeitserleben haben, den Schulabschluss irgendwie schaffen, bei denen geht's jetzt ums Abi. Wenn die irgendwie ein halbwegs okayes Abi schaffen und danach dann irgendwie unterkommen, FSJ oder wie auch immer. Das war für die total schwer und ein riesen Krampf hier auch. Dann ist schon echt viel gewonnen, glaube ich."* (MU, Z. 38–43)

Eine weitere Therapeutin berichtet, dass die Schule und bei den Älteren die Berufswahl ein häufiges Thema in den Sitzungen sei, welches in nahezu jeder Therapie vorkomme.

> *„Und ich würde nicht sagen, dass es überhaupt irgendeine Therapie gibt, wo das nie Thema ist, Schule und auch bei den Älteren Berufswahl, sondern immer."* (DN, Z. 43–44)

Auch GY führt aus, dass sich viele ihrer PatientInnen mit der Thematik Zukunftsplanung, Schulabschluss und dem Finden eines geeigneten Anschlusses nach der Schule beschäftigen:

> *„Aber Zukunftsplanung, merke ich, ist für alle da ein wichtiges Thema in dem Alter. Das sind alle, die sich Gedanken machen: Wie krieg ich das mit der Schule fertig? Habe ich einen möglichst guten Abschluss? Wie kann ich dann eben weiter gehen?"* (GY, Z. 188–192)

Der folgende Akteur gibt an, dass er meist eine gewisse Anzahl von PatientInnen zwischen 16 und 21 behandle. Mit diesen arbeite er unter anderem meist auch an schulisch-beruflichen Themen. Dabei gehe es beispielsweise um Abiturkrisen oder um Schulverweigerung. In dem Zusammenhang spricht er die Notwendigkeit eines Transfers, also die Umsetzung des in den Therapiesitzungen Erfahrenen in den Schul- oder Arbeitsalltag an.

> *„Also so zwischen 16 und ich sag mal 20 oder 21. Da habe ich immer schon so vier bis sieben und da geht es halt auch immer dann um diesen Transfer."* (MU, Z. 7–8)

Weiterhin berichtet er:

> *„Viele Schüler, die jetzt gerade ihr Abi machen und Krisen haben oder viele Schulverweigerer. Da habe ich auch immer mal wieder welche, die vielleicht auch so ein bisschen sozialphobisch sind oder was auch immer dahintersteckt. Da habe ich bestimmt immer so vier bis sieben im Schnitt, würde ich sagen."* (MU, Z. 14–17)

Die Bedeutsamkeit des Handlungsfeldes „Übergangsbegleitung von Jugendlichen zwischen Schule und Beruf" wird von den interviewten TherapeutInnen oft nicht für sich genommen betrachtet, sondern gedanklich mit entwicklungsorientierten Therapiethemen verknüpft.

WR äußert sich hierzu wie folgt:

> *„Ich würde sagen: Ist sehr wichtig, also was genau diese Schwellensituationen ja sind, die oft schwierig sind für Kinder, Jugendliche oder auch junge Erwachsene oder auch später im Erwachsenenalter und es da ja auch ganz viel um die eigene Entwicklung geht. Wer bin ich eigentlich? Wohin will ich eigentlich? Was sind meine Interessen?"* (WR, Z. 8–11)

Entwicklungsorientierte Themen, die im Zusammenhang mit der psychotherapeutischen Übergangsbegleitung zwischen Schule und Beruf genannt werden, sind beispielsweise die *„Ablösung vom Elternhaus"* (vgl. WR, Z. 19; RN, Z. 26–27), die *„Identitätsentwicklung"* (vgl. WR, Z. 10; NJ, Z. 88) und die *„Autonomieentwicklung"* (vgl. RN, Z. 26–27; NJ, Z. 87–88). Zudem gehe es in dieser Zeit auch um eine Neudefinition von Freundschaften (vgl. besonders NJ, Z. 90–91).

WR führt in Bezug auf den Entwicklungsschritt „Erwachsenwerden" aus:

> *„Das ist ja dann auch so ein Gesamtpaket. Das ist nicht nur dieses: Ja, ich fang jetzt, ich gehe aus der Schule und fange an zu arbeiten, sondern ich werde auch ein Stück weit erwachsen, also ich verlasse auch irgendwie dieses sichere Umfeld der Schule und diese Rolle, die ich als Schüler halt habe. Und bin plötzlich erwachsen und muss das irgendwie mit allen Konsequenzen leben."* (WR, Z. 125–129)

7.2 Ursächliche Bedingungen

7.2.1 Der Übergang Schule-Beruf als fragile, verunsichernde Phase

Die Übergangsphase zwischen Schule und Beruf wird von den interviewten AkteurInnen aus unterschiedlichen Gründen als Phase angesehen, in der eine Begleitung im Rahmen der Psychotherapie notwendig ist. Sie wird beispielsweise als eine *„hochfragile Phase"* (MU, Z. 128) oder als eine *„ziemlich kritische Phase"* (MU, Z. 36) bezeichnet. Dies erfordere für Menschen mit psychischen Beeinträchtigungen eine professionelle Begleitung.

WR beschreibt den Übergang Schule-Beruf als eine Phase, in der die Jugendlichen nicht wüssten, was auf sie zukomme, was zur Verunsicherung führe. Die Schule gebe Halt, da sie wie ein Fahrplan strukturiert sei. Der Übergang ins Berufsleben bringe hingegen einen weniger strukturierten Fahrplan mit sich. Man stehe vor der Herausforderung, sich selbständig eine Stelle zu suchen oder sich gegebenenfalls in einem Team zu orientieren. WR führt weiter aus:

> *„Es ist ja so ein bisschen so ein. Man geht ja auch in eine Phase. Oder, wie ich das auch erlebe. Es ist so eine Phase, wo man gar nicht weiß genau. Was kommt auf einen zu? Und mit dieser Unsicherheit aber auch leben zu können. Also auf der einen Seite verlasse ich die Schule, die ja sehr strukturiert ist, wo man ungefähr mittlerweile ja auch weiß, was, was so auf einen zukommt, hat so einen konkreten Fahrplan. Man weiß so ungefähr, wann sind die Prüfungen dran usw., und dann plötzlich ist so eine Unsicherheit. Ich muss mich in einem Team vielleicht neu orientieren. Ich muss mir eine Arbeitsstelle auch suchen. Also auch dieses: Wenn ich mich bewerbe, kann ich auch abgelehnt werden, zurückgewiesen werden und das ist natürlich auch immer wieder gerade bei denen, wo das schon häufiger passiert ist."* (WR, Z. 110–118)

Verbunden mit den Bewerbungen erwähnt sie die Herausforderung, sich für ein bestimmtes Berufsfeld zu entscheiden, was wiederum dazu führe, sich zu fragen, aus welcher Motivation heraus man sich dazu entscheide und ob man genau die Tätigkeit wirklich machen möchte:

> *„Oder will ich das wirklich, was ich da gerade wo ich mich beworben habe? Oder aus welcher Motivation heraus mache ich das?"* (WR, Z. 119–120)

MU beschreibt im folgenden Abschnitt, was für Aufgaben er in der Phase „Übergang Schule-Beruf" bei seinen PatientInnen wahrnimmt. In dem Zusammenhang nennt er die Ablösung vom Elternhaus und die damit einhergehende Übernahme von Verantwortung. Auch er lässt das Verunsichernde in dieser Zeit durchblicken. Er betont, dass es sich dabei um eine *„megagroße Umbruchsphase"* (MU, Z. 132) handele:

> *„Also wer übernimmt Verantwortung? Wieviel? Wann? Also übernehmen die Eltern zu viel oder verstoßen die Eltern vielleicht auch? Wie löst der Patient oder die Patientin sich auch von zuhause ab? Und das ist, glaube ich, auch eine megagroße Umbruchsphase, auch zumindest was die Zuständigkeiten von Verantwortung angeht."* (MU, Z. 129–133)

Das *„Erwachsen werden"* (MU, Z. 133) sowie damit einhergehende Schritte in Richtung Verselbständigung, welche häufig zu Verunsicherung führen, wird auch in anderen Interviews als Herausforderung dieser Phase genannt. WR meint hierzu:

> *„Aber auch diese, ja wirklich diese Unsicherheit. Was kommt denn da auf mich zu? Und auch dieses: Will ich diesen Schritt des Erwachsenwerdens schon gehen? Also will*

ich wirklich dann selbständig sein, für mich selbst denken? Und auch alles andere, was das so mit sich bringt, dann für mich selbst regeln?" (WR, Z. 120–122)

Weitere interviewte TherapeutInnen nehmen wahr, dass es Jugendliche verunsichere, anstehende Aufgaben rund um das „Erwachsen werden" zu meistern.

TW führt dazu aus, dass sich viele Jugendliche in dieser Zeit überfordert fühlten. Sie denkt dabei auch an ihre eigene Übergangszeit zwischen Schule und Beruf und gibt an, dass sie sich zu der Zeit noch wie ein Kind, also mit den anstehenden Aufgaben des Erwachsenwerdens überfordert, gefühlt habe, wie sie mit folgenden Worten ausführt:

„Und dann auch so diese Entwicklungsphasen. Übergang Beruf heißt ja auch wirklich: Jetzt bin ich erwachsen. Wenn man studiert, zieht sich das. (TW, Z. 178–181) *(...) Da war ich noch ein Kind. Das war noch gar nicht die Zeit und alles. Da fühlen sich vielleicht viele Patienten überfordert. Und das ist vielleicht so, so eine Überlegung, die ich da mit hinein nehme."* (TW, Z. 183–185)

Im Zusammenhang mit dem Erwachsenwerden werden vielfach die Bereiche *„alleine Wohnen"* (TW, Z. 124), und *„alleine für mich sorgen"* (vgl. TW, Z. 125) als neue Herausforderungen genannt. NJ äußert sich hierzu wie folgt:

„Parallel auch noch, was ich jetzt bei meinen Jugendlichen, die ich in dieser Phase habe, parallel natürlich mit diesem Loslösungsprozess von den Eltern. Was jetzt bei denen, die ich in Therapie habe, zusätzlich noch ein Stressfaktor ist, dieses ‚weil dann muss ich ausziehen' und ‚oh je, es ist so viel alles auf einmal' und diese ganzen Entwicklungsaufgaben." (NJ, Z. 28–32)

Auch TW berichtet, dass Jugendliche häufig das Gefühl hätten, noch nicht alleine wohnen und alleine für sich sorgen zu können. Dies stehe einer selbstbewussten Gestaltung des Übergangs Schule-Beruf häufig entgegen.

„Dann verdiene ich mein Geld und es ist oft so, ich kann nicht alleine wohnen. Dann hängt da so viel dran. Ich kann nicht allein für mich sorgen." (TW, Z. 124–125)

Die Herausforderung, allein zu wohnen, stelle sich u. a. häufig beim Eintritt in das Studium, mit dem eine deutliche Verunsicherung einhergehe.

NJ reflektiert dazu:

„Genau, wenn ich vielleicht den Studienplatz nicht hier in der Nähe bekomme, dann muss ich ausziehen, was natürlich auf der einen Seite irgendwie sein muss und natürlich auch Freiheiten gibt, aber für viele habe ich das Gefühl auch. Oh Gott, das ist so groß und so viel auf einmal und ich bin doch eigentlich noch gar nicht so alt. Ich fühle mich dem noch nicht gewachsen." (NJ, Z. 36–40)

Was für Aufgaben konkret mit dem Übergang Schule-Beruf einhergehen, beschreibt TW in den folgenden Abschnitten. Dabei führt sie treffend aus, welche

Art von Verunsicherungen und Ängste mit diesen anstehenden Aufgaben einhergehen können:

> *„Dann muss ich ja selber kochen, dann muss ich ja selber mein Geld verwalten und dann habe ich keinen mehr, und nachher schaffe ich das nicht, dann lande ich auf der Straße. Dann kommen dann so die großen Riesen, die Ängste, die noch gar nicht relevant sind. Die Angst wird in die Zukunft projiziert. Die Angst, die jetzt da ist, wird in die Zukunft projiziert.“* (TW, Z. 125–128)

Weiterhin begründet sie:

> *„weil es ist ja auch eine wahnsinnig aufregende Zeit. Wir haben gerade Liebeskummer oder ganz andere Sachen im Kopf und dann soll man sich auch noch um einen Studienplatz oder einen Lehr- also Ausbildungsplatz kümmern. Das sind ja viele verschiedene Anforderungen.“* (TW, Z. 293–296)

Insgesamt lässt sich festhalten, dass die interviewten PsychotherapeutInnen den Übergang Schule-Beruf bei ihren PatientInnen als Zeit der Verunsicherung und als fragile Phase wahrnehmen, die nicht nur mit anstehenden Entwicklungsaufgaben einhergeht, sondern auch mit Änderungen des einstigen vertrauten und sicheren Tagesablaufs, welcher bislang stark durch die Schule reglementiert war.

7.2.2 Der Übergang Schule-Beruf als Herausforderung bei einer psychischen Beeinträchtigung

Die interviewten Kinder- und JugendlichenpsychotherapeutInnen halten die Übergangsbegleitung ihrer PatientInnen für notwendig, da sie in ihrem Praxisalltag erleben, dass die Übergangszeit zwischen Schule und Beruf für Jugendliche und junge Erwachsene, die unter einer psychischen Beeinträchtigung leiden, schwer zu bewältigen ist. Die hierfür zugrundeliegenden Ursachen werden im vorliegenden Unterkapitel ausgeführt.

Der Übergang Schule-Beruf wird vor allem deswegen als ein zentrales Thema in der Psychotherapie von Jugendlichen und jungen Erwachsenen wahrgenommen wird, da er aufgrund der psychischen Labilität der PatientInnen zu Schwierigkeiten führe, wie sich zum Beispiel im folgenden Interviewausschnitt der Psychotherapeutin WR zeigt:

> *„Und das ja auch was ist, was sehr defizitär ist, im, bei Menschen, die vielleicht psychisch eher depressiv sind oder anders psychisch belastet sind. Also würde ich sagen: Es ist schon ein zentrales Thema, tatsächlich häufig dann auch bei den Verläufen.“* (WR, Z. 11–14)

Auch RN betont, dass die Übergangszeit zwischen Schule und Beruf für Menschen, die psychisch belastet sind, eine problematische Phase darstelle. Jugendliche und junge Erwachsene hätten aufgrund ihrer psychischen Symptomatik bei der Bewältigung des Übergangs von der Schule in den Beruf vielfach Schwierigkeiten, so dass die Übergangsbewältigung häufig zu einem Therapiethema werde.

RN führt dazu aus:

> *„Das ist ein ziemlich wichtiger Bereich, weil ich arbeite schon sehr viel. Ich sag mal von der Altersspanne, die ist bei mir sehr breit gesteckt. Also der jüngste Patient ist vier und der älteste ist 21, aber es ist schon so, dass ein Schwerpunkt von mir vor allem in der Arbeit mit Jugendlichen und jungen Erwachsenen quasi ist (...), und das ist ja etwas, was gerade mit Jugendlichen, die ja psychisch labil oder da sag ich mal mit einer gewissen Problematik aufgestellt sind, dass das oft ein schwieriger Bereich dann auch ist. Und deshalb ist es bei mir relativ häufig ein Thema."* (RN, Z. 23–30)

Darüber hinaus zeigt die Interviewanalyse, dass psychische Beeinträchtigungen die berufliche Orientierung je nach Störungsbild an unterschiedlichen Stellen beeinflussen. Die damit verbundenen Schwierigkeiten werden in den Interviews anhand von Diagnosen und den damit verbundenen Beeinträchtigungen beschrieben.

So können zum Beispiel Ängste unterschiedlicher Form dazu beitragen, dass bestimmte Aufgaben in der Übergangszeit zwischen Schule und Beruf vermieden werden. In mehreren Interviews werden Leistungsängste und soziale Ängste als besonders hinderlich bei der Bewältigung des Übergangs zwischen Schule und Beruf beschrieben. Soziale Ängste zeichnen sich u. a. durch die Angst vor negativer Bewertung durch andere aus. Dies führe häufig zu einem gehemmten Verhalten oder zu Vermeidungsverhalten. So werde es beispielsweise vermieden, bei einer Praktikumsstelle anzurufen oder ein Bewerbungsgespräch wahrzunehmen. Leistungsängste führen hingegen zu einem hohen Leistungsdruck bei Prüfungen und Vorstellungsgesprächen, verbunden mit der Sorge, im Beruf zu versagen.

OC führt dazu aus:

> *„Für welche mit Leistungsängsten, die dann genauso viel Angst haben, im Beruf zu versagen, wie in der Schule auch, ja, ist es genauso. Aber bei sozial Ängstlichen, denke ich mal, ist dieser Schritt noch größer, weil dann eben immer wieder diese Angst ist: Wie werde ich bewertet? Ich kann mich gar nicht so bewegen, wie ich eigentlich wirklich bin, weil ich diese Angst habe."* (OC, Z. 143–147)

Bei diesen Patienten nennt sie auch die Angst, zu versagen oder abgewertet zu werden, als ein bedeutendes Thema, das oft in den Therapiesitzungen angesprochen wird:

> *„Ich versage. Ich schaffe das nicht. Ich bin nicht belastbar genug. Was ist, wenn ich den Anforderungen nicht gerecht werden kann? Wenn ich da auf einmal Angst habe? Wenn ich da irgendwie komisch angesprochen werde oder mich jemand anspricht auf, auf meine Optik oder dass ich vielleicht die Haare nicht richtig schneide oder so? Wenn ich da abgewertet werde, wie gehe ich dann damit um?"* (OC, Z. 69–73)

Auch DY spricht über die Angst ihrer PatientInnen zu versagen. Dies führe unter anderem dazu, beim Übergang Schule-Beruf inaktiv zu sein und ein gewisses Vermeidungsverhalten an den Tag zu legen, wie sie im Folgenden beschreibt:

> *„Ich darf nichts falsch machen, und bevor ich etwas falsch mache, mache ich es lieber gar nicht. Also so eine Versagensangst, die dazu führt, überhaupt gar nicht erst aktiv zu werden und zu denken: Das schaffe ich nicht."* (DY, Z. 121–123)

Bei Menschen, die sich in depressiven Episoden befinden, stehe hingegen eine Verminderung des Antriebs im Vordergrund der Problematik. Zudem falle die Eigenmotivation schwer. Anstehende Aufgaben würden aufgeschoben oder blieben unerledigt. Eine depressive Gefühlslage erschwere einen selbstbewussten Umgang mit Herausforderungen, die mit dem Übergang einhergehen. Zudem sei es während einer Depression nicht immer möglich, schulischen und beruflichen Aufgaben gerecht zu werden (vgl. GY, Z. 8–11).

Auch DY weist darauf hin, dass es Menschen in depressiven Episoden schwerfalle, sich zu motivieren:

> *„So gerade bei diesen Themen kommt das, finde ich, häufig nochmal vor, bei Depressionen, bei Patientinnen und Patienten mit Depressionen, auch, wenn es überhaupt erstmal schwierig ist, sich zu motivieren, sich auf die Suche zu machen, sich zu bewerben, ne, solche Dinge."* (DY, Z. 31–34)

Auch MU formuliert einen Zusammenhang zwischen depressiven Symptomen und schulischen und beruflichen Problemen. Häufig sei es eine Herausforderung, die Schule bei bestehender depressiver Symptomatik zu meistern. Zudem erlebe er bei depressiven Patienten eine eingeschränkte Perspektivplanung. Vielen falle es schwer, ihren Platz im Leben und damit ihren Platz im Beruf zu finden:

> *„Auf jeden Fall depressive Symptome. Sehr starkes selbstverletzendes Verhalten und dann ging es dann drum eben. Wie schaffen die die Schule? Schaffen die die Schule überhaupt? Wie geht es weiter? Wo können wir die anbinden? Wie finden die irgendwie ihren Platz im Leben und ihren Platz im Beruf? Und das, finde ich, ist eine ziemlich kritische Phase bei denen gewesen."* (MU, Z. 32–36)

DN führt in Bezug auf Selbstzweifel, Ängste und Depressionen und die Bewältigung des Übergangs zwischen Schule und Beruf zusammenfassend aus:

> *„Ist es ein Mangel an Kompetenzen oder Ressourcen oder vielleicht auch Leistungsprofil, wenn ich in eine bestimmte Richtung möchte? Oder hemmen mich eigentlich nur meine Selbstzweifel, Ängste, Unsicherheiten oder, wenn wir jetzt jemand mit Depression haben, irgendwie der Antrieb und überhaupt positiv das Selbstbild positiv über mich selbst zu denken, und ich glaube von daher ist es schon auch immer mit dem verbunden, was wir tun."* (DN, Z. 38–43)

DN erlebt das Vorhandensein von Ängsten, Selbstzweifeln und depressiven Verstimmungen als hinderlich im schulisch-beruflichen Übergang, bei dem es auch vonnöten ist, Ziele zu entwickeln und zu erreichen. Sie beleuchtet zudem den Aspekt, dass aufgrund der psychischen Beeinträchtigung gegebenenfalls ein Mangel an nicht erlernten Kompetenzen oder Ressourcen vorliege. Darüber hinaus nennt sie das Zusammenspiel von psychischen Beeinträchtigungen und einem damit einhergehenden fragilen Selbstbild.

Neben den Jugendlichen, welche unter einer Angststörung oder einer depressiven Störung leiden, wird auch eine andere, mit ADHS oder Störung des Sozialverhaltens assoziierte Patientengruppe genannt. Diese weise eine Symptomatik auf, welche im Übergang Schule-Beruf zu ganz anderen Problemen unterschiedlicher Art führe.

GY führt dazu aus:

> „*Die anderen, die haben eher das andere das von außen nicht gelernt so mit diesen Regelmäßigkeiten und den Strukturen einfach nicht.*“ (GY, Z. 247–248)

Den Patienten mit einem ADHS mangele es an Strukturen, zum Beispiel pünktlich aufzustehen oder regelmäßig anwesend zu sein. GY berichtet weiterhin:

> „*Also da fehlt es einfach noch so an grundlegenden Dingen. Sei es entweder so ganz formale Dinge wie: Ich muss pünktlich aufstehen sowie ich muss pünktlich zur Schule gehen. Muss, muss ich auch regelmäßig in die Lehrstelle gehen? Also solche Dinge erstmal. Aber, dass viele auch so überfordert damit sind.*“ (GY, Z. 229–232)

Ein Defizit in Bezug auf die Einhaltung strukturierter Abläufe, wie es häufig bei der Diagnose ADHS vorkomme, wird auch von DY als hinderlich beim Übergang Schule-Beruf beschrieben. Sie führt im Interview aus:

> „*Ich habe das häufig bei Patienten, wenn ich mich jetzt zurückerinnere, die mit einer ADHS-Diagnose hier sind oder zumindest Schwierigkeiten haben, was so die Struktur angeht. Also selber Struktur finden und sich zu organisieren: Was kommt danach? Dass da das häufig Thema war tatsächlich.*“ (DY, Z. 22–25)

Auch BT erkennt anhand seiner Erfahrungen mit Patienten ein Zusammenspiel von diagnostiziertem ADHS und Problemen im Übergang Schule-Beruf. Auch er führt aus, dass es den Menschen, die unter einem ADHS leiden, schwerfalle, ihr Leben zu strukturieren, was sich beispielsweise daran zeige, dass sie häufig zu spät kämen. Hierzu sagt er:

> „*Gerade ADHSler wenden sich häufig an mich, wenn sie schon so 16/17 sind und gar keine Therapie gemacht haben. Und ich habe jetzt gerade eine Frau ins Abitur begleitet. Die sagte mir noch. Sie kommt immer pünktlich und trotzdem zu spät. Die fährt auf den Parkplatz und sitzt dann am Handy, bis es doch schon zwei Minuten*

nach ist. Strategien halt zu entwickeln, wie man das Leben strukturieren kann.“ (BT, Z. 32–37)

NJ weist darauf hin, dass ein Teil ihrer PatientInnen aufgrund einer zu hohen Belastung nur unregelmäßig oder gar nicht mehr zur Schule gehe. Dieses Verhalten, welches kurzfristig als der einfachere Weg wahrgenommen werde, habe für die Betroffenen schwerwiegende Folgen, zum Beispiel, dass die Schule verlassen werden müsse oder dass das Schulamt ein Bußgeldbescheid schicke. Sie führt aus:

> „*Eigentlich weiß ich ja. Ich muss zur Schule gehen, damit. Aber es fällt mir so schwer. Aber es ist halt so viel einfacher jetzt gerade. Das ist der einfachere Weg jetzt gerade, nicht zur Schule zu gehen. Wo so ein bisschen ja diese Diskrepanz zwischen: Eigentlich weiß ich es. Aber es ist zu schwer zur Schule zu gehen. Gerade die jetzt auch, wo es darum geht, die jetzt auch jetzt nicht schafft das Jahr. Sie kann, sie muss die Schule verlassen, weil sie schon zweimal sitzengeblieben ist.*“ (NJ, Z. 71–76)

Weiterhin zeigt sie diesbezüglich auf:

> „*Auch von Arnsberg der Brief mit dem Bußgeld und den Sozialstunden, Lehrer machen Druck. Eltern machen Druck, dass man nicht auch quasi da reinfällt in diese Schiene.*“ (NJ, Z. 302–303)

Auch DY äußert sich zu den Problemen von Menschen mit ADHS beim Übergang Schule-Beruf. Sie erlebt bei ihren Patienten mit ADHS das Einhalten von Vorgaben als besonders schwer. So werde zum Beispiel das Einhalten von Fristen sowie das Abarbeiten und Besorgen von relevanten Unterlagen nur unzureichend erledigt.

> „*Da geht es wirklich darum. Bis wann muss ich mich bewerben? Was brauche ich für Unterlagen? Zu welchen Ämtern muss ich gehen, wenn ich eine beglaubigte Kopie meines Zeugnisses brauche?*“ (DY, Z. 43–46)

Weiterhin führt sie aus, dass sie bei Patienten mit ADHS mehr wie in einem „Coaching“ (DY, Z. 31) gearbeitet habe:

> „*Bei den ADHSlern ist das auch so. Da habe ich mal einen Patienten gehabt, mit dem habe ich echt so tatsächlich. Das war mehr Coaching. Such doch mal raus. Was gibt es für Studiengänge? Der studiert jetzt tatsächlich Jura.*“ (DY, Z. 35–37)

7.3 Räumliche, zeitliche und strukturelle Kontextbedingungen der Übergangsbegleitung im Rahmen der Psychotherapie

Im Folgenden werden die Ergebnisse, welche dem Bereich Kontext zugeordnet wurden, aufgezeigt. Das Selbstverständnis professionellen Handelns der PsychotherapeutInnen bei der Übergangsbegleitung ihrer PatientInnen zwischen Schule und Beruf wird maßgeblich von den von ihnen wahrgenommenen räumlichen, zeitlichen und strukturellen Kontextbedingungen beeinflusst.

7.3.1 Eine durch die Krankenkasse finanzierte Heilbehandlung

Die Verpflichtung zur Behandlung von krankheitswertigen psychischen Störungen stellt eine Kontextbedingung des PsychotherapeutInnenberufs dar, welche in den Interviews mehrfach genannt wird. Diese Verpflichtung zeigt sich dahingehend den gesetzlichen und privaten Krankenkassen gegenüber eine diagnostizierte psychische Störung von Krankheitswert mitzuteilen. Die Übergangsbegleitung von Jugendlichen zwischen Schule und Beruf findet entsprechend im Rahmen einer Heilbehandlung statt. Auf Grundlage der Analyse der Gesprächsdaten wurde die Kategorie „Behandlung einer krankheitswertigen psychischen Störung" gebildet und im Kodierparadigma den Kontextbedingungen zugeordnet.

Eine der interviewten PsychotherapeutInnen meint hierzu:

> *„Und ich finde immer, zurückmelden, dass eigentlich ja irgendwie die Behandlung der psychischen Störung der Hauptfokus der Psychotherapie ist, dass das ja aber ein wichtiger Bereich davon sein kann, der zur Stabilisierung beiträgt, und das würde ich sehr transparent, glaube ich, besprechen."* (DN, Z. 247–250)

Auch im folgenden Beispiel wird die psychotherapeutische Arbeit mit Jugendlichen zwischen Schule und Beruf in den Kontext der Behandlung eines krankheitswertigen Störungsbildes gestellt:

> *„Oder es kommen mal Praktika, so um Selbstzweifel auch. Aber wenn es dann wirklich darum geht, ist es ja eine Frage dessen. Habe ich gerade in dem Moment Kontakt? Und inwiefern wirkt sich vielleicht auch ein Störungsbild darauf aus?"* (DN, Z. 34–36)

Direkt verbunden mit dem Auftrag der Behandlung einer krankheitswertigen psychischen Störung ist die Finanzierung der Psychotherapie durch Krankenkassen. Diese Thematik wird in den Interviews vielfach angesprochen und nach der Interviewanalyse in der Kontextkategorie „Gebundenheit an Krankenkassen" zusammengefasst.

MU führt diesbezüglich aus:

> *„Ich kann hier vielleicht mal Korrekturlesen, ja, aber das ist dann auch ziemlich teures Korrekturlesen dann für die Krankenkasse irgendwie."* (MU, Z. 299–300)

Auch DN beruft sich auf die Finanzierung der Psychotherapie durch die Krankenkassen und gibt zu bedenken, dass die Krankenkassen zwar Heilbehandlungen, nicht aber pädagogische Interventionen, finanzieren. Sie stellt in dem Zusammenhang fest, dass es einen *„gewissen Rahmen"* (DN, Z. 364) gebe, pädagogische

Themen zu besprechen, sofern diese dazu beitragen, dass die Patientin oder der Patient gesund werde. Allein die Reflexion und damit die Begründung des beruflichen Handelns entscheiden vielfach darüber, ob das, was im Therapieraum stattfindet, als Heilbehandlung gilt und damit von den Krankenkassen finanziert werden kann oder nicht.

> *„Allein der Krankenkasse gegenüber ist ja die Frage: Was ist noch Heilbehandlung? Und was ist Pädagogik? Aber einen gewissen Rahmen haben wir ja auch, das zu besprechen und zu entscheiden, und es gehört ja einfach auch zur Gesundung dazu."* (DN, Z. 362–365)

Es wurde dementsprechend auf Grundlage der Interviewanalyse im Rahmen des axialen Kodierens die Kategorie „Heilbehandlung" gebildet und dem Bereich „Kontext" zugeordnet.

7.3.2 Gebundenheit an Praxisräume

Die Analyse der Gesprächsdaten zeigt weiterhin, dass die räumliche Gebundenheit an Praxisräume eine Kontextbedingung darstellt, die sich auf das berufliche Handeln auswirkt. Dementsprechend wurde die Kategorie „Gebundenheit an Praxisräume" gebildet. Psychotherapie findet vorrangig in den Räumlichkeiten der Praxis statt. Eine Abrechnungsmöglichkeit für Therapiestunden außerhalb der Praxisräume existiert nur in begründeten Ausnahmefällen und bei Expositionen.

DY zeigt auf, dass sie es begrüßen würde, mit ihren PatientInnen auch außerhalb der Praxisräume arbeiten zu können. Zum Beispiel würde sie gerne mit ihren PatientInnen zur Berufsberatung gehen. Die Gebundenheit an die Praxisräume erlebt sie zwar als Begrenzung, habe diese Grenze aber akzeptiert und mit der Zeit verinnerlicht, dass Psychotherapie in den Praxisräumen stattfindet:

> *„Aber natürlich nur alles hier innerhalb der Räumlichkeiten. Also das ist absolut. Ich habe es so verinnerlicht."* (DY, Z. 156–157)

Weiterhin führt sie aus:

> *„Die Grenzen sind ja alleine, dass wir nicht mit denen, dass wir jetzt nicht sagen können, komm, wir gehen mal zusammen zur Berufsberatung. Das wäre ja schon was. Da würde ich manche gerne an die Hand nehmen und sagen: Komm, wir gehen da jetzt zusammen hin, ne."* (DY, Z. 148–150)

Auch OC äußerst sich in Bezug auf die Gebundenheit an die Praxisräume, indem sie ganz deutlich zu verstehen gibt, dass sie nur innerhalb der Räumlichkeiten tätig werden kann: *„Weil ich sitze ja in meiner Praxis"* (OC, Z. 180). Sie führt aus, dass sie Aufgaben der Übergangsbegleitung, welche ausschließlich außerhalb der Praxisräume stattfinden können und eher in den „alltagsnahen" Bereich fallen, an andere zuständige AkteurInnen, etwa an ErzieherInnen oder SozialpädagogInnen, weitergebe. In dem Zusammenhang bespreche sie sich mit den Akteuren:

> *„Ich könnte dann ja mit der Erzieherin oder Sozialpädagogin, die da für die Jugendlichen zuständig ist, zusammen gucken, was es vielleicht noch so für behördliche Dinge zu erledigen gibt. Ist ja vielleicht auch Bewerbungen oder so. Da können die ja vielleicht auch zwischendurch bei helfen, dass man solche Sachen mit denen bespricht. Weil das ja eben auch alltagsnah ist. Weil ich sitze ja in meiner Praxis."* (OC, Z. 176–180)

7.3.3 Begrenztes Zeitkontingent

Als weiteres prägendes Kontextkriterium des PsychotherapeutInnenberufs wird die Beschränkung einer Therapiesitzung auf 50 Minuten, einmal pro Woche sowie die Beantragung und notwendige Bewilligung eines begrenzten Stundenkontingents durch die Krankenkassen genannt. Entsprechend wurde die Kategorie „begrenztes Stundenkontingent bei 50-minütigen Therapiestunden" gebildet und dem Bereich „Kontext" zugeordnet.

DY zeigt dazu auf:

> *„Da sind uns ja wirklich die Hände gebunden, dass es nur 50 Minuten einmal in der Woche sind, dass es keine Abrechnungsmöglichkeiten gibt."* (DY, Z. 151–152)

Auch von MU wird die zeitliche Begrenzung der Psychotherapiestunde auf 50 Minuten aufgezeigt. Aus diesem Grund händige er bei Klinikaufenthalten seiner PatientInnen Kurzbriefe an die Mitarbeiter der Klinik aus, in denen er darum bitte, *„sozialarbeiterische Themen"* (MU, Z. 57) auf den Weg zu bringen.

> *„Das sind Sachen, die kann ich hier in 50 Minuten nicht so gut machen, dass ich, dass ich dann irgendwie einen Kurzbrief mitgebe, wo ich auch reinschreibe: Bitte bringen Sie sozialarbeiterische Themen auf den Weg."* (MU, Z. 51–53)

Die Kategorie „Begrenztes Stundenkontingent bei 50-minütigen Therapieeinheiten" impliziert auch die Beschränkung des Stundenkontingents durch die Krankenkassen. Damit einher geht der Auftrag der Krankenkassen, dass innerhalb dieses Zeitrahmens das Störungsbild behandelt wird. Die Übergangsbegleitung der psychisch beeinträchtigten Jugendlichen zwischen Schule und Beruf ist damit kein Element, was klassisch innerhalb dieses Zeitrahmens angedacht ist. Dennoch kann es bei guter Begründung seinen Platz im Behandlungsplan finden.

DN äußert sich dazu wie folgt:

> *„Da kommen ja Kinder und Jugendliche und man stellt einen Antrag und weiß ich nicht 25 oder 65. Je nachdem, wie viele Stunden Psychotherapie mit einem sehr umschriebenen eingegrenzten Auftrag, der sich ja erstmal auf das Störungsbild bezieht, so dass das kein Element ist, was klassisch oder extra ausgewiesen in der Behand-*

lungsplanung steht. Ich finde aber, dass man es nicht ausklammern kann." (DN, Z. 26–31)

An anderer Stelle gibt sie an, dass sie durch das begrenzte Stundenkontingent Druck verspüre, innerhalb der vorgegebenen Zeit die wichtigsten Themen zu bearbeiten. Daher priorisiere sie die Themen zusammen mit den PatientInnen nach Wichtigkeit:

> „*In der ambulanten psychotherapeutischen Behandlung, wo ich wirklich ein Stundenkontingent habe, habe ich mehr Druck für mich selber, mich hinzusetzen mit meinen Patienten und zu sagen, nochmal Themen sortieren. Das, das, das und das hat für dich eine Wichtigkeit.*" (DN, Z. 234–237)

7.3.4 Gebundenheit an das erlernte Psychotherapieverfahren

Die Interviewanalyse verdeutlicht darüber hinaus, dass ein weiteres Kontextkriterium des Psychotherapeutenberufs das erlernte Therapieverfahren und die daran gebundene Abrechnungsmöglichkeit bei den Krankenkassen ist. Das berufliche Handeln der Psychotherapeuten wird maßgeblich dadurch beeinflusst, ob eine systemisch, tiefenpsychologisch fundierte, analytisch oder verhaltenstherapeutisch orientierte Therapieausbildung vorliegt. Das erlernte Therapieverfahren prägt die berufliche Identität und ist ein wichtiges internes und externes Unterscheidungsmerkmal zwischen den PsychotherapeutInnen.

Bei WR zeigt sich beispielsweise deutlich, dass die Psychotherapie im Kontext des erlernten Therapieverfahrens durchgeführt wird. Indem sie ausführt, dass es bei ihr nicht „konkret" sei, zeigt die interviewte Psychotherapeutin auf, dass ihre Therapiestunden nicht im verhaltenstherapeutischen Kontext, innerhalb dessen eine strukturierte, konkretere Vorgehensweise gefragt ist, sondern im tiefenpsychologischen Kontext zu betrachten sind:

> „*Ich bin ja tiefenpsychologisch fundierte Psychotherapeutin. Also, so richtig konkret ist das eher nicht. Ich würde schon versuchen, wenn sich das ergibt, mit dem Patienten gemeinsam anzugucken: Warum bin ich denn überhaupt erstmal auf diesen Beruf gekommen? Warum habe ich mich im Vorfeld dafür entschieden? Und zu gucken, was sind denn jetzt wirklich die Barrieren? Was hindert mich denn?*" (WR, Z. 48–52)

In einem anderen Interviewausschnitt von NJ wird deutlich, dass diese ihr professionelles Handeln in einem verhaltenstherapeutischen Kontext verortet:

> „*Würde ich schon auch gucken, auf der einen Seite so handlungsbasiert, klingt so schön kognitiv verhaltenstherapeutisch. Also auf der einen Seite handlungsbasiert, um zu gucken: Habe ich irgendwo Freiräume für mich? Selbstfürsorglich gucken: Kann ich irgendwie mir was Gutes tun?*" (NJ, Z. 97–100)

Auch bei BT wird deutlich, dass er sein professionelles Handeln am von ihm erlernten Therapieverfahren, der Verhaltenstherapie, ausrichtet. Er gibt an, mit seinen PatientInnen „sehr konkret“, „im Hier und Jetzt“ zu arbeiten, was er kontextuell mit der Verhaltenstherapie in Verbindung bringt.

> *„Ich bin sehr konkret. Also sehr im Hier und Jetzt. Also, ja, ich bin Verhaltenstherapeut. Das heißt, ich gucke schon, was gibt es im Hier und Jetzt zu machen und was sind auslösende und aufrechterhaltende Faktoren der Problematiken?“* (BT, Z. 92–94)

7.4 Handlungsleitende intervenierende Bedingungen

7.4.1 Reflexion über den Wissensbestand zum Thema Übergangsbegleitung

Dieses Kapitel legt die Forschungsergebnisse zur Reflexion der AkteurInnen über den eigenen Wissensbestand zum Thema „Übergangsbegleitung von Jugendlichen zwischen Schule und Beruf“ dar. Die Reflexion der AkteurInnen über ihren Wissensbestand hinsichtlich der Übergangsbegleitung ist eine entscheidende intervenierende Bedingung dafür, ob die jeweilige Aufgabe der Übergangbegleitung im Rahmen der Psychotherapie angenommen, abgelehnt oder ob das Netzwerk zu Rate gezogen wird.

Die Kategorie „Reflexion über den Wissensbestand“ wurde gebildet, da in zahlreichen Interviewausschnitten deutlich wurde, dass die PsychotherapeutInnen den Handlungsanspruch bei Aufgaben der Übergangsbegleitung unter anderem daran festmachen, ob sie über genügend Wissen in Bezug auf die konkrete Aufgabe verfügen. Die PsychotherapeutInnen reflektieren ihren Wissensbestand zur speziellen Aufgabe der Übergangsbegleitung und nehmen die Aufgabe eher an, wenn sie selbst den Eindruck haben, über ausreichend Wissen in dem Bereich zu verfügen. Wenn sie die Vorstellung haben, dass die Aufgabe ihre Kompetenzen übersteigt, lehnen sie die Handlung ab oder delegieren Aufgaben beispielsweise an Berufsberater, Psychiater oder Sozialpädagogen. Bei einem wahrgenommenen mittelmäßigen Wissensbestand wird häufig das Netzwerk zu Rate gezogen. Es erfolgt also eine Reflexion über die eigenen Kompetenzen und das eigene Wissen und eine darauffolgende Entscheidung bzgl. weiterer Handlungsschritte. Modelltheoretisch lassen sich die Aussagen der Interviewanalyse diesbezüglich auf folgende Erkenntnisse reduzieren:

Je weitreichender die Kinder- und JugendlichenpsychotherapeutInnen in den Selbstreflexionen ihren Wissensbestand zum Thema „Übergangsbegleitung von Jugendlichen zwischen Schule und Beruf“ einschätzen, desto eher nehmen sie Aufgaben der Übergangsbegleitung im Rahmen der Psychotherapie an. Andererseits lässt sich feststellen:

Je geringer die Kinder- und JugendlichenpsychotherapeutInnen in den Selbstreflexionen ihren Wissensbestand zum Thema „Übergangsbegleitung von Jugendlichen zwischen Schule und Beruf" einschätzen, desto eher lehnen sie Aufgaben der Übergangsbegleitung ab oder delegieren die Aufgaben an andere AkteurInnen und Institutionen.

Im Folgenden werden Interviewbeispiele aufgezeigt, in denen nach der Selbstreflexion des jeweiligen Akteurs oder der jeweiligen Akteurin die Vorstellung besteht, dass die Aufgabe der Übergangsbegleitung den eigenen Wissensbestand übersteigt, so dass auf andere Institutionen verwiesen wird.

WR findet zum Beispiel, dass es sinnvoll sein kann, einen auf Berufswahl spezialisierten Coach parallel zur Psychotherapie aufzusuchen, wenn das Thema „Übergangsbegleitung" zu einem zentralen Thema werde. Sie führt aus, dass der Coach nochmal auf „*verschiedene Methodik*" (WR, Z. 196) zurückgreifen und das Thema „*auf den Punkt bringen*" (WR, Z. 197) könne, so dass sie nach erfolgter Selbstreflexion vermutlich davon ausgeht, eben nicht über diese Kompetenzen bzw. über das dazu erforderliche Wissen zu verfügen. Zudem hält sie es für gewinnbringend, auf Stellen zu verweisen, die sich damit auskennen, wenn diese Thematik sehr in den Mittelpunkt rückt. Sie äußert sich hierzu wie folgt:

> „*Ich habe eine Patientin, die ist tatsächlich dann nochmal zu so einem Coach gegangen, nochmal zusätzlich, obwohl die bei mir in Therapie auch war, weil sie dachte, der war so spezialisiert auf Berufswahl und hat dann nochmal mit verschiedener Methodik, das war in einem sehr kompakten Seminar, auf den Punkt versucht zu bringen. Also da gibt es bestimmt Möglichkeiten, wo man, wenn der Fokus da wirklich sehr drauf liegen würde, das auch nochmal verstärken könnte. Aber genau in erster Linie auch so Stellen, wo man vielleicht hin verweisen könnte, wenn sich herausstellt, dass das sehr zentral ist jetzt gerade. Das wäre bestimmt nicht verkehrt.*" (WR, Z. 194–201)

Auch OC führt aus, dass bei einigen Aufgaben der Übergangsbegleitung, „*wenn es jetzt so ganz schwierig ist*" (OC, Z. 169), eine begleitende Hilfe vor Ort etabliert werden sollte. Sie meint hierzu:

> „*Was man sonst vielleicht noch machen könnte, ist, also, wenn es jetzt so ganz schwierig ist, da wirklich zu gucken, ob man da noch vielleicht was familienbegleitendes oder so mit in die Familie reinnimmt. Oder für die Jugendlichen junge Erwachsenenhilfe oder so.*" (OC, Z. 168–171)

NJ zieht in Erwägung, sich fehlende Informationen im Berufsinformationszentrum zu holen. Sie führt aus, dass sie sogar gemeinsam mit ihren Patienten das Berufsinformationszentrum oder eine andere Fachstelle besuchen würde, um über weitere berufliche Perspektiven informiert zu werden. In der Therapie könne man sich dann darüber austauschen und eine realistische Lebensplanung initiieren:

„Also demnach weiß ich jetzt gar nicht, ob ich so viel Zeit oder ob ich einfach einpacke und sage: Komm wir gehen da mal hin zum BIZ oder wo auch immer welche Anlaufstellen, und dann gucken wir mal, was da rauskam und schauen mal, dass wir zusammen. Ja, ich glaube realistische Lebensplanungen ist, glaube ich ja wichtig, um die Jugendlichen auch zu schützen vor dieser Frustration irgendwie, glaube ich." (NJ, Z. 156–160)

Im Folgenden werden Interviewbeispiele aufgeführt, bei denen Personen aus dem Netzwerk eingebunden oder zu Rate gezogen werden. In dem Zusammenhang findet entweder ein Austausch oder die Abgabe von Aufgaben zur Übergangsbegleitung statt.

Der folgende Interviewausschnitt aus dem Interview mit OC zeigt sehr gut, dass das Netzwerk, bestehend aus anderen verwandten Berufsgruppen, zu Rate gezogen und bei Aufgaben, welche das Wissen der Psychotherapeutin übersteigen, eingebunden wird:

„Ich könnte dann ja mit der Erzieherin oder Sozialpädagogin, die da für die Jugendlichen zuständig ist, zusammen gucken, was es vielleicht noch so für behördliche Dinge zu erledigen gibt. Ist ja vielleicht auch Bewerbungen oder so. Da können die ja vielleicht auch zwischendurch bei helfen. Dass man solche Sachen mit denen bespricht. Weil das ja eben auch alltagsnah ist." (OC, Z. 176–180)

Auch NJ führt aus, dass sie sich mit anderen Fachgruppen austausche, wenn ihre Expertise nicht ausreiche, um die Thematik allein zu bearbeiten. Sie schätzt die Expertise von SozialarbeiterInnen oder SchulpsychologInnen in Bezug auf die Auswahl an berufsvorbereitenden Maßnahmen größer ein als ihre eigene, so dass sie diese Personen zu Rate zieht und sich mit ihnen austauscht. Sie kommuniziert also mit dem Netzwerk eines Patienten oder einer Patientin, wenn sie feststellt, dass ihr Wissensbestand nicht mehr ausreicht, um ein professionelles Arbeiten im Rahmen der Psychotherapie zu gewährleisten.

„BuS-Klassen, oder Bußgeld, Sozialstunden. Was für Möglichkeiten gibt es da eigentlich? Auch die Zusammenarbeit mit den Sozialarbeitern, Sozialpädagogen und Schulpsychologen ist eigentlich immer als sehr wertvoll, gewinnbringend. Wenn man die mal erreicht in der Schule, finde ich, kann man sich dann auch gut austauschen, weil die natürlich eine größere Expertise haben. Was für Möglichkeiten hat dieser Jugendliche jetzt eigentlich gerade. Zum Beispiel. von einer BuS-Klasse wusste ich, bevor ich diesen einen Jugendlichen (...) hatte, auch noch nicht und dass man sich dann einfach so ein bisschen know how über die Rahmenbedingungen draufschafft." (NJ, Z. 280–287)

Auch GY formuliert, dass sie sich bei Fragen, die über ihr Fachwissen als Kinder- und Jugendlichenpsychotherapeutin hinausgehen, zum Beispiel bei Fragen über berufsvorbereitende oder berufsfördernde Unterstützungsmöglichkeiten mit anderen Berufsgruppen, die sich damit auskennen, in diesem Fall SchulsozialarbeiterInnen, vernetze:

> *„Und dann dahinzugehen so. Auch ist es vielleicht, dass man sagt: Braucht der noch eine andere Unterstützung? Muss der vielleicht in eine BuS-Klasse oder muss der, muss der irgendwas anderes machen? Wie können die den in der Schule unterstützen? Das habe ich dann auch, dass dann der Schulsozialarbeiter zum Beispiel sagt, ok, und wenn er merkt, in der Schule wird es zu schwierig und der kann dann bei mir noch einmal die Woche vorbeikommen und wir klären die schulinternen Dinge und dass man sich da eben einfach so miteinander vernetzt."* (GY, Z. 159–165)

7.4.2 Nutzung von Wissensquellen

Insbesondere InterviewpartnerInnen, die vor der Praxisgründung in Feldern der Übergangsbegleitung von Jugendlichen zwischen Schule und Beruf gearbeitet haben, schildern, dass sie das während der Berufsbiografie erworbene Wissen aktiv in den Psychotherapie-Sitzungen, in denen der Übergang Schule-Beruf thematisiert wird, nutzen und davon profitieren.

Die Kategorie „Nutzung verschiedener Wissensquellen" wurde gebildet, nachdem anhand der Interviewanalyse deutlich wurde, dass Kinder- und JugendlichenpsychotherapeutInnen bei der Übergangsbegleitung ihrer PatientInnen zwischen Schule und Beruf Wissensquellen aus ganz unterschiedlichen Phasen ihrer individuellen Biografie und aus verschiedenen Quellen nutzen.

Die Kategorie „Nutzung verschiedener Wissensquellen" wird im Rahmen des paradigmatischen Modells der Grounded-Theory-Methodologie den „intervenierenden Bedingungen" zugeordnet.

Auf welche Weise sie Wissen aus ihrer früheren Tätigkeit als PädagogIn innerhalb ihrer psychotherapeutischen Tätigkeit aufgreift, berichtet DN sehr anschaulich. Sie stellt heraus, dass sie einen Großteil des Wissens zum Thema „Übergangsbegleitung von Jugendlichen zwischen Schule und Beruf" nicht in der PsychotherapeutInnenausbildung, sondern in der Berufspraxis erworben habe. Dass sie sich zum Beispiel mit berufsvorbereitenden Maßnahmen oder Finanzierungsmöglichkeiten von Ausbildungen auskenne, helfe im Rahmen der Therapie *„Ideen zu generieren"* (DN, Z. 157) und *„Möglichkeiten aufzumachen"* (DN, Z. 158). Zudem würden ihre Fachkenntnisse den PatientInnen Sicherheit geben. Sie berichtet:

> *„Ich würde sagen, dass das ganz viel tatsächlich Praxiserfahrung ist aus zehn Jahren Kinder- und Jugendhilfe. Weil ich ganz viel im Jugendbereich gearbeitet habe und im ambulanten und stationären betreuten Wohnen ab 16, und da war einfach genau das ein Kernthema damals meiner Arbeit als Pädagogin und was auch alle Bereiche beeinflusst hat. Aber was mir unglaublich viel Wissen gegeben hat. Was gibt es*

an Finanzierungsmöglichkeiten? Das habe ich in der Therapeutenausbildung nicht gelernt." (DN, Z. 140–145)

Weiterführend stellt sie fest, dass sie ihr Wissen, zum Beispiel über die Belastbarkeitsfeststellung ihrer PatientInnen, über Rehamaßnahmen, berufsvorbereitende Maßnahmen und über das Einstiegsqualifizierungsjahr nicht in der PsychotherapeutInnenausbildung gelernt habe. Dennoch erlebe sie dieses Wissen für ihre Arbeit als Psychotherapeutin und vor allem für die Jugendlichen, die sie behandelt, als gewinnbringend:

> *„Wie belastbar sind die? So wie in Rehamaßnahmen, in den berufsvorbereitenden Maßnahmen, Einstiegsqualifizierungsjahr. Also all diese Dinge und die Begriffe habe ich nicht in der Therapeutenausbildung gelernt.*
>
> *Ich merke aber, wenn ich über diese Themen spreche mit Jugendlichen und jungen Erwachsenen, dass es für die wichtig ist, wenn ich mit denen spreche, mitzubekommen: Da kennt sich jemand aus und hat irgendwie vielleicht auch noch Ideen*" (DN, Z. 152–156)

Auch RN, die vor ihrer Praxisgründung als Berufsberaterin gearbeitet hat, führt aus:

> *„Ich sage mal von der Arbeit profitiere ich heute.*" (RN, Z. 97)

Auch BT stellt heraus, dass er bei der Übergangsbegleitung von Jugendlichen vor allem Wissen nutze, welches er während der Berufslaufbahn durch *„persönliche Erfahrungen"* (BT, Z. 147) oder in der *„Interaktion"* (BT, Z. 151) erworben habe. Interessant ist in diesem Interview, dass der Interviewpartner herausstellt, dass er in hohem Maße durch die Interaktion mit seinen Patienten und deren Bezugssystem dazulerne, dabei *„immer wieder ein Update machen"* (BT, Z. 152) könne und damit seinen Wissensbestand erweitere.

Er führt aus:

> *„Ich habe den zweiten Bildungsweg besucht. Also vieles, viel von meinem Wissen sind eigene Erfahrungen auch. Also weniger aus Studium oder Therapieausbildung (...). Das sind wirklich persönliche Erfahrungen, und dann halt die Erfahrungen, die bei der Arbeit halt dazugekommen sind. Natürlich. Es ist so eine Interaktion. Ich konnte halt Dinge richtig phasenweise bei einigen richtig anticken, und dann kam von denen was zurück, was ich für mich nutzen konnte. Immer wieder ein Update machen.*" (BT, Z. 146–152)

Ein großer Teil des Wissens, das von PsychotherapeutInnen bei der Begleitung von Jugendlichen im Übergang Schule-Beruf genutzt wird, stammt nach wie vor aus dem in der Psychotherapieausbildung erlernten Therapieverfahren, wobei gleichzeitig eine hohe Identifikation mit diesem Therapieverfahren deutlich wird. Das zeigt sich in zahlreichen Interviewbeispielen, in denen die Kinder- und JugendlichenpsychotherapeutInnen mit dem Vokabular ihres erlernten Psychotherapieverfahrens argumentieren, Interventionen aus dem eigenen Psychotherapieverfahren benennen, sich als VerhaltenstherapeutInnen bezeichnen oder an die Psychotherapieausbildung im jeweiligen Verfahren erinnern. Einige Interviewausschnitte, die dies verdeutlichen, seien hier beispielhaft aufgezeigt. Im folgenden Interviewauszug der Psychotherapeutin NJ wird die starke Identifikation mit dem Wissen aus dem erlernten Therapieverfahren unmittelbar ersichtlich, da die Therapeutin Elemente aus dem von ihr erlernten Therapieverfahren mit *„klingt so schön verhaltenstherapeutisch"* (NJ, Z. 97–98) bezeichnet:

> *„Irgendwie Erhöhung der Symptomatik oder so, würde ich schon auch gucken, auf der einen Seite so handlungsbasiert, klingt so schön kognitiv verhaltenstherapeutisch."* (NJ, Z. 96–98)

Auch DY empfindet Therapieelemente, welche sie den Wissensbereichen des erlernten Therapieverfahrens, der Verhaltenstherapie, zuordnet als hilfreich bei der Übergangsbegleitung von Jugendlichen und jungen Erwachsenen zwischen Schule und Beruf im Rahmen der Psychotherapie. Sie erlebt ihr Wissen zu diesem Feld als ausreichend, was daran deutlich wird, dass sie anmerkt, dass die Übergangsbegleitung zwischen Schule und Beruf mit den üblichen Behandlungstechniken der Verhaltenstherapie vorgenommen werden könne.

> *„Also, ich finde schon, dass gerade so diese, habe ich ja gerade gesagt, Teilearbeit und Verhaltensanalysen, die natürlich klassisch verhaltenstherapeutisch sind, da hilfreich sind. (...). Das kann natürlich. Als VTler kann man das irgendwie auch."* (DY, Z. 177–182)

Auch im Interview mit WR zeigt sich eine starke Identifikation mit dem erlernten Psychotherapieverfahren, da WR betont, dass sie tiefenpsychologisch fundierte Psychotherapeutin sei (vgl. WR, Z. 49). Sie gibt an, ihre Interventionstechniken aus der tiefenpsychologisch fundierten Psychotherapie, welche sie als wenig konkret erlebt, zu nutzen:

> *„Ich bin ja tiefenpsychologisch fundierte Psychotherapeutin. Also. Genau. Also: So richtig konkret ist das eher nicht."* (WR, Z. 48–49)

Eine ähnlich starke Identifikation mit dem eigenen Therapieverfahren und dem dort erlernten Wissen wird bei BT deutlich:

> *„Ich bin Verhaltenstherapeut. Das heißt, ich gucke schon, was gibt es im Hier und Jetzt zu machen und was sind auslösende und aufrechterhaltende Faktoren von Problematiken?"* (BT, Z. 93–94)

In der Psychotherapieausbildung wird vielfältiges Wissen über die Anwendung, Auswertung und Interpretation von Diagnostikverfahren vermittelt. PsychotherapeutInnen setzen ihr Diagnostikwissen bei der Übergangsbegleitung von Jugendlichen zwischen Schule und Beruf vielfältig ein. Als hilfreich erweist sich neben der Persönlichkeitsdiagnostik auch Diagnostikwissen aus dem Bereich Leistungsdiagnostik. Testverfahren der Leistungsdiagnostik liefern beispielsweise Hinweise für die Eignung bzw. die Wahrscheinlichkeit, einen bestimmten Schulabschluss zu erreichen.

DN führt dazu an:

> *„Da würde ich sagen: Doch, das habe ich tatsächlich in der Psychotherapeutenausbildung, was Diagnostik angeht auch Leistungsdiagnostik; das habe ich da gelernt. Das würde ich ganz klar sagen. Und das irgendwie rückmelden zu können und um das auch auf einer realistischen Ebene auch mit Jugendlichen und ihren Eltern irgendwie zu besprechen. Ist jetzt der Hauptschulabschluss das was und wirklich ein guter Hauptschulabschluss, und da ist es auf dem ersten Arbeitsmarkt irgendwie doch deutlich besser als irgendwie qualvoll auf dem Berufskolleg an dem Fachabitur zu scheitern. Da ist es gut, dass ich diese diagnostischen Kompetenzen habe und ein Feedback.“* (DN, Z. 384–391)

Das in der PsychotherapeutInnenausbildung erlernte Wissen wird für die Übergangsbegleitung von psychisch beeinträchtigten Jugendlichen von den interviewten AkteurInnen als unverzichtbar erlebt. Sie führen aus, dass man den besonderen Schwierigkeiten von psychisch beeinträchtigten Jugendlichen im Übergang Schule-Beruf nur mit dem nötigen therapeutischen Hintergrund adäquat begegnen könne. Bei psychisch beeinträchtigten Jugendlichen geht es eben nicht nur um *„ganz praktische Berufsberatung“* (DY, Z. 182).

DY äußert sich dazu wie folgt:

> *„Da hilft natürlich der therapeutische Hintergrund, mit den, mit den Interventionen, die wir irgendwie so im Petto haben.“* (DY, Z. 186–187)

PsychotherapeutInnen greifen bei der Übergangsbegleitung von Jugendlichen zwischen Schule und Beruf selbstverständlich auch auf akademisches Wissen zurück, das sie im Studium oder aus Lehrbüchern erworben haben. Dieses akademische Wissen dient meist als Hintergrundwissen, um die Probleme der Patienten in der Übergangsphase zwischen Schule und Beruf in einen größeren wissenschaftlichen Zusammenhang, beispielsweise in einen entwicklungspsychologischen Zusammenhang, zu bringen.

DY führt dazu aus:

> *„Also vieles ist ja, finde ich, entwicklungspsychologisch zu erklären. Also, was sind normale Krisen, die auch jeder Mensch hat. Ich mache zum Beispiel ganz viel Psychoedukation zu Entwicklungsaufgaben und auch Entwicklungskrisen, die daraus entstehen können.*

Das ist Entwicklungspsychologie, die man eben im Studium gelernt hat, die dann natürlich. Ich schlage das manchmal tatsächlich auch in Lehrbüchern der Therapie irgendwie nochmal nach.“ (DY, Z. 164–168)

Auch GY hält aus dem Studium oder Lehrbüchern stammendes entwicklungspsychologisches Wissen bei der Übergangsbegleitung für hilfreich, wie sie sagt:

„Also ich geh jetzt mal davon aus, dass man seine normalen Kompetenzen als VT-ler eben auch drauf hat, aber eben wirklich nochmal Entwicklungspsychologie.“ (GY, Z. 408–410)

Von Kinder- und JugendlichenpsychotherapeutInnen, die Psychologie studiert haben, werden Kenntnisse aus dem meist verhaltenstherapeutisch orientierten Psychologiestudium genutzt, vor allem dann, wenn sie in der Psychotherapieausbildung ein anderes Therapieverfahren erlernt haben.

WR berichtet, dass sie auf dieses verhaltenstherapeutische Grundwissen zurückgreife:

„Das Studium war ja sehr, recht verhaltenstherapeutisch ausgerichtet würde ich schon sagen, dass es da natürlich so ein Grundwissen gibt, auf das ich zurückgreife, und sowas wie auch den Teufelskreis der Angst mit den Patienten bespreche, gerade in so konkreten Situationen vielleicht, wenn es zum Beispiel am Arbeitsplatz dann auch zu Panikattacken kommt.“ (WR, Z. 65–69)

DN führt hingegen aus, dass das akademische Wissen, welches sie im erziehungswissenschaftlichen Studium erworben habe, als für nur wenig greifbar für ihr praktisches Arbeiten halte:

„Ich fand es an der Uni. Das war sehr wissenschaftlich und auch so ein Überblick natürlich über die Sozialgesetzbücher und Leistungen und wer ist wofür zuständig, aber wenig greifbar.“ (DN, Z. 172–174)

Das flexible Zurückgreifen auf unterschiedliche Wissensquellen, intuitiv je nach PatientInnenbedürfnis, zeigt sich im folgenden Interviewausschnitt. MU beschreibt hier eine mehr oder weniger intuitive Kombination von Wissensquellen. Diese Form von Flexibilität im Umgang mit Wissen erfordert ein hohes Maß an Routine und ermöglicht es, individuell, patientenbezogen zu handeln.

„Ich finde, da kann man so, ich sag mal, tricksen, also Zuteilung. Wer, wer braucht was? Wem, wem hilft was jetzt am besten? Und es ist nicht so, dass man sagt: Der braucht eher was Psychodynamisches, und der braucht was schematherapieorientiertes, und der was klärungsorientiertes, und der klassisch VT: Sondern ich finde: Das kann man, kann man kombinieren.“ (MU, Z. 244–248)

7.4.3 Reflexion über die berufskulturelle Einbettung des jeweiligen Auftrags

Es handelt sich bei der Übergangsbegleitung zwischen Schule und Beruf im Großen und Ganzen um ein Arbeitsfeld, das in der Berufskultur der PsychotherapeutInnen verankert ist. Die Übergangsbegleitung umfasst jedoch sehr unterschiedliche Aufgabenfelder und Patientenaufträge. Welche Aufträge und Aufgabenfelder im Einzelnen angenommen oder abgelehnt werden, hängt unter anderem davon ab, inwieweit sie sich in die psychotherapeutische Berufskultur einbetten lassen. In der gebildeten Kategorie „berufskulturelle Einbettung“ werden jene geteilten Orientierungen, Relevanzen und Werte der AkteurInnen erfasst, die in Bezug auf die Übergangsbegleitung von Jugendlichen im Übergang Schule-Beruf eine Rolle spielen.

Kinder- und JugendlichenpsychotherapeutInnen orientieren sich zunächst daran, ob eine Aufgabe der Übergangsbegleitung zur Gesundung beträgt. Damit ist sie ein Teil der Heilbehandlung. PsychotherapeutInnen sind dazu angehalten, psychische Störungen von Krankheitswert zu behandeln. Dafür stellen die Krankenkassen in der Regel ein gewisses Kontingent an Stunden bereit, welche vergütet werden. Der übergeordnete Auftrag der Linderung einer krankheitswertigen psychischen Störung bildet einen zentralen berufskulturell festgelegten Orientierungsrahmen, an dem sich das Handeln ausrichtet.

Die interviewten PsychotherapeutInnen erleben die Übergangsbegleitung ihrer Patienten zwischen Schule-Beruf im Rahmen der Psychotherapie vor allem dann als berufskulturell gut verankert, wenn eine Unterstützung in diesem Bereich offensichtlich dazu beiträgt, die diagnostizierte psychische Störung zu lindern. In Bezug auf die Relevanz einer Begleitung und Unterstützung von PatientInnen während der Übergangszeit äußert sich DN wie folgt:

> „*Es gehört ja auch zur Gesundung dazu.*“ (DN, Z. 364)

DN führt darüber hinaus aus, dass ein gelungener Übergang zur Stabilisierung beitrage und daher psychotherapeutisch von Nutzen sei (vgl. DN, Z. 248–250). Es zeigt sich an diesem Beispiel, dass eine berufskulturelle Verankerung durch eine gute Begründung von übergangsbezogenen Therapieelementen hergestellt wird.

Anhand der Interviews wird deutlich, dass die PsychotherapeutInnen reflektieren, ob sie einen Zusammenhang zwischen psychischer Beeinträchtigung und Problemen im Übergang Schule-Beruf erkennen können.

Wenn sie einen Zusammenhang sehen und die berufskulturelle Einbettung damit gelingt, wird die Übergangsbegleitung eher angenommen. Wenn kein Zusammenhang erkannt wird und die berufskulturelle Einbettung damit nicht gelingt, wird die Übergangsbegleitung eher abgelehnt.

Im folgenden Interviewauszug wird die berufskulturelle Einbettung des Wirkungsbereichs „Übergangsbegleitung von Jugendlichen zwischen Schule und Beruf" anhand von psychischen Störungsbildern vorgenommen. Die Psychotherapeutin DY zeigt auf, zu welchen Schwierigkeiten es im Zusammenhang mit bestimmten Störungsbildern im Übergang Schule-Beruf kommt:

> *„Bei Angstpatienten habe ich das häufig. Bei Patienten mit Leistungsängsten, die irgendwie Leistungsängste, Zukunftsängste. Bin ich gut genug? So gerade bei diesen Themen kommt das, finde ich, häufig nochmal vor. Bei Depressionen; bei Patientinnen und Patienten mit Depressionen auch, wenn es überhaupt erstmal schwierig ist, sich zu motivieren, sich auf die Suche zu machen, sich zu bewerben. Solche Dinge, und bei den ADHSlern ist das auch so."* (DY, Z. 30–35)

Auch WR und DN lassen erkennen, dass sie die Übergangsbegleitung zwischen Schule und Beruf im Rahmen der Psychotherapie dann als relevant betrachten, wenn ein Zusammenhang zwischen psychischer Beeinträchtigung und Problemen im Übergang erkennbar ist (vgl. WR, Z. 12–15; DN, Z. 40–43).

Als weitere Erkenntnis der Interviewanalyse lässt sich festhalten, dass in der Berufskultur der Kinder- und JugendlichenpsychotherapeutInnen als „pädagogisch" wahrgenommenes Handeln fest etabliert ist. Kinder- und JugendlichenpsychotherapeutInnen nutzen in ihren Therapien Elemente, die aus pädagogischen Arbeitsfeldern bekannt sind und von den AkteurInnen dort verortet werden. Dies wird zum Beispiel im Interview mit OC deutlich:

> *„Also, so wirklich schrittweise vorangehen und ja vielleicht auch ein bisschen, ja. In dem Bereich ist es, glaub ich, auch viel pädagogische Arbeit. Das ist, glaube ich, nicht nur einfach therapeutisch, sondern zu gucken so ein bisschen. Das ist ja auch mehr so eine Mentorenfunktion, die man dann hat. Das ist wie so eine Anleitung eigentlich."* (OC, Z. 232–237)

Die Integration pädagogischer Elemente in die Kinder- und Jugendlichenpsychotherapie wird von den AkteurInnen wiederum mit deren Nutzen zur Symptomlinderung begründet. So führt OC weiterhin aus:

> *„Das ist schon sehr pädagogisch. Aber es ist auch wichtig. Weil das ist ja das, was die Patienten brauchen, damit sie Ängste abbauen oder Überforderung abbauen können, nur indem sie einfach eine klare Struktur mit mir zusammen bearbeiten können."* (OC, Z. 257–259)

Auch an anderer Stelle führt OC aus, dass sie mit PatientInnen, die sich zwischen Schule und Beruf befinden, auch pädagogisch orientiert handele.

> *„Ich sage ja auch natürlich schon mal: Bring doch mal deinen Stundenplan mit und wir gucken einfach mal. Wann kannst du was lernen? Wann machst du das, damit du nicht so einen riesigen Berg vor dir hast?"* (OC, Z. 253–255)

Auch ND findet es essenziell, pädagogische Kenntnisse in die Kinder- und Jugendlichenpsychotherapie zu integrieren. Im Rahmen der Psychotherapie sei ein *„alltagspraktischer Support“* (DN, Z. 129), welcher an der jeweiligen Entwicklungsphase ansetze, stellenweise effektiver als eine sehr abwartende Haltung. Der Einsatz pädagogischer Kenntnisse würde den jugendlichen PatientInnen an manchen Stellen mehr Halt geben als eine sehr abwartende Haltung des Psychotherapeuten oder der Psychotherapeutin. DN führt hierzu aus:

> *„Ich finde ja gerade im Kinder- und Jugendbereich find ich ist total essentiell, auch pädagogische Kenntnisse zu haben, weil es einfach ganz anders ist die Entwicklungsphasen und sich da einzudenken und der alltagspraktische Support, sage ich mal, an manchen Stellen effektiver ist. So erlebe ich das. Als sich jetzt wochenlang sehr abwartend zuhören bis jemand es schafft. Also ich finde da manchmal praktische Hilfestellung anzubieten und wenn es nur ist, wir können gemeinsam mit den Menschen sprechen. Dafür bin ich auch da. Dann ist es manchmal effektiver als jemand damit. Also die fühlen sich dann, glaube ich, gehaltener als wenn man es noch nicht kann.“* (DN, Z. 127–133)

GY zeigt auf, dass Kinder- und JugendlichenpsychotherapeutInnen im Rahmen der Psychotherapie in einigen Fällen mehr wie in pädagogischen Arbeitsfeldern handeln würden. Zu diesem Handeln auf *„Sozialarbeiterebene“* (GY, Z. 241) gehöre beispielsweise die Vorbereitung von Ämtergängen oder von berufsbezogenen Maßnahmen. Dabei sei eine klare und direkte Kommunikation, in der die nächsten Schritte, die zu tun seien, aufgezeigt werden, wesentlich.

> *„Also es gibt manche. Da muss man eben sehr klar und direkt sein. Das geht dann schon fast mehr auf Sozialarbeiterebene, dass man sagt: So und du gehst jetzt zu dem Amt hin und holst da die Infos und machst die Maßnahme. Solche Sachen. So Schritt für Schritt.“* (GY, Z. 240–242)

Ein weiterer, für die Übergangsbegleitung bedeutsamer Aspekt, der in der Berufskultur der Kinder- und JugendlichenpsychotherapeutInnen verankert ist, ist eine meinungs- und absichtslose Grundhaltung. Entscheidungen für oder gegen eine bestimmte Berufswahl oder für oder gegen einen bestimmten Ausbildungsgang werden berufskulturell abgelehnt und demnach den Patienten überlassen.

Die interviewten Kinder- und JugendlichenpsychotherapeutInnen stellen heraus, dass sie versuchen, im Berufswahlprozess der PatientInnen möglichst neutral zu bleiben bzw. Meinungs- und Absichtslosigkeit anzustreben. Wenn die Patienten Berufe nennen, für die sie sich interessieren, sehen sich die meisten interviewten PsychotherapeutInnen dazu angehalten, genannte Ideen mit zu sortieren. Sie würden aber eher nicht in eine Richtung lenken oder gar an Stelle der PatientInnen entscheiden.

DN sagt dazu:

> *„Und dann überlegen wir, und ich versuche irgendwie dann da bei der Entscheidungsfindung eher mit zu sortieren. Wir entscheiden ja nicht. Man ist ja auch meinungs- und absichtslos als Therapeut, aber man sortiert ja mit den Leuten so pro contra. Die dürfen da auch gerne Raum für nutzen.“* (DN, Z. 209–213)

Weiterhin führt sie aus:

> *„Also da geht es ja sehr viel weniger um meine eigene Meinung, ob jetzt jemand irgendwie Atomphysiker oder Tierpfleger werden sollte, sondern mich immer an den Zielen meines Gegenübers zu orientieren und zu versuchen, da hilfreich zu sein und in diese Richtung mit zu entwickeln.“* (DN, Z. 345–348)

Auch RN konstatiert, dass sie in ihrer Rolle als Kinder- und Jugendlichenpsychotherapeutin weder intendiere, die Berufswahlentscheidung ihrer Patienten zu beeinflussen noch beabsichtige, anstelle ihrer PatientInnen zu entscheiden. Vielmehr gebe sie sich neutral und bleibe bei dem Berufswunsch, der von der Patientin oder dem Patienten genannt werde. Es zeigt sich folglich auch im Interview mit RN die feste Verankerung einer meinungs- und absichtslosen Grundhaltung in der Berufskultur der Kinder- und JugendlichenpsychotherapeutInnen. Interessant ist in ihrem Fall die Kontrastierung der berufskulturell anerkannten Aufgaben von Berufsberatern und Kinder- und JugendlichenpsychotherapeutInnen bei der Übergangsbegleitung. RN führt aus, dass sie in ihrer Rolle als Berufsberaterin ganz anders, nämlich eher lösungsorientiert und im Sinne einer Passung zwischen Ressource und Realität, gearbeitet habe.

RN führt aus:

> *„Wenn ich hier eine Jugendliche habe, die sagt (…): Ich will mit Tieren was machen. Ja, dann bleibe ich dabei auch. In meiner Rolle damals als Sozialpädagogin in der Berufsberatung oder Berufsbegleitung hätte ich das ganz, wäre ich da ganz anders rangegangen, wäre ich da ganz anders dran gegangen. Da hätte ich viel eher geguckt: Was ist die Ressource, und was ist die Realität? Und hätte versucht, da irgendwie eine Lösung zu finden.“* (RN, Z. 85–89)

Es zeigt sich anhand der Interviewanalyse, dass das Einnehmen einer meinungs- und absichtslosen Grundhaltung sowie der Vorsatz, nicht an Stelle der PatientInnen zu entscheiden, in der Gruppe der Kinder- und JugendlichenpsychotherapeutInnen berufskulturell fest etabliert ist.

7.5 Handlungsstrategien von Kinder- und Jugendlichenpsychotherapeutlnnen bei der Übergangsbegleitung zwischen Schule und Beruf

In diesem Kapitel werden die Handlungsstrategien von PsychotherapeutInnen bei der Übergangsbegleitung von Jugendlichen und jungen Erwachsenen zwischen Schule und Beruf vorgestellt. Bei der Untersuchung von Individuen und Gruppen lassen sich meist Handlungen und Interaktionen finden, die auf einen zentralen Gegenstand gerichtet sind. Der zentrale Untersuchungsgegenstand der vorliegenden Studie ist die Übergangsbegleitung von psychisch beeinträchtigten Jugendlichen als Handlungsfeld mit Handlungsanspruch von Kinder- und JugendlichenpsychotherapeutInnen. In diesem Kapitel werden demnach die Handlungsstrategien aufgezeigt, welche verdeutlichen, wie mit dem Handlungsanspruch bei der Übergangsbegleitung umgegangen wird und welche Handlungsstrategien dabei genutzt werden. Die Handlungsstrategien und interaktionalen Strategien sind ein Teil des paradigmatischen Modells der Grounded-Theory-Methodologie. Sie haben einen prozessualen Charakter, sind zweckgerichtet und zielorientiert, werden also aus bestimmten Gründen vollzogen.

7.5.1 Handlungsannahme

Die Kategorie „Handlungsannahme" umfasst alle Aufträge und psychotherapeutischen Handlungen, die angenommen werden. Da diese angenommenen Handlungsaufträge zahlreich und mit unterschiedlicher Ausrichtung beschrieben werden, wurden Unterkategorien gebildet, welche die Handlung unter fachlichen Gesichtspunkten genauer differenzieren. Es lässt sich, wie in Kapitel 7.4.3 ausgeführt, feststellen, dass die PsychotherapeutInnen dann einen Handlungsauftrag in Bezug auf die Übergangsbegleitung von psychisch beeinträchtigten Jugendlichen oder jungen Erwachsenen annehmen, wenn ein Zusammenhang zwischen psychischer Beeinträchtigung und Problemen im Übergang besteht, wenn die berufskulturelle Einbettung des Auftrags möglich ist und wenn ausreichend Wissen zur Bearbeitung des Anliegens vorliegt.

GY führt aus, dass sie bei der Übergangsbegleitung die Aufträge zweier unterschiedlicher PatientInnengruppen annehme. Es gebe zum einen diejenige PatientInnengruppe, welche von innerer psychischer Entwicklung profitiere und zum anderen die PatientInnengruppe, welche von äußerer Entwicklung in Form von Regelmäßigkeiten und Strukturen profitiere. GY äußert sich hierzu wie folgt:

> *„Ja, das sind eigentlich die, die wirklich so psychische Entwicklung, sag ich jetzt mal, brauchen. Die anderen, die haben eher das andere, das von außen nicht gelernt. So mit diesen Regelmäßigkeiten und den Strukturen einfach nicht. Und die letzten, die*

ich meinte. Die haben einfach das nicht gelernt. Das so von innen sich einfach weiter zu entwickeln, von ihrer Persönlichkeit auch.“ (GY, Z. 245–250)

Die meisten PsychotherapeutInnen nehmen begrenzt auch Handlungsaufträge bei der Übergangsbegleitung zwischen Schule und Beruf an, die sich eher dem Bereich der Sozialpädagogik zuordnen lassen.

GY führt dazu aus:

„Also es gibt manche. Da muss man eben sehr klar und direkt sein. Das geht dann schon fast mehr auf Sozialarbeiterebene, dass man sagt: So und du gehst jetzt zu dem Amt hin und holst da die Infos und machst die Maßnahme. Solche Sachen. So Schritt für Schritt.“ (GY, Z. 240–242)

Auch BT äußert sich dazu wie folgt:

„Da bin ich auch manchmal vielleicht auch ein bisschen zu sehr Sozialarbeiter. Das kann schon sein. Aber es hilft und deswegen mache ich es.“ (BT, Z. 94–96)

Ebenso stellt OC die Bedeutung von Handlungsansätzen heraus, die eher dem pädagogischen Bereich zugeordnet werden:

„Das ist schon sehr pädagogisch. Aber es ist auch wichtig. Weil das ist ja das, was die Patienten brauchen, damit sie Ängste abbauen oder Überforderung abbauen können. Nur indem sie einfach eine klare Struktur mit mir zusammen bearbeiten können.“ (OC, Z. 257–259)

7.5.2 Netzwerkhandeln

In der Interviewanalyse wurde deutlich, dass sich die PsychotherapeutInnen oftmals mit dem Helfersystem ihrer PatientInnen vernetzen, um die Übergangsphase zwischen Schule und Beruf zu gestalten. Eine aktive Netzwerkarbeit wird vor allem dann angestrebt, wenn andere AkteurInnen bereits vor Beginn der Therapie im Bezugsystem der PatientInnen etabliert waren. Netzwerkhandeln findet beispielsweise mit SchulsozialarbeiterInnen, SchulpsychologInnen, Sozialdiensten der Kliniken, PsychiaterInnen, LehrerInnen und häuslichen sozialpädagogischen BetreuerInnen statt. Zu unterschiedlichen Aspekten vernetzten Handelns wurden Kodes gebildet und diese im Anschluss in der Kategorie „Netzwerkhandeln“ zusammengefasst.

Im Folgenden wird die Vernetzung von Kinder- und Jugendlichenpsychotherapeutlnnen mit AkteurInnen innerhalb des Schulsystems erläutert: Die Therapeutin NJ schätzt zum Beispiel vor allem die Expertise dieser AkteurInnen und führt aus, dass AkteurInnen innerhalb des Schulsystems ihr Möglichkeiten aufzeigen würden, welche Rahmenbedingungen es für die Begleitung der Übergangszeit zwischen Schule und Beruf gebe und welche Maßnahmen in Anspruch genommen werden könnten. Sie empfindet

> *„auch die Zusammenarbeit mit den Sozialarbeitern, Sozialpädagogen und Schulpsychologen eigentlich immer als sehr wertvoll, gewinnbringend."* (NJ, Z. 284–290)

und führt weiter aus:

> *„Wenn man die mal erreicht in der Schule, finde ich, kann man sich dann auch gut austauschen, weil die natürlich eine größere Expertise haben. Was für Möglichkeiten hat dieser Jugendliche jetzt eigentlich gerade? Zum Beispiel von einer BuS-Klasse wusste ich, bevor ich diesen einen Jugendlichen in B. hatte, auch noch nichts und dass man sich dann einfach so ein bisschen Knowhow über die Rahmenbedingungen draufschafft."* (NJ, Z. 282–287)

Auch GY spricht davon, sich mit der Schulsozialarbeiterin über Unterstützungsmöglichkeiten ihrer PatientInnen auszutauschen. Es finde zudem ein Austausch darüber statt, wie man bei bestehender psychischer Symptomatik innerhalb der Schule bzw. innerhalb der Therapie unterstützend tätig sein könne:

> *„Auch ist es vielleicht, dass man sagt: Braucht der noch eine andere Unterstützung? Muss der vielleicht in eine BuS-Klasse? Oder muss der, muss der irgendwas anderes machen? Wie können die den in der Schule unterstützen? Das habe ich dann auch, dass dann der Schulsozialarbeiter zum Beispiel sagt: Ok und wenn er merkt, in der Schule wird es zu schwierig, und der kann dann bei mir noch einmal die Woche vorbeikommen, und wir klären die schulinternen Dinge, und dass man sich da eben einfach so miteinander vernetzt."* (GY, Z. 159–165)

Der Austausch mit AkteurInnen des Schulsystems findet vorwiegend telefonisch statt.

Die Therapeutin GY betont in dem Zusammenhang das Einhalten der Schweigepflicht. Ein Austausch mit dem Helfersystem erfordert immer eine Schweigepflichtentbindung.

Weiterhin führt sie aus, dass die Wahl der geeigneten Maßnahme, insbesondere bei „kritischeren Familien", gut durch das Netzwerk begleitet werden müsse:

> *„Ja, ich persönlich finde Netzwerkarbeit total wichtig, und ich arbeite mit Schulsozialarbeitern zusammen. Teilweise auch mit Hausärzten. Oder ich telefoniere auch mit Lehrern. Aber immer eben auch unter dem Mantel der Schweigepflicht."* (GY, Z. 135–139)

Darüber hinaus findet Netzwerkarbeit zwischen ambulanter und stationärer Psychotherapie statt. Die berufliche Perspektive werde oftmals in der Einzeltherapie besprochen und in den konkreten Schritten vom klinischen Sozialdienst geplant. Auch mit dem Klinikpersonal werde sich ausgetauscht. Ein anderer Weg der Kommunikation sei der schriftliche Weg.

MU führt an, dass es ihm ein Anliegen sei, sich mit der Klinik auszutauschen. Er gebe dazu beispielsweise einen Kurzbrief an den klinischen Sozialdienst mit oder telefoniere mit dem Psychotherapeuten oder der Psychotherapeutin der Klinik. Er führt aus, dass der begrenzte Zeitrahmen von 50 Minuten der ambulanten Einzeltherapie die Möglichkeiten der Übergangsbegleitung beschränke und formuliert:

> „*Also, zwei von denen hatten auch immer wieder stationäre Aufenthalte. Das heißt, da war dann der Sozialdienst immer auch involviert. Die haben dann mitgeholfen.*" (MU, Z. 45–46)

Weiterhin führt er aus:

> „*Also, ich probiere da einen Austausch zu machen, und manchmal bei dieser Altersklasse, oder eigentlich auch immer bei dieser Altersklasse, ist das auch einer meiner konkreten Anliegen. Das sind Sachen, die kann ich hier in 50 Minuten nicht so gut machen, dass ich, dass ich dann irgendwie einen Kurzbrief mitgebe, wo ich auch reinschreibe: Bitte bringen Sie sozialarbeiterische Themen auf den Weg. Also braucht der eine Betreuung? Braucht der ambulantes betreutes Wohnen? Dass jemand drei Stunden die Woche zu dem kommt und dass da ein Fachmann drin ist für diese Sachen? Dann schreibe ich einen Kurzbrief an die Kliniken oder ich sage den Patienten, die sollten, dass sie dem Einzeltherapeuten sagen sollten, dass die mich anrufen sollen.*" (MU, Z. 49–57)

Die interviewten Kinder- und JugendlichensychotherapeutInnen halten einen fachlichen Austausch mit einem Kinder- und Jugendpsychiater oder einer Kinder- und JugendpsychiaterIn, beispielsweise über die Medikation, über die wahrgenommene Belastbarkeit eines Patienten und die Einschätzung einer möglichen schulisch-beruflichen Perspektive für sinnvoll, sofern dies indiziert sei und eine Anbindung bestehe.

OC führt dazu aus:

> „*Also wenn die jetzt zum Beispiel beim Kinder- und Jugendpsychiater angebunden sind, die Patienten, dann, dann telefoniere ich schon mal mit denen, um zu gucken, wie läuft das mit der Medikation? Also zum Beispiel, wenn es jetzt ein Antidepressivum gibt, oder wie nehmen die Psychiater jetzt die Patienten wahr? Also dass man sich jetzt zum Beispiel abspricht, zu gucken: Schafft die, schafft der oder sie das? Kann man sie jetzt so in den Beruf schicken, oder sollte man da jetzt vielleicht erstmal gucken, dass das Kind oder die Jugendliche erstmal vielleicht doch weiter zur Schule geht?*" (OC, Z. 200–206)

Netzwerkhandeln im Rahmen der Übergangsbegleitung wird auch zwischen PsychotherapeutInnen und vom Jugendamt beauftragten SozialpädagogInnen oder ErzieherInnen beschrieben. So findet beispielsweise ein Austausch statt, wenn Jugendliche in einer Verselbständigung leben, bei der ein Betreuer oder eine Betreuerin vom Jugendamt unterstützend tätig ist, wie OC wie folgt formuliert:

> „*Es gibt ja auch so Jugendliche, die in so einer Verselbständigung leben, die dann irgendwie vom Jugendamt (...). Ich könnte dann ja mit der Erzieherin oder So-*

zialpädagogin, die da für die Jugendlichen zuständig ist, zusammen gucken, was es vielleicht noch so für behördliche Dinge zu erledigen gibt. Ist ja vielleicht auch Bewerbungen oder so. Da können die ja vielleicht auch zwischendurch bei helfen.“ (OC, Z. 158–163)

Auch GY beschreibt eine Zusammenarbeit mit dem Netzwerk, vor allem mit PädagogInnen. Sie denkt dabei eher an sozialpädagogische Familienhilfen, die mit „kritischen Familien“ arbeiten und führt aus:

„Aber sonst allgemein habe ich, denke ich, ein ganz großes Netzwerk, also auch zum Beispiel auch mit Jugendamt zusammen mit so Familienhelfern. Gerade wenn es auch um kritischere Familien geht, wo dann eben das auch gut begleitet werden muss, in welche Maßnahme könnte es gehen.“ (GY, Z. 141–144)

In der Kategorie „Netzwerkhandeln“ wird auch der Kode „Weiterreichung und Delegation von einzelnen Aufgaben der Übergangsbegleitung an andere Institutionen oder AkteurInnen“ erfasst. Die Weiterreichung oder Delegation von Aufgaben findet u. a. dann statt, wenn diese nicht vor Ort in den Räumlichkeiten, in denen die Therapiesitzungen stattfinden, gelöst werden können: *„Weil ich sitze ja in meiner Praxis“* (OC, Z. 164), wenn sie die Zeitkapazität überschreiten, *„Sachen, die kann ich hier in 50 Minuten nicht so gut machen“* (MU, Z. 51) oder wenn es um Angelegenheiten geht, die im Alltag begleitet werden sollten.

OC stellt in diesem Zusammenhang heraus:

„Da geht es ja eigentlich viel mehr darum: Wie sind die Schritte konkret im Alltag? Und deswegen würde ich jetzt auch immer mehr sagen, ist es einfach umso wichtiger, dass es da eine ambulante pädagogische Hilfe gibt, die da wirklich konkret im Alltag die Patienten komplett begleiten kann, weil wir das als Therapeuten ja nicht können.“ (OC, Z. 239–243)

Als weitere Gründe, Aufgaben der Übergangsbegleitung an andere Institutionen zu delegieren oder weiterzugeben, wird die Schwere und der Chronifizierungsgrad der psychischen Störung genannt. Wenn Menschen von psychischer Behinderung bedroht sind, bestehe für sie die Möglichkeit, spezielle Angebote der Wiedereingliederungshilfe in Anspruch zu nehmen. RN führt dazu aus:

„Ich habe da auch sehr schwierige Patienten, die eben auch eher in Richtung chronifizierte psychische Störung gehen. Wo man dann auch nochmal andere Wege finden muss, um diesen Übergang hinzubekommen (...). Die Wiedereingliederungshilfe. Wo es da so ist. Wo es da oft auch um 35 A geht. Wo es um junge Menschen geht, die von Behinderung bedroht sind, die nicht einfach so direkt auf den Arbeitsmarkt können, sondern wo man danach manchmal was Geschütztes da noch zwischenschaltet.“ (RN, Z. 34–41)

7.5.3 Handlungsablehnung

In nahezu jedem Interview werden einzelne mit der Übergangsbegleitung assoziierte Handlungen genannt, welche die PsychotherapeutInnen im therapeutischen Kontext für unangemessen oder irrelevant halten. Diese Handlungen werden von den TherapeutInnen als nicht ihrem Aufgabenfeld zugehörig beschrieben und im praktischen Arbeiten abgelehnt. Die Kategorie „Handlungsablehnung" erfasst jene Aufgaben der Übergangsbegleitung von Jugendlichen zwischen Schule und Beruf, die teilweise mit verwandten Berufskulturen, nicht aber mit der Berufskultur der PsychotherapeutInnen, in Verbindung stehen. Erfasst werden diese in der Kategorie „Handlungsablehnung". Die interviewten PsychotherapeutInnen haben eine deutliche Vorstellung darüber, welche Handlungsaufträge im Rahmen der Übergangsbegleitung ihrer PatientInnen zwischen Schule und Beruf sie ablehnen wollen oder sollten. So wird u. a. ein Handlungsansatz, der die konkrete Auswahl eines Berufes in den Blick nimmt, abgelehnt.

Eine Psychotherapeutin, GY, formuliert dazu:

> *„Es geht ja nicht konkret darum, zu gucken. So. Der oder der Beruf?"* (GY, Z. 155–156)

Auch ein Realitätsabgleich zwischen Interessen und Möglichkeiten im Rahmen der Übergangsbegleitung gehöre laut folgender Aussage von RN nicht zum Aufgabengebiet eines Psychotherapeuten oder einer Psychotherapeutin:

> *„Und ich versuche, nicht sofort zu überprüfen, wie realistisch ist das."* (RN, Z. 93–94)

Darüber hinaus findet das Anliegen „Bewerbungen schreiben" häufig Erwähnung in den Interviews (vgl. zum Beispiel BT, DN). Diese Aufgabe wird als Handlungsfeld, in dem andere Berufsgruppen beispielsweise LehrerInnen und SozialarbeiterInnen, unterstützend tätig sind, wahrgenommen. Die Unterstützung beim Schreiben von Bewerbungen gehört berufskulturell verständlicherweise eher weniger in den Bereich der Psychotherapie, was auch in den Interviews erwähnt wird. Eher gehe es darum, die dahinter verborgenen psychischen Schwierigkeiten, welche das Bewerbungen schreiben verhindern, zu bearbeiten.

MU führt dazu aus:

> *„Aber ich habe das Gefühl die, wenn die so geistig reifer sind und weiter sind, dann, dann muss man denen auch nicht sagen: Komm, jetzt schreib die und die Bewerbung. Da geht es überhaupt nicht drum. Sondern da geht es dann irgendwie drum: Ja, ich habe meine krassen Selbstzweifel irgendwie immer wenn. Was weiß ich."* (MU, Z. 105–108)

Auch NJ nimmt den Bereich „Bewerbungen schreiben" in den Blick. Sie lehnt es ab, die Bewerbung für oder mit einem Patienten oder einer Patientin zu schreiben, würde diese aber eventuell mitbringen lassen, um damit verbundene Gefühle und Herausforderungen zu besprechen.

> „*Gut. Ich würde jetzt nicht die Bewerbung für einen Jugendlichen schreiben oder so. Aber wieso nicht, wenn das gerade Thema ist irgendwie: Ich möchte mich bewerben dann zu sagen: Dann schreib doch mal bis nächste Woche eine und dann gucken wir uns das mal an.*“ (NJ, Z. 206–209)

In der Auswertung der Interviews wird eine deutliche Abgrenzung zu Handlungsfeldern, die der Pädagogik oder Sozialpädagogik zugeordnet werden, vorgenommen. Ebenso findet eine Abgrenzung zu pädagogischen Berufsbildern statt.

GY sagt dazu:

> „*Klar, meine Rolle ist schon auch, denke ich, bei Vernetzung zu unterstützen, also mich wirklich zu vernetzen auch und zu schauen. Aber wie gesagt: Ich bin da in dem Sinne keine Sozialarbeiterin.*“ (GY, Z. 369–371)

Auch OC grenzt die Berufsgruppe der TherapeutInnen von den PädagogInnen und SozialpädagogInnen ab. Sie nimmt im Arbeitsfeld „Übergangsbegleitung“ Überschneidungen zwischen Sozialpädagogik und Psychotherapie wahr und spricht an, gegebenenfalls auch eine eher sozialpädagogische Rolle einzunehmen, wenn dies für den Therapiefortschritt hilfreich sei. Allerdings ist es ihr wichtig, ihre Rolle als Therapeutin zu verteidigen und die Aufgabenbereiche nicht zu sehr miteinander verschmelzen zu lassen. Sie führt aus:

> „*Das gehört auch dazu. Aber letztendlich sind wir eigentlich Therapeuten, und es sollte ja eigentlich auch so bleiben. Und deswegen würde ich sagen ok. Das ist vielleicht nicht ganz meine Rolle.*“ (OC, Z. 250–252)

Ähnliches wird im Gespräch mit GY deutlich. Sie kontrastiert den Beruf des Psychotherapeuten bzw. der Psychotherapeutin gegen den eines Vermittlers/einer Vermittlerin bei der Bundesagentur für Arbeit und formuliert dazu:

> „*Ja, ich find das schwierig. Auch wenn man das manchmal natürlich so macht, aber ich sehe mich natürlich nicht in der Rolle wie zum Beispiel ein Vermittler bei der Arbeitsagentur. Da habe ich, das ist nicht meine Aufgabe, und ich kann Anregungen geben, was derjenige mal tun könnte, aber es ist nicht so, dass ich mich dann an den PC setze und für die Leute irgendwie eine Stelle oder irgendwie was raussuche. Das mach ich auch nicht.*“ (GY, Z. 361–365)

NJ nimmt insgesamt mehr Aufgaben der Übergangsbegleitung als ihre KollegInnen an. Sie stellt ein handlungspraktisches Vorgehen in den Vordergrund und würde zum Beispiel mit einer Patientin in das Berufsinformationszentrum gehen, sofern dies hilfreich sei. Aber auch sie grenzt psychotherapeutische Belange von „*sozialarbeiterischen Belangen*“ (NJ, Z. 129) ab und führt in dem Zusammenhang aus:

„Obwohl man da natürlich aufpassen muss, dass es nicht so sehr oder nur in sozialarbeiterische Belange irgendwie geht. Aber ich glaube schon, dass es auch die Aufgabe eines Kinder- und Jugendlichenpsychotherapeuten sein kann, da unterstützend zu wirken.“ (NJ, Z. 128–131)

Die genannten Ausführungen verdeutlichen, dass PsychotherapeutInnen eine klare Vorstellung darüber haben, was berufskulturell gesehen zum Bereich Psychotherapie gehört und was nicht.

7.6 Vorstellungen über Handlungsansätze bei der Übergangsbegleitung

7.6.1 Entwicklungsorientierte Ansätze

Anhand der Interviews wird deutlich, dass die PsychotherapeutInnen den Übergang Schule-Beruf von anderen Übergängen im Bildungssystem dahingehend abgrenzen, dass sie dabei ein aufeinander aufbauendes Stufensystem an Übergängen und Entwicklungsschritten vor Augen haben. Die Wahrnehmung von Stufen wird beispielsweise daran deutlich, dass sie die Bewältigung des Übergangs als *„nächster Entwicklungsschritt“* (GY, Z. 190) bezeichnen:

„Ist es ja immer, ist es ja der nächste Entwicklungsschritt. Nach dem Thema Schule ist es der nächste Baustein, der nächste Schritt, den die bewältigen müssen.“ (GY, Z. 198–200)

Der Übergang Schule-Beruf wird zeitlich in das Adoleszenzalter, also in den Zeitraum von der späten Pubertät bis zum Erwachsensein eingeordnet und mit anderen Entwicklungsanforderungen, zum Beispiel mit der Übernahme neuer Rollen, mit der Neudefinition sozialer Kontakte, mit der Ablösung vom Elternhaus und der damit verbundenen Verantwortungsübernahme für das eigene Leben in Verbindung gebracht. In dieser *„Umbruchphase“* (MU, Z. 132), die im „Erwachsen werden“ mündet, gehe es auch um die Übernahme von Eigenverantwortung im schulischen und beruflichen Bereich. Der Übergang Schule-Beruf wird trotz der Vorstellung als Stufensystem als eine längere Phase im Lebenslauf, beginnend mit der Schule und endend mit dem Eintritt in den Beruf, wahrgenommen, die im Rahmen einer Psychotherapie unterstützt werden sollte, wie NJ meint:

„Parallel statt finden viele Entwicklungsaufgaben. Parallel noch Loslösung vom Elternhaushalt. Und natürlich auch komplette, was heißt komplette oder Neudefinition der eigenen Rolle. Ich bin nicht mehr Schüler. Oder auch Neudefinition vielleicht sozialer Kontakte, wenn ich wegziehen muss, bin ich raus aus meinem Freundeskreis und muss irgendwo ja eine neue Rolle irgendwie definieren. Ich glaub, ansonsten fällt mir jetzt gerade zumindest spontan ad hoc nichts, nichts ein.“ (NJ, Z. 87–92)

MU formuliert im folgenden Interviewauszug Entwicklungsaufgaben, die im Zeitraum von der späten Pubertät bis zum Erwachsenenalter anfallen und bewältigt werden müssen:

> *„Das ist ja auch so eine Ablösephase von Zuhause oft. Also wer übernimmt Verantwortung? Wieviel? Und wann? Also übernehmen die Eltern zu viel oder verstoßen die Eltern vielleicht auch? Wie löst der Patient oder die Patientin sich auch von Zuhause ab? Und das ist, glaube ich, auch eine megagroße Umbruchsphase, auch zumindest was die Zuständigkeiten von Verantwortung angeht. Erwachsenwerden, und ich muss auch selber mich kümmern, muss auch selber Bewerbungen schreiben und muss auch selber meinen Abschluss irgendwie machen."* (MU, Z. 128–134)

Auch im folgenden Interviewausschnitt zeigt sich wieder die Vorstellung von aufeinander aufbauenden Übergängen im Lebenslauf. Diese Psychotherapeutin zieht ausschließlich Bildungsübergänge heran, indem sie den Übergang vom Kindergarten in die Grundschule, von der weiterführenden Schule in die Ausbildungszeit und von der Ausbildungszeit in den Beruf erwähnt, wie im Folgenden deutlich wird:

> *„Also, so Kindergarten-Grundschule oder überhaupt Zuhause-Kindergarten. Dieser Schnitt. Und dann Kindergarten-Grundschule und dann Grundschule-weiterführende Schule. Da sieht man dann oft in der Lebenslinie oder in der Biografie, dass es den Kindern dann oft nicht gut gegangen ist, weil sie dann eben sozusagen die Sicherheit verlieren und was Neues anfangen, wo sie nicht wissen, was auf die Kinder zukommt. Also, das habe ich jetzt schon öfter mal erlebt und genau das gleiche ist ja wahrscheinlich auch weiterführende Schule-Beruf. Ja, dass dann wieder die Angst kommt. Was kommt dann da auf mich zu?"* (OC, Z. 347–353)

Bei Kindern und Jugendlichen mit psychischen Auffälligkeiten wird zudem beobachtet, dass sie Übergänge im Lebenslauf oftmals krisenhaft erleben. Sie erlebten einen Verlust von Sicherheit und hätten Angst vor dem, was auf sie zukommt.

> *„Also, was man eben immer wieder feststellt, ist, wenn man jetzt guckt, gerade bei sozial ängstlichen oder trennungsängstlichen Kindern, die dann immer wieder in so eine Krise gehen."* (OC, Z. 345–347)

> *„Und wenn dann da noch so eine psychische Geschichte sich entweder im Anschluss zeigt oder dann halt kommt. Das ist natürlich schon doppelt tricky."* (MU, Z. 136–138)

Weiterhin führen die interviewten Kinder und JugendlichenpsychotherapeutInnen aus, dass die Begleitung der Übergangsphase zwischen Schule und Beruf entwicklungspsychologisches Wissen erfordere.

> *„Also ich finde, da müsste man schon im Bereich Entwicklungspsychologie fit sein."* (GY, Z. 406)

Entwicklungsorientierte Handlungsansätze stellen zudem die Reflexion vergangener Übergänge in Verbindung mit der Antizipation des kommenden Übergangs in den Mittelpunkt. Dabei werden vergangene Übergänge beispielsweise vom Kindergarten in die Grundschule, von der Grundschule auf die weiterführende Schule usw. reflektiert. Bei krisenhaft erlebten Übergängen werden beispielsweise Probleme und Hindernisse geklärt und daraufhin notwendige Ressourcen und Unterstützungsmöglichkeiten für den anstehenden Übergang ausgearbeitet.

Übergänge, die positiv erlebt wurden oder nach einer Zeit der Bewältigung positiv ausgegangen sind, werden ins Bewusstsein gerufen und wirken damit motivierend.

Sie geben zudem Aufschluss über Bewältigungsmöglichkeiten.

In einem der folgenden Interviewbeispiele wird eine Technik genannt, mit der ein vergangener kritischer Übergang exploriert und in Bezug zum aktuellen Übergang gesetzt wird. Eine derartige Herangehensweise ermöglicht den Blick auf Ressourcen und Bewältigungsmöglichkeiten, welche bei zukünftigen Übergängen hilfreich sein könnten.

> *„Dann wäre es interessant, da nochmal zu gucken: Wie sind denn die anderen Übergänge gelaufen (...)? So von Kita in die Schule und in der weiterführenden Schule? Waren die auch immer schon kritisch? Oder sind die damals gut gelaufen? Und wenn ja, wo ist dann jetzt der Unterschied? Also, was fehlt dann an Unterstützung oder was hat dazu geführt, dass dieser Übergang jetzt nicht bewältigt werden kann? (...)*
>
> *Es ist ja eigentlich: Jeder muss ja so diese Entwicklungsschritte durchgehen."* (GY, Z. 379–387)

Auch OC führt aus, dass sie mit ihren PatientInnen vergangene Übergänge bespreche:

> *„Also ich habe das jetzt schon ein paar Mal gemacht, dass wir ein Beispiel rausgenommen haben und besprochen haben: Ja, wie war das denn damals, als du von der Grundschule auf die weiterführende Schule gegangen bist? Wie ist es dir da gegangen? Was ist da alles auf dich zugekommen? Und wenn dann unschöne Dinge passiert sind, dann haben wir besprochen oder geguckt, ok. Das war so, das war jetzt die Vergangenheit. Wie hätte das denn, wie wäre das optimal gelaufen? Und wenn du jetzt sozusagen der Regisseur von dieser Geschichte bist, das hab ich dann auch öfter schonmal gemacht: Wie kannst du diese Geschichte nochmal verändern, damit das für dich ok ist? Ähm, das haben wir dann auch schonmal oft gemacht, weil diese Dinge dann oft hochkommen."* (OC, Z. 354–362)

7.6.2 Motivationale Ansätze

Motivationale Ansätze gehören zu den häufigsten Handlungsansätzen der PsychotherapeutInnen bei der Übergangsbegleitung ihrer PatientInnen zwischen Schule und Beruf. Die interviewten PsychotherapeutInnen führen aus, dass es vielen Jugendlichen in der Übergangszeit zwischen Schule und Beruf an Motivation fehle, sich mit dem Thema berufliche Zukunft auseinanderzusetzen und entsprechend zu handeln. Ein Großteil der psychotherapeutischen Arbeit in dieser Zeit bestehe demnach im Motivationsaufbau. Dabei gehe es insbesondere um die Förderung der intrinsischen Motivation, also um die Entwicklung einer eigenen Motivation von innen heraus. Ihre PatientInnen extrinsisch zu motivieren, halten die PsychotherapeutInnen für weniger hilfreich oder sogar für hinderlich. Diese Motivationsform finde vielfach in Schulen und Elternhäusern statt und führe meist nicht zum gewünschten Ziel, wie NJ erläutert:

> *„Also, so ganz viel Motivationsarbeit irgendwie und auch finde ich. Also, die Erfahrung ist ja dann: So von außen all das, was gegeben wurde, hat irgendwie nicht viel gebracht. Also müssen die irgendwie dahin kommen von innen, also intrinsisch motiviert irgendwie zu sein, und dann habe ich ganz häufig das Gefühl, dass dann so: Aha. Wow. Ok. Gut. Also dass schon eine Perspektive da ist, die halt nicht so bewusst ist, weil gerade der Weg, der da ist, ist nicht so einfach."* (NJ, Z. 238–243)

Zu den Methoden, mit denen sie die intrinsische Motivation im Übergang Schule-Beruf geweckt wird, gehöre beispielsweise der Blick auf die Lebensplanung, Validierung, Bearbeitung eines „4-Felder-Schemas" zu kurzfristigen und langfristigen Konsequenzen sowie die Etablierung motivationsfördernder Kognitionen.

Diese werden im Interview von NJ aufgezeigt:

> *„Ja, ich glaube, das ist Motivationsarbeit, glaube ich. Tatsächlich aus der inneren Motivation heraus, mit dem Blick auch auf die Lebensplanung, oder was möchte ich von meinem Leben eigentlich? Ja und dann genau auch wieder zu gucken, da vielleicht auch. Da gibt es ja alles von der, von der Motivationsarbeit, was man da so kennt, auch da vielleicht einfach 4-Felder-Schema, kurzfristige, langfristige Konsequenzen und natürlich auch ganz viel Validierung."* (NJ, Z. 253–259)

Im Folgenden beschreibt die Psychotherapeutin, wie sie die PatientInnen mit einer Lebensplanungsvision und dem Bewusstmachen der dafür notwendigen Aufgaben motiviere:

> *„Komm, wir malen es jetzt hier mal auf. Wie siehst du dich mit 40 Jahren? Wie siehst du dich mit 30 Jahren? Wie siehst du dich mit 25 Jahren? Mit 20 Jahren? Und dann kommt meistens ganz viel. Mit 40 Jahren, da bin ich verheiratet und habe zwei Kinder, einen Hund, wohne in einem Haus, habe zwei Autos. Oh ja mit 30. Da möchte ich auf jeden Fall in die USA gereist sein und, weiß ich nicht, möchte meine Berufsausbildung abgeschlossen haben, möchte das und das werden. Wo man dann so sieht: Ok gut: Wow, lass uns doch mal überlegen: Was brauchst du denn dafür? Was braucht man denn dafür, weiß ich nicht, ein Haus zu haben? Oder ein Auto zu haben? Ja ok, da brauche ich schon irgendwie Geld auch für."* (NJ, Z. 223–231)

Da Jugendliche und junge Erwachsene in der Übergangszeit zwischen Schule und Beruf eine Psychotherapie nur selten eigenmotiviert aufsuchen, sind es oftmals die Eltern oder LehrerInnen, welche die Jugendlichen zur Therapie schicken, so dass eine fremdmotivierte Herangehensweise entstehe. Diesem Schritt gehen oftmals Probleme voraus, welche die Eltern daran zweifeln lassen, dass die Jugendlichen eigenständig ihren Weg in das Studien- oder Berufsleben finden werden.

MU führt dazu aus:

> *„Ich glaube, also erstmal ganz viel Motivierung. Und jetzt erstmal überhaupt irgendwie Therapiemotivation am Anfang erstmal aufzubauen. Muss man ja auch gucken, von wem kommen die? Kommen die durch die Eltern, weil die Eltern sagen, du bist sitzengeblieben? Oder weil die Eltern sagen: Wir können nicht mehr die Verantwortung übernehmen. Und manche kommen eigenmotiviert, weil die Symptome so stark sind, dass der Symptomdruck sozusagen ausreichend ist, und manche kommen aber auch einfach fremdmotiviert.“* (MU, Z. 65–70)

Im folgenden Interviewausschnitt zeigt der Therapeut auf, wie er versucht, dem Druck der Eltern auf die Jugendlichen zu begegnen. Gelassenheit sei dabei eine wichtige Grundeinstellung. Darüber hinaus führt er aus, dass Druck und Zwang nicht dazu führen, einen Jugendlichen oder eine Jugendliche dazu zu bringen, sich mit seiner beruflichen Zukunft und den damit verbundenen Aufgaben auseinanderzusetzen. Wenn das Thema „Übergang Schule-Beruf“ fremdmotiviert angestoßen werde, erreiche man bei den Jugendlichen wenig, wie MU weiterhin formuliert:

> *„Ja, aber die Eltern, und wenn die Eltern da involviert sind und die Jugendlichen sozusagen fremdmotiviert kommen, dann haben die Eltern in der Regel den Auftrag, und die sagen dann halt, das Symptom muss weg, oder das Problem muss weg, oder wie auch immer, und vor allen Dingen auch schnell. Und das, ja das bringt mich natürlich so in die Bredouille, da irgendwie den Fuß erst recht vom Gaspedal zu nehmen und das denen auch so zu verklickern. Das braucht Zeit. Und da finde ich es ganz cool, dass ich primär Erwachsenentherapeut bin und dass ich darin auch eine Ausbildung habe, weil ich es erreiche, auch mit den Eltern in Kontakt zu kommen.“* (MU, Z. 189–196)

Weiterhin führt er aus:

> *„Also, ich hatte mal einen Vater von einem 17-jährigen, wo der Vater total viel Druck auf den ausgeübt hat (...) und dann übte der Vater hier in den Dreiergesprächen eben auch ganz viel Druck auf seinen Jungen aus und ich blieb irgendwie ganz locker. Und das hat den Vater so fuchsig gemacht, weil der wollte, dass ich jetzt irgendwas mache, dass ich den Jungen zu irgendwas zwinge, was ich gar nicht kann.“* (MU, Z. 164–169)

Als wesentliches Instrument zur Motivationsförderung wird ein bestärkendes psychotherapeutisches Handeln im Sinne der Motivationssteigerung genannt, das in mehreren Interviewbeispielen zur Sprache kommt.

Im folgenden Beispiel wird beschrieben, wie die Psychotherapeutin versucht, die Motivation einer Jugendlichen, bei einer Praktikumsstelle anzurufen oder zu einem Bewerbungsgespräch zu gehen, durch Bestärkung zu fördern. Als bedeutsam stellt sie den „positiven Zuspruch“ durch PsychotherapeutInnen, aber auch durch Eltern, heraus:

> *„Sozusagen, also wir haben jetzt geplant, dass ihre Tochter sich da und da bewirbt und da und da vorstellt. Wie können Sie ihre Tochter da unterstützen? Ja und ich kann die motivieren, was weiß ich, da, da hinzugehen und das zu schaffen oder dann vielleicht nicht sofort kleinbeizugeben. Wenn die Jugendlichen dann sagen: Nein, ich schaff das nicht. Und dann sie wirklich zu motivieren und zu sagen: Du schaffst das. Ich glaube an dich. Und die Jugendlichen dann auch dabei zu begleiten und nicht vor etwas zu schützen.“* (OC, Z. 275–281)

Es lässt sich also festhalten, dass es überaus unterstützend sein kann, wenn Eltern und TherapeutInnen an die Fähigkeiten der Jugendlichen glauben und das den Jugendlichen auch vermitteln. Zudem sollen sie eine unterstützende und begleitende Rolle einnehmen, aber keinen Druck aufbauen. Als motivationsorientierte Interventionen werden beispielsweise Zukunftsvisionen, die Etablierung motivationsfördernder Kognitionen, das 4-Felder-Schema zu kurzfristigen und langfristigen Konsequenzen sowie die Validierung genannt.

7.6.3 Übungsorientierte Ansätze

Zu den wichtigsten Handlungsansätzen von PsychotherapeutInnen bei der Übergangsbegleitung ihrer PatientInnen zwischen Schule und Beruf gehören übungsorientierte Ansätze. Dabei ist ein enger Bezug zur Verhaltenstherapie festzustellen, in deren Rahmen klassischerweise handlungsbasierte Übungen unterschiedlicher Ausrichtung und Zielsetzung stattfinden. Um PatientInnen zwischen Schule und Beruf zu unterstützen, werden im geschützten therapeutischen Rahmen zum Beispiel Telefonate mit Praktikumsstellen oder Ausbildungsstellen, Bewerbungsgespräche oder Gespräche mit Leitungspositionen trainiert. Darüber hinaus werden aber auch schulbezogene Fertigkeiten, z.B. die Steigerung der mündlichen Mitarbeit oder das Halten von Referaten sowie die Einbindung in Gleichaltrigengruppen eingeübt. Viele dieser Übungen sind gleichzeitig Expositionen, werden sowohl innerhalb der Praxis als auch außerhalb anhand von Therapieaufgaben durchgeführt und sollen den PatientInnen helfen, Ängste abzubauen. Andere übungsorientierte Ansätze zielen hingegen eher darauf ab, berufsbezogene soziale Fertigkeiten zu trainieren oder das Lernen zu strukturieren.

Ein Beispiel für einen übungsorientierten Ansatz wird z. B. von OC aufgezeigt:

> *„Das würde ich super mit ihr üben. Wie gehst du dahin? Sie hat zum Beispiel letztens gesagt: Ja, ich kann ja mal beim Friseur fragen. Da habe ich gesagt. Ja, und wie machst du das? Ja, ich rufe da an. Schaffst du das denn, da anzurufen? Ja, weiß ich jetzt auch nicht so genau. Es kann sein, dass ich das aufschiebe.“* (OC, Z. 119–122)

Auch GY führt übungsorientierte Ansätze im Rahmen ihrer Psychotherapie durch:

> *„Also, wir haben viel Exposition in sensu gemacht, Exposition in vivo. Sie hatte Aufgaben, die sie erledigen musste.“* (GY, Z. 55–56)

Beim kleinschrittigen, angstreduzierenden Üben von Bewerbungsgesprächen oder Praktikumstelefonaten kann das Verhalten in der entsprechenden Situation so lange in der Therapie geübt werden, bis gewissermaßen eine Handlungsanleitung, „ein Skript“, im Kopf vorhanden ist, wie GY beschreibt:

> *„Muss man sich aber bei einer Firma bewerben, na ja. Das war einfach ganz schwierig, da aus sich herauszukommen so. Das sind dann so Sachen, die wirklich trainiert und geübt werden müssen, dass die so ein Skript schon quasi schon im Kopf haben, wie sowas ablaufen müsste.“* (GY, Z. 291–294)

Im folgenden Interviewausschnitt wird darüber hinaus deutlich, wie sehr zum Beispiel Ängste oder Depressionen Jugendliche daran hindern, notwendige Schritte zu gehen, um den Übergang zwischen Schule und Beruf zu meistern. Aus diesem Grund werden diese Schritte zunächst im geschützten Rahmen zusammen mit der Psychotherapeutin oder mit dem Psychotherapeuten geübt, wie GY ausführt:

> *„Aber Telefonieren ist für manch einen schon echt eine Hürde. Also dass die sich nicht trauen, irgendwo anzurufen und nach einem Praktikumsplatz zu fragen, zum Beispiel. Aber für viele dann auch die Schwierigkeit, wenn die ihre Bewerbung losgeschickt haben und einen Monat nichts gehört haben. Die telefonieren da nicht hinterher, um zu fragen: Was ist mit meiner Bewerbung?“* (GY, Z. 299–303)

Im folgenden Interviewausschnitt wird deutlich, dass im Rahmen der Kinder- und Jugendlichenpsychotherapie auch schulbezogene Fertigkeiten trainiert werden. Dies hat seine Gründe, denn gerade bei bestehenden Angsterkrankungen kommt es im schulischen Rahmen oftmals zu Vermeidungsverhalten, was sich z. B. bei der mündlichen Mitarbeit oder in einer geringen Einbindung in Gleichaltrigengruppen zeigt.

GY beschreibt im Folgenden schulbezogene Therapieübungen:

> *„Und wo man dann wirklich mit denen halt übt, dass die sich eben damit einbinden. Aber direkt für den Schulunterricht, das ist es eben, auch Referate direkt vor der ganzen Gruppe stehen. Ich meine: Viele sind dann auch so weit, und ich bespreche mit denen, dass die den Lehrern das auch sagen, dass sie es dann eben trotzdem auch versuchen. Das ist ja dann dieser Kreislauf, der Angstkreislauf, genau. Den erkläre ich dann ganz viel und mit dem Vermeidungsverhalten, und was bei vielen auch eine Hürde ist, ist eben mündliche Mitarbeit oder mündliche Prüfungen, weil die ja mittlerweile manche zum Beispiel in einer Fremdsprache eine mündliche Prüfung haben oder manche das Abitur ja auch nur noch mündlich belegen.“* (GY, Z. 308–316)

Im Zusammenhang mit übungsorientierten Ansätzen wird auch die Rollenspielmethode angeführt. Im Rahmen der Übung können unterschiedliche Ausgänge und Aspekte des Gesprächs erprobt und ein Gesprächsleitfaden bzw. eine Handlungsanleitung ausgearbeitet werden. Es wird darüber hinaus aufgezeigt, dass die Themen des Rollenspiels aufeinander aufbauend konzipiert werden. Im folgenden Interviewbeispiel wird das Vorgehen ausgeführt:

> *„Und dann habe ich gesagt, dann, dann lass uns das doch einmal spielen. Ich bin jetzt die Leiterin in dem Geschäft, und du rufst die jetzt an. Und dann haben wir mal so per Rollenspiel geübt. Was kannst du dann sagen, und wie antworte ich, und dann haben wir es auch wirklich so gemacht. Also, was ist jetzt der schlimmste Fall? Was kann so im allerschlimmsten Fall passieren, wie die antworten könnte? Es könnte ja auch sein, dass die vielleicht einen schlechten Tag hat oder vielleicht gerade schon drei Praktikantinnen da rumlaufen hat und mich jetzt übel am Telefon zusammenscheißt, sag ich jetzt mal. Und wie ist das dann für dich? Und das war so die schlimmste Szene, die wir dann so gespielt haben per Rollenspiel. Und dann kann es dann auch gut ausgehen. Das haben wir dann mehrfach geübt und dann hat sie das auch geschafft. Dass sie auch in den Geschäften auch angerufen hat. Ja und dann würde jetzt sozusagen. Der nächste Schritt kommt, zu sagen. Ja, wie stellst du dich da vor, wenn du dahin gehst?“* (OC, Z. 124–134)

Um die mit dem Rollenspiel verbundenen Aufgaben zu meistern, werden auch hilfreiche Gedanken projiziert und der Fokus auf die Stärken und Fähigkeiten gelenkt, wie OC formuliert:

> *„Lass uns doch mal auf deine Stärken gucken, auf deine Fähigkeiten, auf das, was du kannst, ne. Aufmerksamkeit nach außen richten, ne, weil sie schon jemand ist, der so sehr viel nach innen richtet. Das würde ich zum Beispiel mal im Rollenspiel mit ihr machen, zu gucken, was kann ich da so erwarten.“* (OC, Z. 113–116)

Eine Möglichkeit, Rollenspiele und Übungen zu begleiten und im Anschluss mit den Patienten zu reflektieren, ist das Videofeedback. Diese Herangehensweise zielt darauf ab, dem Patienten die Außenwirkung einzelner Verhaltensweisen zu verdeutlichen. Hilfreiche und weniger hilfreiche Verhaltensweisen werden auf diese Weise wahrgenommen und analysiert und daraufhin entweder beibehalten oder modifiziert.

NJ äußert sich zu übenden Verfahren weiterhin wie folgt:

> *„Ich glaube, in so Fit for Life-Manual. Da ist das auch drin mit den Vorstellungsgesprächen üben, mit den Rollenspielen, und dann vielleicht auch videofeedbackmäßig zu gucken. Also das aufzunehmen und zu gucken, wie war das denn? Oder bei sozialphobischen Jugendlichen, die dann vielleicht denken anhand von Verhaltensexperimenten. Ich habe die ganze Zeit gestottert und wie habe ich denn gewirkt und so. Ich glaub, das könnte in so einem Videofeedback dann auch gut sein bei solchen Dingen.“* (NJ, Z. 209–215)

Zu den übungsorientierten Ansätzen gehört auch, wie oben bereits erwähnt, das Üben von sozialen Kompetenzen und Fertigkeiten sowie von Strukturen. Auch das Organisieren von Aufgaben gehört dazu. Diese Kompetenzen und Fertigkeiten werden selbstverständlich erst dann trainiert, wenn Übungsbedarf besteht. Sie können dabei helfen, den Übergang Schule-Beruf erfolgreich zu meistern, wie GY meint:

> „*Soziales Kompetenztraining. Genau solche Sachen, oder was ich jetzt in manchen Manualen, das ist allerdings für Jugendliche mit ADHS, gesehen habe, dass da eben auch solche Sachen kommen. Allein diese Ordnungsgeschichten, diese Strukturen, wie regel ich etwas?*“ (GY, Z. 256–260)

7.6.4 Kognitive Ansätze

Bei der Begleitung von Jugendlichen zwischen Schule und Beruf im Rahmen der Psychotherapie werden von den interviewten Kinder- und JugendlichenpsychotherapeutInnen häufig kognitive Ansätze genannt.

Im Interview nennt OC ein Beispiel hierfür:

> „*Wir haben ganz viel, natürlich Grundannahmen, verarbeitet und Grundüberzeugungen, die wir bearbeitet haben, die hinterfragt haben. Also typische kognitive Umstrukturierung, die sie auch einüben sollte auch im Alltag.*“ (OC, Z. 55–57)

Das Umstrukturieren von dysfunktionalen Kognitionen ist ein zentraler Handlungsansatz, der nicht nur von VerhaltenstherapeutInnen, sondern auch von PsychotherapeutInnen mit tiefenpsychologischer Ausrichtung genannt wird. Dabei gehe es zunächst um das Aufspüren von belastenden oder dysfunktionalen Gedanken bzw. „Denkfehlern“ in Bezug auf Schule oder Beruf und die dadurch ausgelösten Emotionen (zum Beispiel Zukunftsangst, Wut, Resignation). In einem zweiten Schritt würden diese Kognitionen überprüft bzw. hinterfragt – mit dem Ziel, hilfreichere Gedanken zuzulassen. Danach werde versucht, die automatisiert ablaufenden, wenig hilfreichen Gedanken durch funktionalere bzw. hilfreichere Gedanken zu ersetzen und damit Emotionen wie beispielsweise Angst zu mindern.

Auch NJ beschreibt die Relevanz der kognitiven Arbeit. Im folgenden Beispiel führt sie anschaulich aus, wie sie dabei vorgeht:

> „*Aber ich glaube, dass das hauptsächlich relevant auch ist. Die kognitive Arbeit. Wenn man jetzt irgendwie vielleicht das, was wir gerade hatten: Alle andere wissen schon, nur ich nicht. Wo man natürlich sagen würde: Das ist echt ein Denkfehler. Weil das kann nicht sein, dass alle anderen nur du, dass wir dann gucken: Stimmt das wirklich? Das zu überprüfen. Und ja, total den Druck zu nehmen. Also da vielleicht auch selber irgendwie ein Rollenvorbild zu sein. Und zu sagen: Guck mal, du bist jetzt 17, machst Abi. Ich war damals 19. Auf so ein Jahr, wenn du dir jetzt das Jahr*

nehmen möchtest, dann, dann mach das. Das interessiert später keinen mehr, ob du mit 24, 25 oder 26, 27 oder Anfang 30 die Ausbildung abschließt. Wenn du jetzt gerade glaubst, das zu machen (…) und so ein bisschen so den Kognitionen auf den Grund zu gehen, die zu diesem Druck irgendwie führen.“ (NJ, Z. 100–113)

In einem zweiten Interviewabschnitt verdeutlicht NJ das Einüben der funktionalen Gedanken anhand von Beispielen. Die Etablierung funktionaler Kognitionen habe wiederum Auswirkungen auf die Emotionen der Person. Die Intention der kognitiven Arbeit besteht also letztendlich darin, Ängste, depressive Verstimmungen oder Aggressionen zu reduzieren:

„Ich glaube, man sagt ja auch immer, man kann funktionale Kognitionen oder funktionale Gedanken üben, damit dann irgendwann auch die gefühlsmäßige Einsicht kommt, dass man sich immer weiß ich nicht zum Beispiel, wenn man sich wieder dabei ertappt, dass dieser Gedanke kommt: Alle wissen es, nur ich nicht, dass man dann sagt: Ach komm, stimmt doch gar nicht. Weil du weißt doch ganz genau von Lisa und Peter und vom Hans, dass die es auch noch nicht genau wissen. Ja, dass man sich dann immer wieder die funktionalen Gedanken übt. Oder sowas wie: Oh Gott, ich muss jetzt anfangen zu studieren direkt im Wintersemester, nachdem ich das Abitur gemacht habe, weil sonst, weiß ich nicht, wird aus mir nichts werden.“ (NJ, Z. 190–198)

Die PsychotherapeutInnen nehmen bei ihren PatientInnen im Übergang Schule-Beruf dysfunktionale Gedanken unterschiedlicher Ausrichtung wahr, welche in der Therapie aufgegriffen werden. Die genannten Kognitionen beziehen sich zum Beispiel negativ auf die eigene Person oder auf zukünftige Anforderungen und Ziele. Im Folgenden werden die Kognitionen und die dazugehörigen Therapieansätze in Bereiche zusammengefasst und anhand von Interviewbeispielen vorgestellt. In einigen Interviews wird darüber hinaus auch die oben beschriebene Vorgehensweise des Aufspürens und Hinterfragens von dysfunktionalen Gedanken im Therapieprozess mit Jugendlichen zwischen Schule und Beruf verdeutlicht:

Als Erstes sei die Veränderung von Gedanken über die eigene Unzulänglichkeit und mögliches Versagen genannt. Dieser Bereich dysfunktionaler Gedanken richtet sich auf die vermeintliche Unzulänglichkeit der eigenen Person. Es wird beispielsweise davon ausgegangen, dass es der eigenen Person an Fähigkeiten für die Ausübung eines bestimmten Berufs fehle und dass es nicht gelinge, diese zu erlernen. Im schulischen Bereich besteht beispielsweise die Annahme, den schulischen Anforderungen nicht gewachsen zu sein und in der Folge eine schlechte Note zu bekommen. Als psychotherapeutische Interventionen werden zum Beispiel ein Perspektivwechsel und eine Änderung des Bezugspunktes von sich selbst auf andere Umstände genannt, wie GY im Interview beschreibt:

„In Bezug auf den Beruf hatte sie dann für sich die Idee bekommen: ‚Ich kann das gar nicht. Ich bin dafür gar nicht geeignet.'" (GY, Z. 32–33)

(...)

„Und es war anfangs sehr schwierig, und da brauchte sie viel Begleitung durch mich, dass man auch mal so zu lernen diesen Perspektivwechsel, und bezieh nicht immer alles auf dich, und ja, das BUFDI-Jahr ist jetzt fast beendet und dann wird sie weitermachen." (GY, Z. 46–48)

Weiterhin sagt GY:

„Und die dann auch wieder den Eindruck haben. OK. Ich kann es nicht, und dann gibt es wieder, kriege ich wieder eine schlechte Note, dann kommen wieder die ganzen Ängste hoch." (GY, Z. 319–321)

Darüber hinaus können Zweifel dahingehend bestehen, nicht belastbar genug zu sein, den Anforderungen nicht gerecht zu werden, nicht über ausreichend Fähigkeiten zu verfügen und das gesetzte Ziel demnach nicht zu erreichen. Sich in Psychotherapie befindende Jugendliche fühlen sich durch ihre psychische Beeinträchtigung oftmals derart belastet, dass sie sich nicht zutrauen, nach dem Abschluss der Schule den Berufs- bzw. Ausbildungsalltag zu meistern. Die dysfunktionalen Kognitionen aus diesem Bereich thematisieren bei genauerer Betrachtung meist die Befürchtung, zu versagen:

„Ja, also viel im Vordergrund stand ja also, wenn ich da jetzt zum Beispiel als Friseurin oder so anfange, (...) Kann ich das schaffen? Schaffe ich das überhaupt? Bin ich überhaupt belastbar genug? Krieg ich irgendwie die, habe ich die Fähigkeiten? Was ist, wenn ich, wenn ich da versage. Da war auch noch so ein Thema. Ich versage. Ich schaffe das nicht. Ich bin nicht belastbar genug. Was ist, wenn ich den Anforderungen nicht gerecht werden kann? Wenn ich da auf einmal Angst habe? Wenn ich da irgendwie komisch angesprochen werde oder mich jemand anspricht auf meine Optik, oder dass ich vielleicht die Haare nicht richtig schneide oder so? Wenn ich da abgewertet werde, wie gehe ich dann damit um?" (OC, Z. 66–73)

Weiterhin geht es im Rahmen der kognitiven Arbeit um das Richtigstellen der Annahme, dass Arbeit und erworbene Abschlüsse den Wert der eigenen Person bestimmen.

Ein Teil der Jugendlichen definiert in der Wahrnehmung der befragten PsychotherapeutInnen die Wertigkeit der eigenen Person über eine gut honorierte Arbeit oder über erworbene Abschlüsse. Es wird ausgeführt, dass diese Jugendlichen stark unter Druck ständen und dem Übergang zwischen Schule und Beruf wenig gelassen begegnen könnten. Die Jugendlichen gingen davon aus, dass hohe Erwartungen an sie gestellt würden und dass sie etwas Prestigeträchtiges studieren müssen, um diesen Erwartungen gerecht zu werden. Kognitionen aus diesem Bereich seien stark durch das Elternhaus geprägt. Demnach gehe es hier nicht nur darum, die Kognition der jugendlichen Patienten, sondern auch die der auf sie einwirkenden Erziehungsberechtigten zu verändern. An dieser Stelle solle das Bezugssystem dazu befähigt werden, umzudenken und in einem zweiten Schritt im häuslichen Rahmen funktionalere Kognitionen vermitteln.

> *„Aber, (...) für manche ist es eben auch ein ganz zentraler Punkt, weil die, glaube ich, auch in ihrem Elternhaus gelernt haben, dass man sich auch über Arbeit und Abschluss usw. definiert. So die Wertschätzung als eigene Person und die haben da echt zu knapsen, die eben so groß geworden sind, dass man. Man muss einen guten Abschluss haben. Man muss einen Beruf haben mit viel Geld, der angesehen ist und so."* (GY, Z. 203–207)

Weiterhin führt GY aus, dass in Bezug auf Schule oftmals Druck empfunden werde:

> *„(...), der eben auch mit der Schule zu tun hatte, also Druck vom Elternhaus her. Du musst aber dein Abi machen und so weiter und sofort, und das war eben so, dass wir in der Familie auch viel gearbeitet haben in Elterngesprächen oder in eben gemeinsamen Gesprächen."* (GY, Z. 63–66)

Dieses Gefühl, unter Druck zu stehen, setze sich oftmals mit dem Übergang ins Studium oder den Beruf fort:

> *„Ja, und tatsächlich auch habe ich das Gefühl häufig in den Familien, die so gut mittelständisch sind, wo ich mir manchmal nicht so ganz sicher bin, ob der Druck, den sich die Jugendlichen machen, nur von den Jugendlichen selber kommt oder auch diese wahrgenommenen Erwartungen vielleicht auch von den Eltern so nach dem Motto: Ich muss jetzt irgendwas Gutes machen. Ich muss jetzt auch was Gutes studieren, weil vielleicht das Umfeld, das von mir erwartet, weil ich ja vielleicht gute Noten in der Schule habe, und dann kann ich jetzt ja nicht eine Ausbildung zum Kraftmann machen oder sowas. Da muss ich ja schon wirklich was, was Wichtiges studieren oder so."* (NJ, Z. 42–49)

In den beiden folgenden Interviewausschnitten beschreiben die PsychotherapeutInnen, wie sie vorgehen, wenn sich Jugendliche bei Übergangsfragen zu sehr unter Druck gesetzt fühlen. Im ersten Beispiel wird die im vorhergehenden Text kurz erläuterte Vorgehensweise der kognitiven Umstrukturierung angewandt, wie NJ beschreibt:

> *„Das kann natürlich zum einen diese wahrgenommene Erwartungshaltung der Eltern und zu gucken: Ist das jetzt wirklich eine Delegation von irgendwelchen Familiengeschichten? Und zu gucken: Warum, warum setzt du dich so unter Druck? Ist es wirklich? Was steckt dahinter? Und dass dann auch diese Annahme mit den ganzen kognitiven Methoden, die man so hat, Technik, wie auch immer, dem Ganzen auf die Spur zu kommen. Was für eine Annahme liegt dahinter? Sowas wie, weiß ich nicht: Ich muss es perfekt machen oder so. Das könnte man dann ja gut, gut bearbeiten, gut umstrukturieren. Ich glaube tatsächlich, dass eher so diese kognitive Arbeit da relevant ist, verbunden mit so normalisieren."* (NJ, Z. 113–121)

Nicht zuletzt zielen die kognitiven Ansätze auf die Modifikation der Annahme ab, dass direkt nach dem Schulabschluss ein konkreter Ausbildungs- und Berufsplan eingeschlagen sein sollte.

In der Wahrnehmung der PsychotherapeutInnen sähen sich Jugendliche am Ende der Schulzeit mit einer möglichst zeitnahen Entscheidung für einen beruflichen Werdegang oder für ein Studium konfrontiert. Es entstehe bei ihren PatientInnen der Eindruck, alle anderen würden schon wissen, was sie machen wollen, nur man selbst nicht. Dieser „Denkfehler" wird im folgenden Beispiel von der Psychotherapeutin durch kognitive Gesprächstechniken revidiert. Sie versucht den Blick darauf zu lenken, dass man sich Zeit nehmen dürfe und dass es eine längere Zeit dauern könne, den Übergang Schule-Beruf zufriedenstellend zu gestalten, wie sie im Folgenden erzählt:

> *„Also ich habe zwei, drei, wo jetzt das Abitur ansteht nächstes Jahr, wo natürlich auch sich Probleme dahingehend: Was möchte ich machen? Oh je, alle anderen wissen irgendwie schon, was sie machen wollen und ich noch nicht."* (NJ, Z. 2–4)

Weiterhin führt sie aus:

> *„Da zu sagen: Komm, du bist 17. Dann kannst du dir durchaus mal ein Jahr frei nehmen, und überleg doch mal, was das für Vorteile haben kann."* (NJ, Z. 198–200)

7.6.5 Passungsorientierte Ansätze

Die Analyse der Gesprächsdaten führte zur Bildung von Kodes, welche das Bestreben der TherapeutInnen aufzeigt, für oder mit den PatientInnen einen Beruf zu finden, der zu ihren Fähigkeiten und Stärken passt. In der weiteren Kodierarbeit wurde auf Grundlage dieser Kodes die Kategorie „passungsorientierte Ansätze" gebildet. Bei der Begleitung von Jugendlichen zwischen Schule und Beruf im Rahmen der Psychotherapie werden passungsorientierte Ansätze noch häufig genannt, was sich in der Interviewanalyse zeigt:

> *„Dass sie dann was für sich finden will, was zu ihr passt, sie sich da selber aber ganz wenig zutraut und auch gar nicht so richtig weiß, wo ihre Stärken liegen. Und da sind wir im Moment so ein bisschen dabei zu gucken: Was sind so ihre Fähigkeiten? Was kann sie gut? Wo hat sie Spaß dran? Was kann sie wohl machen?"* (OC, Z. 36–39)

Auch TW führt aus, dass sie es hilfreich finde, in der Therapie zu explorieren, was zu der Patientin oder dem Patienten passe und was ihr/ihm Freude bereite, wie sie sagt:

> *„Macht mir eine Sache einfach Spaß, weil sie zu mir passt? Das wäre ja schon die reife Entscheidung sozusagen."* (TW, Z. 172–173)

Einige interviewte PsychotherapeutInnen stellen in dem Zusammenhang Überlegungen dazu an, inwieweit ein von den PatientInnen angestrebter Beruf unter Berücksichtigung der diagnostizierten psychischen Beeinträchtigung zu ihnen passen könnte. So sei es beispielsweise schwer möglich, mit einem ADHS einen Beruf auszuüben, der besondere Sorgfalt im Umgang mit Dokumenten erfordere. Ebenso beeinträchtige eine soziale Phobie eine Berufswahl, die einen selbstbewussten Sozialkontakt voraussetze, wie sie sagt:

> *„Also ein Steuerberater mit Aufmerksamkeitsdefizitsyndrom ist eine Katastrophe, wenn der da ständig Belege übersieht. Aber ein Polizist mit einer sozialen Phobie ist auch nicht gut. Auch zu gucken: Was passt zu wem?“* (BT, Z. 212–214)

MU formuliert dazu:

> *„Auf jeden Fall depressive Symptome. Sehr starkes selbstverletzendes Verhalten und dann ging es dann drum eben. Wie schaffen die die Schule? Schaffen die die Schule überhaupt? Wie geht's weiter? Wo können wir die anbinden? Wie finden die irgendwie ihren Platz im Leben und ihren Platz im Beruf?“* (MU, Z. 32–35)

Darüber hinaus wird ausgeführt, dass eine psychische Störung häufig die Belastbarkeit beeinträchtige, so dass manche Berufe, bei denen eine hohe Belastbarkeit erforderlich sei, als weniger passend wahrgenommen werden. Beschrieben wird auch, dass manche PatientInnen nicht genug an sich, an ihre Belastbarkeit oder generell an ein positives Gelingen im Beruf glaubten, so dass es in ihrem Erleben keinen Beruf gebe, der zu ihnen passen könnte:

> *„Wenn ich da jetzt zum Beispiel als Friseurin oder so anfange: Kann ich das schaffen? Schaffe ich das überhaupt? Bin ich überhaupt belastbar genug? Krieg ich irgendwie die, habe ich die Fähigkeiten?“* (OC, Z. 66–68)

Das Aufspüren von Stärken und Schwächen wird in vielen Interviews als handlungsleitend bei der Übergangsbegleitung von Jugendlichen zwischen Schule und Beruf benannt. Es gehe darum, *„Kompetenzen (…) und Fähigkeiten“* (DN, Z. 269) zu erkennen und herauszufinden: *„Welche Kompetenzen hat mein Gegenüber?“* (DY, Z. 237). In dem Zusammenhang existiert die gängige Vorstellung, durch Aufspüren der Stärken und Schwächen einen passenden Beruf zu finden.

BT führt dazu aus:

> *„Was hat jemand für Stärken und Schwächen? Das kommt beim Arbeitsamt auch häufig zu kurz. So schulische Tests und Tests vom Arbeitsamt ist aus meiner Sicht an der Realität vorbei.“* (BT, Z. 54–56)

Auch WR gibt an, dass sie mit den Patienten erarbeite, welche Stärken und Schwächen sie hätten und was ihre Wünsche und Interessensgebiete seien:

„Dann versuchen, mit den Patienten zu erarbeiten: Was ist denn mit meinen Stärken und Schwächen? Was kann ich denn vielleicht gut, nicht so gut? Was sind meine Wünsche? Wo ist eigentlich mein Interessensgebiet?“ (WR, Z. 21–23)

Einen Beruf zu wählen, der gut zu den eigenen Fähigkeiten passe, ermögliche, so NJ, eine realistische Lebensplanung:

„Und auch zu gucken, so eine realistische Lebensplanung. Passt das denn gerade zu jemandem, der vielleicht, weiß ich nicht, einen Abi-Schnitt von 3,5 hat. Ok gut. Vielleicht überlegen wir mal, was es vielleicht für Alternativen gibt, die vielleicht nah dran sind.“ (NJ, Z. 148–151)

Eine der interviewten Kinder- und JugendlichenpsychotherapeutInnen, die im Rahmen ihrer vorherigen Arbeit in der Berufsberatung Übergänge passungsorientiert begleitet habe, grenzt sich in Bezug auf die Übergangsbegleitung im psychotherapeutischen Rahmen von einem passungsorientierten Ansatz ab. Sie unterscheidet deutlich darin, was berufskulturell zum Bereich Psychotherapie und was in die Berufsberatung gehöre:

„Und das mache ich hier nicht. Das mache ich nicht! Das ist nicht mein Job. Hier geht es eher darum, dass ich die Jugendlichen darin unterstütze, für sich selber erstmal eine, eine Feinabstimmung zu finden, womit sie sich auch authentisch fühlen. Und ich versuche nicht sofort zu überprüfen, wie realistisch ist das?“ (RN, Z. 91–94)

7.6.6 Übergangsbezogene Beratungsansätze

Im Folgenden werden die Vorstellungen der AkteurInnen über die Nutzung von übergangsbezogenen Beratungsansätzen in der Kinder- und Jugendlichenpsychotherapie aufgezeigt.

DN führt dazu aus:

„Oft sehen wir die in regelmäßigen Abständen und bekommen dann auch Entwicklung mit, machen da auch Schullaufbahnberatung und überlegen gemeinsam auch: Welche beruflichen Ziele sind umsetzbar? Wie entwickelt sich das alles?“ (DN, Z. 23–25)

Auch DY gibt an, im Rahmen der Psychotherapie ein „Coaching“ vorzunehmen:

„Da habe ich mal einen Patienten gehabt, mit dem habe ich echt so tatsächlich. Das war mehr Coaching. (…). Was gibt es für Studiengänge? Der studiert jetzt tatsächlich Jura. Aber ich finde, das ist häufig so. Wenn ich diese Diagnosen, also meine Patienten mit den Diagnosen durchgehe, ist das echt häufig so.“ (DY, Z. 35–39)

Auch DN führt aus, dass sie ihre PatientInnen in Bezug auf die Berufsentwicklung berate. Sie benennt die Diagnostikkompetenz der PsychotherapeutInnen als wichtige Kompetenz für die Beratung in Bezug auf die Berufslaufbahn:

> *„Ist viel auch diagnostischer Auftrag, und ich einfach auch weiß, wie jemand läuft im Bereich einer Lernbehinderung was seinen IQ angeht. Dann würde ich den anders beraten hinsichtlich auch seiner Berufsentwicklung und vielleicht nicht Richtung Studium."* (DN, Z. 378–380)

Die Aussagen der PsychotherapeutInnen lassen ein enges Beratungsverständnis erkennen, bei dem es um den Informationsaustausch oder die Informationsbereitstellung sowie um eine Orientierungshilfestellung geht. So nehmen sich die TherapeutInnen bei der Übergangsbegleitung ihrer PatientInnen zwischen Schule und Beruf insbesondere dann beratend wahr, wenn sie informierende Gespräche mit ihren PatientInnen führen. Konkret handelt es sich dabei zum Beispiel um das Infomieren über Bewerbungsfristen, über dafür zuständige Ämter oder über berufsvorbereitende Maßnahmen.

DY führt beispielsweise aus:

> *„Da geht es, also bei denen. Ich habe jetzt gerade zwei im Kopf. Da geht es wirklich darum: Bis wann muss ich mich bewerben? Was brauche ich für Unterlagen? Zu welchen Ämtern muss ich gehen, wenn ich eine beglaubigte Kopie meines Zeugnisses brauche? Das ist ja tatsächlich mehr Beratung als Psychotherapie, finde ich."* (DY, Z. 43–46)

Die oben beschriebenen Beratungsansätze werden zwar als Teil der Psychotherapie, jedoch selbstverständlich nicht als Kernaufgabe der Psychotherapie, gesehen. Auch in einigen anderen Interviewsequenzen wird Beratungshandeln als Teil der Psychotherapie beschrieben. DN gibt zum Beispiel an, häufig in Bezug auf berufsvorbereitende Maßnahmen und Rehamaßnahmen zu beraten. Dies sehe sie zwar nicht als *„originär"* ihren *„therapeutischen Job"* an, hält ein derartiges Vorgehen jedoch für hilfreich, um Vertrauen zu schaffen, Ideen zu generieren und Möglichkeiten zu eröffnen:

> *„So wie in Rehamaßnahmen, in der berufsvorbereitenden Maßnahme, Einstiegsqualifizierungsjahr. Also all diese Dinge und die Begriffe habe ich nicht in der Therapeutenausbildung gelernt. Ich merke aber, wenn ich über diese Themen spreche mit Jugendlichen und jungen Erwachsenen, dass es für die wichtig ist, wenn ich mit denen spreche, mitzubekommen: Da kennt sich jemand aus und hat irgendwie vielleicht auch noch Ideen. Ich begreife das nicht als originär meinen therapeutischen Job, aber ich benutze das dann in dem Moment, dass ich das weiß, um einfach Ideen zu generieren und Möglichkeiten aufzumachen."* (DN, Z. 152–159)

Eine etablierte, vielfach eingesetzte und von den PsychotherapeutInnen anerkannte informierende Beratungsform ist die Psychoedukation. Dabei handelt es sich um die Aushändigung von Informationen zu einem bestimmten Störungsbild.

Wie sie Psychoedukation im Rahmen der Übergangsbegleitung ihrer PatientInnen zwischen Schule und Beruf einsetzt, wird von der Therapeutin GY im Folgenden ausgeführt:

> *„Es ging viel um Psychoedukation, also: Was ist eine soziale Phobie? Was ist eine Depression? Und da hat sie auch Material und Bücher von mir mitbekommen zum Lesen und ich habe. Was habe ich noch gemacht? Wir haben über Bewertungsangst / Leistungsangst gesprochen, eben sich im Praktikum zu zeigen, seine Arbeit zu zeigen und eine Rückmeldung zu bekommen."* (GY, Z. 66–70)

Dass informierende Beratungsansätze einen Teilbereich der Psychotherapie ausmacht, wird auch daran deutlich, dass fachlich-inhaltliche Beratungskompetenzen als hilfreich für die Übergangsbegleitung im Rahmen der Psychotherapie genannt werden:

> *„Ich glaube, ich finde, man muss auch über das Schul- und Ausbildungssystem informiert sein, um zu wissen, was man den Leuten einfach auch erzählt. Also Informationen braucht man ganz viel."* (GY, Z. 410–412)

Auch DN hält es für wichtig, über das Ausbildungs- und Studiensystem informiert zu sein, um eine gute Beratung im Rahmen der Psychotherapie zu gewährleisten:

> *„Also für den Ausbildungs- und Studiengang, glaube ich, dass das Auskennen in den Hilfesystemen und nicht nur im SGB 5 da total relevant sein kann und kommt vielleicht noch ein bisschen zu kurz."* (DN, Z. 365–367)

Auch die folgende Therapeutin NJ beschreibt fachlich-inhaltliche Kompetenzen als hilfreich für die Übergangsbegleitung von Jugendlichen zwischen Schule und Beruf:

> *„Ich überlege gerade, ob das jetzt spezielle. Natürlich Wissen darüber im Rahmen von den BuS-Klassen oder Bußgeld, Sozialstunden. Was für Möglichkeiten gibt es da eigentlich?"* (NJ, Z. 279–281).

Es werden auch Überlegungen angestellt, inwieweit diese informierende Beratung im Rahmen der Psychotherapie vertretbar ist. GY führt aus, dass sie zwar Anregungen dahingehend gebe, was derjenige tun könnte, aber sie würde nicht konkreter werden. Die Orientierung gebende Funktion verortet sie demnach berufskulturell im Rahmen der Psychotherapie. Wenn es um konkretes berufsorientiertes Handeln geht, zum Beispiel um das Finden einer Stelle, sieht sie PsychotherapeutInnen nicht mehr als zuständig an (vgl. GY, Z. 363–365)

Eine andere Therapeutin führt in Bezug auf informierende Beratungsansätze im Rahmen der Übergangsbegleitung zwischen Schule und Beruf aus:

> *„dass eigentlich ja irgendwie die Behandlung der psychischen Störung der Hauptfokus der Psychotherapie ist, dass das ja aber ein wichtiger Bereich davon sein kann, der zur Stabilisierung beiträgt, und das würde ich sehr transparent, glaube ich, besprechen."* (DN, Z. 247–250)

Es zeigt sich anhand der zuvor genannten Ausführungen, dass PsychotherapeutInnen unter Beratung vor allem die informierende Beratung verstehen. Diese wird selbstverständlich und häufig in die Psychotherapie integriert. Die Kinder- und JugendlichenpsychotherapeutInnen versuchen dabei die therapeutische Tätigkeit gegen eine beratende Tätigkeit im Rahmen der Psychotherapie abzugrenzen. Es zeigt sich in den Interviews, dass Beratungselemente in Maßen, mit guter Begründung und, wie bei anderen Handlungsansätzen auch, am besten im Rahmen des Heilungsauftrags in die Psychotherapie integriert werden.

Therapiephasen, die sich intensiv mit dem Übergang zwischen Schule und Beruf beschäftigen, sollten so zum Beispiel laut der Kinder- und Jugendlichenpsychotherapeutin DN vor allem dann in Betracht gezogen werden, wenn sie zur Gesundung beitragen, also der Heilung eindeutig dienlich sind. DN betont, dass Psychotherapie eine durch die Krankenkasse finanzierte Heilbehandlung sei. Daher sei es notwendig, zu überprüfen, ob beratende Anteile in der Psychotherapie dazu beitragen, die psychische Symptomatik zu reduzieren (vgl. DN, Z. 363–365).

Auch DY sieht laufbahnberatende Anteile im Rahmen der Psychotherapie als unterstützend für eine psychische Stabilisierung an. Sie fokussiert sich in dem Zusammenhang mehr auf den therapeutischen Hintergrund und die damit verbundenen Kompetenzen im Umgang mit psychischen Störungen und betont, dass der psychotherapeutische Ausbildungshintergrund notwendig bei der Begleitung von Menschen mit psychischen Beeinträchtigungen im Übergang Schule-Beruf sei:

> *„Also wenn es um ganz praktische Berufsberatung geht, dann bräuchte man da keine psychotherapeutische Ausbildung. Aber wenn es natürlich nochmal darum geht, und das ist ja natürlich nochmal genau die Herausforderung, die wir haben. Warum ist es für unsere Patienten manchmal auch so schwierig? Da hilft natürlich der therapeutische Hintergrund."* (DY, Z. 182–185)

7.6.7 Weitere Handlungsansätze

Zu den Vorstellungen der AkteurInnen über professionelle Handlungsvollzüge bei der Übergangsbegleitung von Jugendlichen zwischen Schule und Beruf im Rahmen der Psychotherapie gehören auch das Einnehmen einer Begleiterrolle, die Förderung eines Selbstwertaufbaus, Ressourcenaktivierung, Persönlichkeitsbildung und die Orientierung an den subjektiven Wünschen und Zielen der jungen Menschen.

So wird im folgenden Beispiel im Interview mit DN herausgestellt:

> „*Je mehr man mit sich selbst persönlich aufgeräumt ist, und ich denke in so Bereichen tatsächlich an Arbeit am Selbstbild, sich im Klaren zu sein über eigene Stärken und Schwächen, vielleicht auch über Ressourcen und Kompetenzen, Interessen und Fähigkeiten, also all diese Begrifflichkeiten, mit denen man ja auch viel arbeitet.*“ (DN, Z. 267–271)

Auch RN beschreibt bei der Übergangsbegleitung von Jugendlichen, die sich bei ihr in Psychotherapie befinden, ein ressourcenorientiertes Vorgehen:

> „*Also viel ressourcenorientiert, also eher dahin gucken: Wo sind die Stärken des Jugendlichen? Was traut er sich zu? Ja, also manchmal habe ich hier so den Eindruck, dass von den Eltern dann eher so ein schulischer Weg favorisiert wird, der Jugendliche aber selber Schule mehr so als Kampf immer empfunden hat und dann eher zu gucken. Dann ressourcenorientiert Fragen zu stellen und auch im Sinne von: Wie plane ich meine Zukunft mit meinen eigenen Fähigkeiten? Da für sich einen Weg zu finden.*“ (RN, Z. 51–65)

An anderer Stelle im Interview sagte RN weiterhin:

> „*In dem Bereich, glaube ich, bin ich sehr ressourcenorientiert und eher, dass ich mich mit dem Jugendlichen so auf den Weg mache: Was kann er eigentlich? Was will er?*“ (RN, Z. 68–69)

MU führt die Persönlichkeitserklärung und Persönlichkeitsentwicklung als grundlegend bei der Übergansbegleitung seiner PatientInnen zwischen Schule und Beruf an:

> „*Genau so oder Persönlichkeitsklärung und Bearbeitung und so. Ja, ich hab das Gefühl, wenn die älter sind, dann sind die oft eigenmotivierter, wenn die selber das Gefühl haben: Ich möchte mich selbst gerne besser kennenlernen.*“ (MU, Z. 113–115)

An anderer Stelle führt MU im Rahmen des Interviews aus:

> „*Es gibt auch welche, die regeln einfach ganz, ganz viel allein, und dann kriegen die eben mehr Persönlichkeitserklärung oder Persönlichkeitsentfaltung.*“ (MU, Z. 322–223)

Die Psychotherapeutin OC möchte ihre PatientInnen dazu befähigen, sich eigene Kompetenzen, persönliche Ziele, Wünsche und Stärken zu vergegenwärtigen:

> „*Also was ich dann immer wichtig finde, zu gucken, was die Ziele sind. Also zu gucken: Was möchten die Jugendlichen eigentlich? Was sich da zu finden oder zu gucken: Was, wo liegen meine Schwerpunkte oder meine Stärken? Was kann ich so schaffen? Wie bin ich da eigentlich aufgestellt?*“ (OC, Z. 30–34)

Von den PsychotherapeutInnen wird bei der Übergangsbegleitung ihrer PatientInnen zwischen Schule und Beruf die Rolle der Begleiterin oder des Begleiters favorisiert. Es seien bespielhaft einige von vielen Interviewauszügen diesbezüglich erwähnt:

MU führt dazu aus:

> *„Also ganz intuitiv. Als Erstes so Begleiter irgendwie. Wie so ein. Keine Ahnung. Wie so ein Onkel oder großer Bruder. So irgendwie so. Der sich das Ganze mal so ruhig anhört und dann, dann gucken kann. Der vielleicht manche Sachen, ja von einem höheren Aussichtspunkt, schon mal überschauen kann, weil er den Weg auch schonmal gegangen ist. So vielleicht irgendwie."* (MU, Z. 213–218)

Auch OC sieht sich eindeutig in einer begleitenden Rolle:

> *„Also erstmal als begleitende Rolle. Weil ich ja auch erstmal wissen muss, was, was möchte diejenige eigentlich."* (OC, Z. 152–153)

RN sieht sich in einer Unterstützerrolle. Diese grenzt sie von der konkreten Rolle als Begleiter ab:

> *„Also ich bin. Als Therapeutin würde ich mich eher so sehen als Unterstützer. Dass der Jugendliche für sich selber Antworten findet. Nicht in der konkreten Begleitung. Also das wäre dann der nächste Schritt."* (RN, Z. 62–64)

Auch GY zeigt ihre begleitende Rolle auf:

> *„Und es war anfangs sehr schwierig, und da brauchte sie viel Begleitung durch mich. Das mal auch so zu lernen, diesen Perspektivwechsel, und bezieh nicht immer alles auf dich, und ja das Bufdi-Jahr ist jetzt fast beendet und dann wird sie weitermachen."* (GY, Z. 46–48)

Die interviewten Kinder- und JugendlichenpsychotherapeutInnen betonen darüber hinaus nicht an Stelle der PatientInnen entscheiden zu wollen.

Die interviewte Kinder- und Jugendlichenpsychotherapeutin DN führt zum Beispiel im folgenden Interviewausschnitt aus, dass sie die Entscheidungsfindung für einen Beruf den PatientInnen überlasse. Sie empfindet eine meinungs- und absichtslose Grundhaltung als unbedingt notwendig in ihrem Beruf:

> *„Und dann überlegen wir, und ich versuche irgendwie dann da bei der Entscheidungsfindung eher mit zu sortieren. Wir entscheiden ja nicht. Man ist ja auch meinungs- und absichtslos als Therapeut, aber man sortiert ja mit den Leuten. So pro contra. Die dürfen da auch gerne Raum für nutzen."* (DN, Z. 210–213)

8 Diskussion und Einordnung der Untersuchungsergebnisse

Im vorliegenden Kapitel (Kap. 8) werden die zentralen Untersuchungsergebnisse zusammengefasst und interpretiert, wobei ein Bezug zu den eingangs formulierten Forschungsfragen und zur beleuchteten Literatur hergestellt wird. Um eine modellhafte Reduktion der Ergebnisse zu ermöglichen und die Übersichtlichkeit zu erhöhen, werden einige Zusammenhänge anhand von Abbildungen visualisiert. Es wird in diesem Kapitel das Selbstverständnis professionellen Handelns von Kinder- und JugendlichenpsychotherapeutInnen bei der Übergangsbegleitung von Jugendlichen zwischen Schule und Beruf elaboriert, wobei eine Bezugnahme zur im Theorieteil aufgezeigten Übergangs- und Professionalisierungsdiskussion (vgl. Kap. 3; Kap. 4) erfolgt.

In Kapitel 8.1 wird anhand eines Modells visualisiert, wie sich die selbstreflexive Vergewisserung der AkteurInnen (vgl. Buschle/Tippelt 2015: 41; Hartig 2006: 158–160) bei der Entscheidung über die Annahme oder Ablehnung von Aufgaben der Übergangsbegleitung vollzieht beziehungsweise unter welchen Umständen Netzwerkarbeit vorgezogen wird.

In Kapitel 8.2 wird die Reflexion der AkteurInnen über die Notwendigkeit einer Übergangsbegleitung zwischen Schule und Beruf im Rahmen der Psychotherapie herausgestellt. Der Anspruch, bei der Übergangsbegleitung von Jugendlichen zwischen Schule und Beruf tätig zu werden, gehört zu ihrem professionellen Selbstverständnis.

Da das berufliche Mandat (vgl. Nittel 2018: 44), bei der Übergangsbegleitung mitzuwirken, für Kinder- und JugendlichenpsychotherapeutInnen nicht automatisch gegeben ist, wird das Handlungsfeld in berufskulturell anerkannte Theorien und Arbeitsfelder eingebettet (vgl. Kap. 8.3).

Kinder- und JugendlichenpsychotherapeutInnen prüfen zudem ihre Wissensbestände zur Aufgabe der Übergangsbegleitung und entscheiden über einen Handlungsanspruch. Welche Wissensquellen sie dabei nutzen, wird in Abb. 4 dargestellt (vgl. Kap. 8.4).

Es wird im Folgenden weiterhin das Verhältnis der AkteurInnen zur Nutzung von interdisziplinärem Wissen bei der Übergangsbegleitung herausgestellt, indem insbesondere die Einstellung zur Nutzung von übergangsbezogenen Beratungsansätzen (vgl. Kap. 8.7.1) und zum Umgang mit Aufgaben und Wissen, welche der Pädagogik oder Sozialpädagogik zugeordnet werden (vgl. Kap. 8.5), beleuchtet wird.

Darüber hinaus werden in Kap. 8.7.2 die Schnittmenge und die Spezifika von pädagogischer Beratung und von Übergangsbegleitung im Rahmen von Psychotherapie anhand eines Überschneidungsmodells herausgestellt (vgl. Abb. 4).

Bei Kinder- und JugendlichenpsychotherapeutInnen handelt es sich um eine heterogene AkteurInnengruppe, welche nach der Approbation in eine gemeinsame Sinnwelt übergeht. Dieser Zusammenhang wird in Kapitel 8.6 näher beleuchtet.

In Kapitel 8.8 wird erörtert, wieso die interviewten Kinder- und JugendlichenpsychotherapeutInnen eine linear-traditionelle Vorstellung von Übergängen, wie bei einem Stufensystem im Lebenslauf (vgl. Erikson 1950; Super 1994; Levinson 1978), haben und worin das begründet sein könnte.

In Kapitel 8.9 wird diskutiert, welchen Einfluss das von den AkteurInnen verinnerlichte Berufsbild (vgl. Kap. 5) und die damit zusammenhängenden berufsrechtlichen Rahmenbedingungen auf die Übergangsbegleitung haben. Es handelt sich um eine Begleitung von Jugendlichen unter formal-strukturellen Rahmenbedingungen. Dieser Festlegung im beruflichen Handeln begegnen die interviewten AkteurInnen mit Netzwerkarbeit.

8.1 Entscheidung über Annahme, Ablehnung und Delegation von Handlungsaufträgen

Zunächst wird die im Ergebnisteil dargestellte professionelle Entscheidung über Handlungsannahme, Handlungsablehnung und Netzwerkhandeln bei übergangsbezogenen Themen näher elaboriert. Es zeigt sich im Arbeitsfeld „Übergangsbegleitung" beispielhaft, wie sich in der Berufspraxis der PsychotherapeutInnen die Entscheidungsfindung über berufliches Handeln gestaltet.

Zur Konzeption des vorliegenden Modells (vgl. Abb. 3) wurden die Vorstellungen der interviewten Kinder- und JugendlichenpsychotherapeutInnen über eine professionelle Übergangsbegleitung mit Aspekten der Fachdebatte über professionelles berufliches Handeln verbunden und grafisch veranschaulicht.

Die interviewbezogene Erläuterung der in Abbildung 3 verwendeten handlungsbezogenen Kategorien erfolgte im Ergebnisteil in Kapitel 7.5 unter den Abschnitten „Handlungsannahme" (Kap. 7.5.1), „Netzwerkhandeln" (Kap. 7.5.2) und „Handlungsablehnung" (Kap. 7.5.3).

Das Innere des Kreises in Abbildung 3 zeigt die Kinder- und Jugendlichenpsychotherapeutin bzw. den Kinder- und Jugendlichenpsychotherapeuten als AkteurIn bei der Übergangsbegleitung. Im äußeren Ring sind zwei grundlegende Kompetenzen dargestellt, die ein professionelles Handeln bei der Übergangsbegleitung ermöglichen. Dabei handelt es sich um die Kompetenzen „selbstreflektiertes Handeln" (vgl. Buschle/Tippelt 2015; Gieseke 2015: 31) und „flexibles Handeln" (vgl. Hartig 2006: 158–160; Gieseke 2011: 386). Diese Kompetenzen sind grundlegend für die professionelle Entscheidung über die Annahme oder Ablehnung von Handlungsaufträgen oder für die Entscheidung, Netzwerkhandeln durchzuführen.

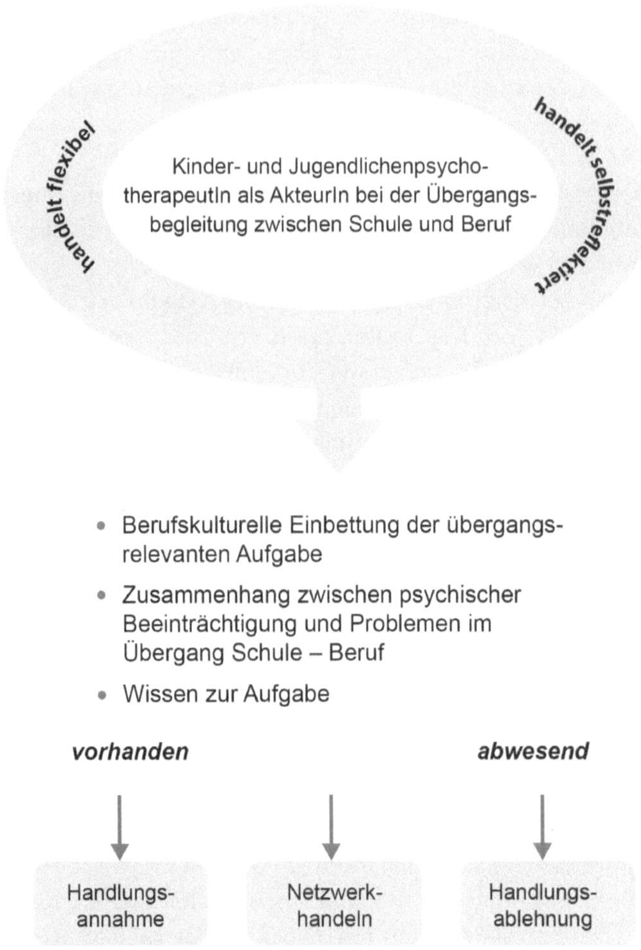

Abbildung 3: Entscheidung über Handlungsannahme, Handlungsablehnung und Netzwerkhandeln bei der Übergangsbegleitung
(Quelle: Eigene Darstellung)

Berufliches Handeln verlangt aufgrund vorhandener Widersprüche und Paradoxien eine reflexive Beachtung. Diese selbstreflexive Vergewisserung ist ein Kernstück professionellen Handelns (vgl. Buschle/Tippelt 2015: 41; Hartig 2006: 158–160) und trifft insbesondere auf „Beziehungsberufe“ zu (vgl. Böhnisch 2002 zitiert nach Sauer-Schiffer/Wahl 2019: 4ff.).

Ob die Aufgabe der Übergangsbegleitung angenommen wird, entscheiden die Kinder- und JugendlichenpsychotherapeutInnen vorrangig danach, ob ein Zusammenhang zwischen der psychischen Beeinträchtigung und den Problemen im Übergang Schule-Beruf besteht oder nicht (vgl. Kap. 7.2.2; Kap. 7.4.3). Dieser Sachverhalt ist in Abbildung 3 als ein fließendes Kontinuum zwischen „vorhanden“ und „abwesend“ dargestellt. Wenn die Probleme im Übergang Schule-Beruf mit einer psychischen Beeinträchtigung zusammenhängen, sind die TherapeutInnen meist dazu geneigt, Handlungsaufträge in Bezug auf die Bewältigung des Übergangs Schule-Beruf anzunehmen oder die Kombination einer Handlungsannahme und Netzwerkhandlungen bei Einzelaufgaben vorzunehmen. Es handelt sich dabei oftmals um Handlungen, die direkt mit der Symptomatik in Zusammenhang stehen.

Darüber hinaus wird geprüft, ob die übergangsrelevante Aufgabe berufskulturell eingebettet werden kann (vgl. Kap. 7.4.3) oder ob die Zuständigkeit bei einer anderen Berufsgruppe liegt. Wenn die anstehenden Aufgaben berufskulturell als zum Feld der PsychotherapeutInnen zugehörig angesehen werden können, erfolgt eine Handlungsannahme. Wenn die übergangsrelevanten Aufgaben berufskulturell hingegen als zum Feld der Sozialpädagogik oder Berufsberatung zugehörig betrachtet werden, kommt es meist zum Netzwerkhandeln in Form einer Weiterreichung oder Delegation oder zur Handlungsablehnung.

Kinder- und JugendlichenpsychotherapeutInnen machen den Handlungsanspruch bei Aufgaben der Übergangsbegleitung unter anderem daran fest, ob sie über genügend Wissen in Bezug auf die konkrete Aufgabe verfügen (vgl. Kap. 7.4.1). Das Ausmaß des Wissensbestandes hinsichtlich der jeweiligen Aufgabe der Übergangsbegleitung ist in Abbildung 3 durch die Begriffe „vorhanden“ und „abwesend“ angegeben, wobei es Abstufungen geben kann (vgl. Abb. 3). Die PsychotherapeutInnen reflektieren ihren Wissensbestand hinsichtlich der jeweiligen Aufgabe der Übergangsbegleitung und nehmen die Aufgabe eher an, wenn das Ergebnis der Selbstreflexion aufzeigt, dass eine Auswahl an ausreichendem Wissen in dem jeweiligen Bereich vorhanden ist. Wenn sich bei der Selbstreflexion jedoch herauskristallisiert, dass die zu bewältigenden Aufgaben ihre Kompetenzen übersteigen, lehnen sie die Handlung ab oder delegieren Aufgaben beispielsweise an BerufsberaterInnen, PsychiaterInnen oder SozialpädagogInnen. Sollte nach Selbstreflexion ein mittelmäßiger oder lückenhafter Wissensbestand in Bezug auf die zu erledigende Aufgabe festgestellt werden, wird häufig mit dem Netzwerk zusammengearbeitet.

8.2 Reflexion der AkteurInnen über die Notwendigkeit einer Übergangsbegleitung zwischen Schule und Beruf im Rahmen der Psychotherapie

Die interviewten Kinder- und JugendlichenpsychotherapeutInnen sehen sich in der Verantwortung, den Übergang zwischen Schule und Beruf bei ihren PatientInnen zu begleiten, dabei unterstützend tätig zu sein und gegebenenfalls ihre Kompetenzen dafür zu erweitern (vgl. Kap. 7.1). Der Anspruch, bei der Übergangsbegleitung von Jugendlichen tätig zu werden, gehört demnach zu ihrem professionellen Selbstverständnis.

Die Reflexion der AkteurInnen über die Notwendigkeit einer Übergangsbegleitung lässt folgende berufskulturell verankerten Einstellungen erkennen:

Die Begleitung beim Übergang zwischen Schule und Beruf wird von den interviewten Kinder- und JugendlichenpsychotherapeutInnen vor allem dann als relevant angesehen, wenn das Krisenhafte und Verunsichernde der spezifischen Lebensphase sichtbar wird. Es scheint berufskulturell fest verankert zu sein, krisenhafte Zeiten psychotherapeutisch zu begleiten. Die Fokussierung auf das Krisenhafte ist unter Einbezug der Debatten um professionelles Handeln interessant (vgl. Oevermann 1996 zitiert nach Nittel 2011: 46). Nach Oevermann ist es professionalisierten Berufen im Vergleich zu traditionellen Berufen gemein, die Bearbeitung von Krisen im Gegensatz zu Routinen vorzunehmen. In Oevermanns Theorie, welche vor allem die Prozessperspektive in den Blick nimmt, wird im professionellen Handeln ein ganz bestimmtes Verhältnis von Krise und Routine sowie ein spezifisches Modell lebenspraktischer Autonomie deutlich. Bei der Unterstützung von PatientInnen im Übergang Schule-Beruf zeigt sich beispielhaft, dass ambulant tätige PsychotherapeutInnen ihre PatientInnen vor allem dann in Bezug auf eine bestimmte Lebensphase begleiten, wenn die Situation als krisenhaft und verunsichernd beurteilt wird (vgl. Kap. 7.2.1). Dies wird von Oevermann als Kriterium für professionalisiertes berufliches Handeln genannt.

Der Anspruch, in Krisenzeiten sowie in Zeiten der Verunsicherung für ihre PatientInnen zu sorgen, wird in der beruflichen Selbstreflexion der meisten Kinder- und JugendlichenpsychotherapeutInnen, unabhängig von der Verfahrensausrichtung oder der Berufsbiografie, deutlich. In den Selbstreflexionen der AkteurInnen spiegelt sich an dieser Stelle ein einheitlich gestaltetes Element ihrer Berufspraxis wider. Dieses Phänomen, nämlich die Absicht von AkteurInnen unter Maßgabe der Professionalisierungsbestrebungen ein Interesse an habitualisierten Sorgestrukturen zu entwickeln, die dann zum Gegenstand beruflicher Selbstreflexionen werden, wird auch von Nittel ausgeführt (vgl. Nittel 2011: 57).

Darüber hinaus spiegelt sich in den beruflichen Selbstreflexionen von Kinder- und JugendlichenpsychotherapeutInnen eine Fokussierung auf die Entwicklungsperspektive wider (vgl. Kap. 7.1; Kap. 7.6.1). In der Reflexion über die Übergangsphase zwischen Schule und Beruf verknüpfen die interviewten AkteurInnen die oftmals verunsichernde, ab und an krisenhafte Zeit zwischen Schule und Beruf unmittelbar mit anderen, gleichzeitig stattfindenden Entwicklungsaufgaben. So werden Entwicklungsaufgaben wie „Erwachsen werden", „Ablösung vom Elternhaus" und „alleine wohnen" als parallel zum Übergang Schule-Beruf ablaufend assoziiert.

Anhand der Interviewanalyse wird darüber hinaus deutlich, dass es laut Wahrnehmung der AkteurInnen zum Berufsbild der Kinder- und JugendlichenpsychotherapeutInnen gehört, Entwicklungsthemen zu begleiten. Diese Fokussierung auf Entwicklungsthemen wird unabhängig von Vorerfahrungen und dem erlernten Therapieverfahren deutlich und ist dementsprechend als einheitliche, berufskulturell verankerte Perspektive zu betrachten. Es ist davon auszugehen, dass die Entwicklungspsychologie in die Ausbildung nahezu jedes Therapeuten und jeder Therapeutin integriert wird und damit laut Meinung der AkteurInnen zum Berufsbild gehört. Dies deckt sich mit den Ausführungen zum Berufsbild der PsychotherapeutInnen, welche die Bundespsychotherapeutenkammer mit Vertretern der Fachverbände 2014 erarbeitet hat (vgl. Bundespsychotherapeutenkammer 2014). In dieser wird ausgeführt, dass es zu den Aufgaben von PsychotherapeutInnen, vor allem in der Arbeit mit Kinder- und Jugendlichen, gehöre, die spezifischen Chancen und Risiken der jeweiligen Entwicklungsphasen zu berücksichtigen. Diese Grundhaltung spiegelt sich zudem im Modell der entwicklungsbezogenen Krankheitslehre wider, laut derer Symptome entweder durch das Andauern eines Entwicklungsdefizits entstehen oder in einer belastenden Situation zur Ersatzbildung führen, um die Entwicklungsschwäche zu kompensieren (vgl. Dally 2005: 90). Es lässt sich folglich feststellen, dass die Entwicklungsperspektive fest in der Berufskultur der Kinder- und JugendlichenpsychotherapeutInnen verankert ist und eine einheitliche, nahezu habitualisierte Reflexionsgrundlage für das Handeln innerhalb dieser Berufsgruppe bildet.

In den Interviews reflektieren die TherapeutInnen darüber hinaus aus unterschiedlichen Perspektiven, aus welchen Gründen der Übergang Schule-Beruf für Menschen mit psychischer Beeinträchtigung eine besondere Herausforderung darstellt (vgl. Kap. 7.2.2). Dabei wird deutlich, dass die meisten PsychotherapeutInnen die Notwendigkeit einer Übergangsbegleitung zwischen Schule und Beruf im Rahmen der Psychotherapie mit dem Vorhandensein von ICD-10-Diagnosen und damit verbundenen störungsspezifischen Symptomen begründen. So wird beispielsweise herausgestellt, dass es bei Angststörungen zur Vermeidung von übergangsrelevanten Situationen komme, dass es bei einer Depression schwerfalle, sich zu motivieren und anstehende Aufgaben beim Übergang Schule-Beruf zu bewältigen oder dass es Patienten mit ADHS an Struktur fehle, was es erschwere, einen geregelten Tagesablauf wahrzunehmen (vgl. Kap. 7.2.2). Dass PsychotherapeutInnen die Probleme ihrer PatientInnen anhand von Diagnosen reflektieren, verwundert nicht. Schließlich gehört es eindeutig zum Berufsbild von PsychotherapeutInnen zu diagnostizieren (vgl. Körner 2015: 17) sowie die Diagnostikkriterien psychischer Störungen zu kennen (vgl. ebd.: 17–27). Das Erstellen von Diagnosen sowie das Reflektieren und Begründen aufgrund von Diagnosen gehört zu den vorgeschriebenen, verpflichtenden Aufgaben von PsychotherapeutInnen gegenüber der Krankenkasse und der Psychotherapeutenkammer. Es zeigt sich demnach, dass auch die Diagnose- und Diagnostikperspektive eine einheitliche berufliche Reflexionsgrundlage für PsychotherapeutInnen bildet.

Kinder- und JugendlichenpsychotherapeutInnen werden während der Ausbildung und im Berufsleben genügend Möglichkeiten zur Selbstreflexion offeriert. So erlernen sie beispielsweise in Selbsterfahrungen und Supervisionen – Elemente, die durch die PsychotherapeutInnenausbildung vorgegeben sind – sich selbst und ihr berufliches Handeln zu reflektieren. Dies spiegelt sich in der Interviewanalyse vielfach wider, beispielsweise in diesem Kapitel oder in Kap. 7.4.1, in dem sie über ihren eigenen Wissensbestand zum Thema Übergangsbegleitung reflektieren.

8.3 Legitimation des Handlungsanspruchs durch Einbettung der Übergangsbegleitung in berufskulturell anerkannte Theorien und Arbeitsfelder

Die meisten der befragten Kinder- und JugendlichenpsychotherapeutInnen konstatieren, dass es sich bei der Übergangsbegleitung um einen Bereich handele, der in vielen Therapiesitzungen thematisiert werde (vgl. Kap. 7.1). Die Übergangsbegleitung von Jugendlichen und jungen Erwachsenen zwischen Schule und Beruf ist jedoch kein klassisch psychotherapeutischer Behandlungsschwerpunkt, der üblicherweise in der Behandlungsplanung gegenüber den Krankenkassen oder gegenüber dem Gutachter oder der Gutachterin formuliert wird (vgl. ebd.). Darüber hinaus ist es berufskulturell unüblich, die berufliche Perspektive der PatientInnen konkret in den Blick zu nehmen. Für Kinder- und JugendlichenpsychotherapeutInnen ist das Mandat, bei der Übergangsbegleitung mitzuwirken, demnach nicht automatisch gegeben.

An dieser Stelle wird die Ausführung von Nittel (2018) relevant, der den von Dritten erteilten Auftrag, „das berufliche Mandat", in einem Praxisfeld zu handeln, beleuchtet. Ihm zufolge meint das „berufliche Mandat" den durch die Gesellschaft ratifizierten beruflichen Auftrag dahingehend, eine wichtige Leistung für das Gemeinwesen zu erfüllen. Bei der „Lizenz" handele es sich hingegen um die gesellschaftlich ausgehandelte Erlaubnis, im Beruf etwas tun zu dürfen und jenes zu unterlassen, und dafür ein bestimmtes Machtpotential zu mobilisieren (vgl. Nittel 2018: 44). Weder das berufliche Mandat noch die berufliche Lizenz werden ihm zufolge als feste Größe verstanden. Vielmehr handelt es sich dabei um veränderbare kulturelle Konstrukte (vgl. ebd.: 45).

Da weder die Lizenz noch das Mandat, bei der Übergangsbegleitung mitzuwirken, für Kinder- und JugendlichenpsychotherapeutInnen selbstverständlich gegeben sind, werden sie von den AkteurInnen, wie in den Interviews ersichtlich und im Ergebnisteil beschrieben, in Eigenregie erteilt. Dies erfolgt durch eine Einbettung der „Übergangsbegleitung" in berufskulturell anerkanntere Arbeitsfelder.

So verknüpfen die interviewten Kinder- und JugendlichenpsychotherapeutInnen beispielsweise Interventionen und Behandlungsschritte, welche den Bereich Übergangsbegleitung betreffen, gedanklich und argumentativ mit berufskulturell anerkannteren Theorien und Arbeitsfeldern. Es ist davon auszugehen, dass diese Vorgehensweise, die vermutlich nicht nur den Bereich Übergangsbegleitung, sondern auch andere im Rahmen der Psychotherapie vorkommenden

Themen aus der Lebenswelt der Kinder und Jugendlichen betrifft, nicht nur der Legitimation der Behandlung nach außen hin, also gegenüber den Bezugspersonen, den Krankenkassen oder gegenüber der Gesellschaft dient, sondern auch einer Legitimation nach innen hin, also innerhalb der Berufsgruppe der Kinder- und JugendlichenpsychotherapeutInnen, dienlich sein soll. Die PsychotherapeutInnen rufen dafür aus der klinischen Psychologie oder verwandten Disziplinen berufskulturell anerkannte Wissensbestände ab und verknüpfen sie mit der Übergangsbegleitung zwischen Schule und Beruf.

Berufs- und fachkulturell anerkannte Wissensbereiche zur Einbettung von Themen, welche traditionell nicht Hauptgegenstand der Therapie sind, sind, wie bereits erwähnt (vgl. Kap. 8.2), die Entwicklungspsychologie (vgl. Kap. 7.1) und der Heilungsauftrag (vgl. Kap. 7.3.1). Warum bestimmte Handlungen vollzogen werden, wird von den AkteurInnen wiederkehrend damit begründet. Dies geschieht folgendermaßen:

Die AkteurInnen stellen beispielsweise die berufskulturelle Einbettung her, indem sie den Bereich Übergangsbegleitung im Rahmen der Entwicklungspsychologie betrachten. Auf diese Weise reflektieren sie die Übergangsbegleitung aus dem Blickwinkel ihrer eigenen Berufskultur. Es ist berufskulturell anerkannt, dass PsychotherapeutInnen, insbesondere bei Kindern und Jugendlichen, die spezifischen Chancen und Risiken der jeweiligen Entwicklungsphasen bei der Therapiegestaltung aufgreifen (Körner 2015: 28; Borg-Laufs 2019: 14). Die interviewten AkteurInnen kennen die Bedeutung der Entwicklungsperspektive in ihrem beruflichen Handeln und ordnen das Arbeitsfeld „Übergangsbegleitung“ intuitiv dort ein.

Ferner wird die Lizenz, im Bereich Übergangsbegleitung zu handeln, über den Heilungsauftrag hergestellt. Dabei wird die psychotherapeutische Arbeit mit Jugendlichen zwischen Schule und Beruf in den Kontext der Behandlung eines krankheitswertigen Störungsbildes gesetzt. Die Kinder- und JugendlichenpsychotherapeutInnen stellen demnach ein Handlungsmandat bzw. die Lizenz, zu handeln (vgl. Nittel 2018: 44), her, indem sie den Nutzen einer Übergangsbegleitung von Jugendlichen zwischen Schule und Beruf im Rahmen einer Psychotherapie darin begründen, dass sie die Heilung der PatientInnen unterstützen. Damit wird ein Verständnis professionellen Handelns deutlich, welches sich am medizinischen Modell orientiert (vgl. Engel et al. 2005: 163; Nestmann et al. 2014: 36).

Weiterhin werden „motivationale Ansätze“ (vgl. Kap. 7.6.2), „übungsorientierte Ansätze“ (vgl. Kap. 7.6.3) und „kognitive Ansätze“ (vgl. Kap. 7.6.4) als Ansätze professionellen Handelns bei der Übergangsbegleitung von Jugendlichen zwischen Schule und Beruf aufgeführt. Diese Ansätze weisen eine große Nähe zu den anerkannten Psychotherapieverfahren innerhalb der Richtlinienpsychotherapie, insbesondere zur Verhaltenstherapie, auf (vgl. Kap. 5.1) und sind damit ebenfalls berufskulturell anerkannte Handlungsansätze, welche die Legitimation des Handlungsanspruchs bei der Übergangbegleitung von Jugendlichen zwischen Schule und Beruf unterstützen.

8.4 Reflexion über Wissensbestände

Kinder- und JugendlichenpsychotherapeutInnen machen den Handlungsanspruch bei Aufgaben der Übergangsbegleitung unter anderem daran fest, ob sie über genügend Wissen in Bezug auf die konkrete Aufgabe verfügen (vgl. Kap. 7.4.1). Es erfolgt eine Reflexion über die eigenen Kompetenzen, worauf eine Entscheidung über weitere Handlungsschritte erfolgt (vgl. Kap. 8.1).

In der Berufskultur der Kinder- und JugendlichenpsychotherapeutInnen kursiert Wissen aus unterschiedlichen Disziplinen und Traditionen. Es setzt sich nicht nur aus dem Fachwissen des Therapieverfahrens, welches in der Psychotherapieausbildung erlernt wurde und dem akademischen Wissen aus dem Studium zusammen, sondern besteht auch aus Wissen, welches während der Berufslaufbahn, zum Beispiel während einer früheren Tätigkeit als PädagogIn oder SozialarbeiterIn, erworben wurde (vgl. Kap. 7.4.2).

In Bezug auf die Nutzung verschiedener Wissensquellen zur Deutung von Handlungssituationen bei der Übergangsbegleitung wurde eine Dreiteilung in die Bereiche „Therapieausbildungswissen“, „biographiebezogenes Erfahrungswissen“ und „Studiumswissen“, welches an Universitäten oder Hochschulen erworben wurde, deutlich (vgl. ebd.). Diese Dreiteilung wird in Abb. 4 dargestellt und ausdifferenziert.

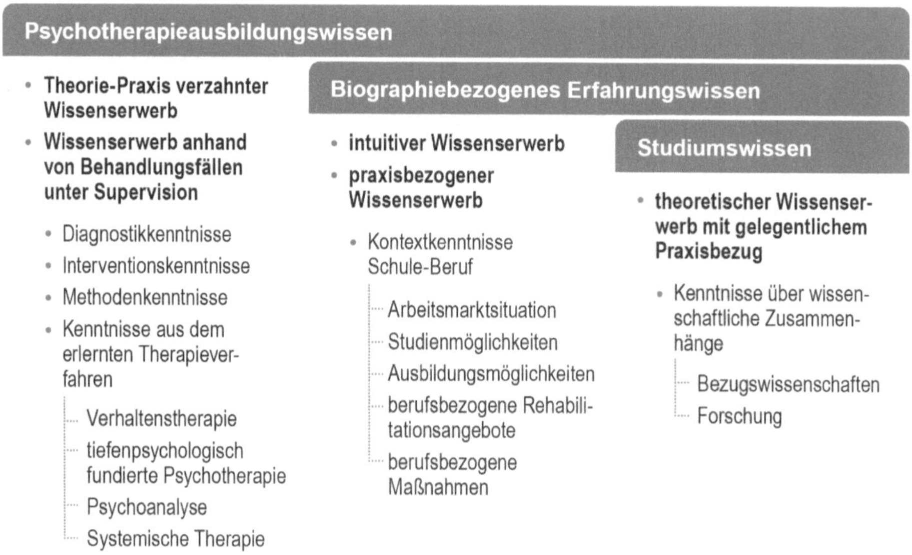

Abbildung 4: Wissensquellen von Kinder- und JugendlichenpsychotherapeutInnen bei der Übergangsbegleitung zwischen Schule und Beruf (Quelle: Eigene Darstellung)

Es handelt sich bei Kinder- und JugendlichenpsychotherapeutInnen um eine AkteurInnengruppe mit divergierenden Vorberufen und therapeutischen Ausrichtungen (vgl. Kap. 5), so dass die AkteurInnen auf unterschiedliche Vorerfahrungen zurückgreifen können und damit jeweils andere Wissensquellen nutzen.

Kinder- und JugendlichenpsychotherapeutInnen greifen demnach bei der Übergangsbegleitung ihrer PatientInnen auch auf Wissen zurück, welches sie während der Berufsbiografie erworben haben. So wird in der Interviewanalyse deutlich, dass die interviewten AkteurInnen angeben, im Praxisalltag von den eigenen biographischen Vorerfahrungen zu profitieren. Dass sich das Wissen einer Berufskultur nicht nur aus wissenschaftlichem Wissen und bestimmtem Fachwissen zusammensetzt, sondern darüber hinaus aus beruflichem Routinewissen und intuitiven Wissensformen besteht, wird auch von Nittel herausgestellt (vgl. Nittel 2002: 24).

Zwar ist es den TherapeutInnen durchaus bewusst, dass sich die professionelle psychotherapeutische Praxis wissenschaftlich durch die klinische Psychologie fundiert (vgl. auch Buchholz 1999: 160), was sich auch in den beruflichen Selbstbeschreibungen widerspiegelt (vgl. Kap. 7.2.2; Kap. 7.3.4), aber dennoch wird Fachwissen anderer Wissenschaften in das Praxisfeld integriert. Es ergibt sich dadurch ein Gefüge aus beruflichen Fachkenntnissen und persönlichen Dispositionen, welche eine Balanceanstrengung erfordern (vgl. Nittel 2002: 24). Das Verhältnis der AkteurInnen zur Nutzung von Wissensquellen ist demnach trotz vereinheitlichter Ausbildungsstrukturen individuell.

8.5 Widersprüchlicher Umgang mit Wissen aus pädagogischen Handlungsfeldern

Die Interviewanalyse verdeutlicht, dass Kinder- und Jungedlichenpsychotherapeutlnnen bei der Übergangsbegleitung ihrer PatientInnen auch auf Wissen zurückgreifen, welches sie mit pädagogischen Handlungsfeldern in Verbindung bringen. Dieses Wissen wurde entweder im Studium oder in der beruflichen Praxis erworben. Es ergänzt die klinische Psychologie als primäre Wissensquelle (vgl. Kap. 7.4.2).

Dass die AkteurInnen auf Wissen zurückgreifen, welches sie mit pädagogischen Arbeitsfeldern in Verbindung bringen, zeigt sich zum Beispiel darin, dass die interviewten Kinder- und JugendlichenpsychotherapeutInnen Handlungsaufträge annehmen, von denen sie den Eindruck haben, dass sie sich eher dem sozialpädagogischen oder pädagogischen Aufgabenbereich zuordnen lassen (vgl. Kap. 7.5.1). Damit meinen sie primär strukturgebende Interventionen, bei denen die Psychotherapeutin oder der Psychotherapeut sehr klar und direkt auftritt. So handeln sie bei der Übergangsbegleitung ihrer PatientInnen zwischen Schule und Beruf phasenweise bewusst direktiv, wenn es darum geht, eine funktionale

Tagesstruktur, welche die schulische oder berufliche Teilhabe ermöglicht, zu erarbeiten. Dieses, dem pädagogischen Bereich zugeordnete, strukturgebende Handeln begründen die AkteurInnen damit, dass es dazu diene, beispielsweise Ängste oder Überforderungen abzubauen also die Symptomatik zu reduzieren (vgl. ebd.), womit sie dem Heilungsauftrag (vgl. Kap. 7.3.1) gerecht werden wollen.

Bei der Übergangsbegleitung ihrer PatientInnen profitieren die Akteurinnen unter anderem von Kontextwissen zum Übergang Schule-Beruf/Studium (vgl. Sauer-Schiffer 2010: 37). Dabei handelt es sich um Kenntnisse zur aktuellen Arbeitsmarkt- und Studiensituation, um Kenntnisse über berufsorientierende Maßnahmen und Programme sowie um einen Überblick über Theorien und Methoden der Berufswahlorientierung (vgl. ebd.).

Es lässt sich also feststellen, dass die interviewten Kinder- und JugendlichenpsychotherapeutInnen zwar die klinische Psychologie als primäre Wissensquelle sehen. Sie handeln und reflektieren aber offen in Bezug auf die Integration von Wissen aus anderen Fachtraditionen. Dies gilt als eine Voraussetzung für professionelles berufliches Handeln (vgl. Gieseke 2011: 386). Der von Gieseke ausgeführte differenzierte Umgang mit interdisziplinärem Wissen zur Deutung von Handlungssituationen in einem Praxisfeld, der eine Voraussetzung für professionelles berufliches Handeln darstellt (vgl. Gieseke 2011: 386), wird demnach von Kinder- und JugendlichenpsychotherapeutInnen umgesetzt.

Es lässt sich in der Interviewanalyse aber gleichzeitig eine Abgrenzung von Aufgaben bei der Übergangsbegleitung von Jugendlichen zwischen Schule und Beruf feststellen, die sich nicht mit dem durch die AkteurInnen verinnerlichten Berufsbild eines Kinder- und Jugendlichenpsychotherapeuten oder einer Kinder- und JugendlichenpsychotherapeutIn vereinbaren lassen, sondern eindeutig mit pädagogischen Berufsbildern, beispielsweise mit dem Beruf des Sozialpädagogen oder der Sozialpädagogin oder dem des Berufsberaters oder der Berufsberaterin, assoziiert werden (vgl. Kap. 7.5.3).

So wird es beispielsweise von den meisten interviewten AkteurInnen abgelehnt, einen konkreten Beruf für ihre PatientInnen zu explorieren oder gar im Rahmen der Therapie Bewerbungen zu schreiben. Vielfach wird sogar geäußert, dass man keine Pädagogin oder kein Pädagoge sei (vgl. ebd.).

Interessanterweise stellt auch Maria Ohling (vgl. Ohling 2015: 158–166) in ihrer Studie zur Veränderung der beruflichen Identität von SozialpädagogInnen durch Weiterbildungen in psychotherapeutisch orientierten Verfahren eine Abgrenzung der PsychotherapeutInnen vom Beruf der SozialpädagogInnen heraus. Bei den interviewten Kinder- und JugendlichenpsychotherapeutInnen hat sie festgestellt: „Sie sind geradezu sehr bemüht, das sozialpädagogische Wissen nicht mit einfließen zu lassen“ (ebd. 2015: 159).

Im Widerspruch dazu steht, dass Kinder- und JugendlichenpsychotherapeutInnen im Rahmen der Therapie eben solche lebensweltlich, praktisch und planerisch orientierte Handlungen beschreiben, die sie mit dem Berufsbild eines Pädagogen oder einer Pädagogin assoziieren (vgl. Kap. 7.5.3). In dem Zusammenhang wird oftmals erläutert, dass in der therapeutischen Arbeit mit jungen Menschen pädagogische Herangehensweisen hilfreich sein können, um psychisches Leid zu lindern.

Diese Widersprüchlichkeiten und Paradoxien treten nicht nur im Berufsfeld der PsychotherapeutInnen, sondern in vielen Berufen unter Professionalisierungsanspruch, auf. Dieser Sachverhalt wird auch von Buschle und Tippelt ausgeführt: „Unterschiedliche und zum Teil widersprüchliche Erwartungen können generell als Realität professionellen (...) Handelns angesehen werden“ (Buschle/Tippelt 2015: 41).

Die bewusste deutliche Abgrenzung der Kinder- und JugendlichenpsychotherapeutInnen zum Beruf der SozialpädagogInnen oder zu PädagogInnen allgemein lässt sich dadurch erklären, dass es sich bei Kinder- und JugendlichenpsychotherapeutInnen vielfach um ehemalige PädagogInnen handelt, die in unterschiedlichen Berufsfeldern tätig waren. Mit dem Beruf Kinder- und JugendlichenpsychotherapeutIn ist ein langer theoretischer wie praktischer Ausbildungsweg verbunden, der sich an ein Studium der Pädagogik, der Psychologie oder der Medizin anschließt. Es ist davon auszugehen, dass sich Kinder- und JugendlichenpsychotherapeutInnen aktiv von SozialpädagogInnen und PädagogInnen allgemein abgrenzen, um den erreichten Berufsstand extern und intern zu schützen.

Mit der Ausbildung und der Approbationsprüfung sehen sich Kinder- und JugendlichenpsychotherapeutInnen in einem neuen Berufsfeld und entwickeln gleichzeitig eine neue berufliche Identität. Ohlig führt aus, dass die befragten Kinder- und JugendlichenpsychotherapeutInnen, welche vorher SozialpädagogInnen waren, nach der Approbation zur PsychotherapeutIn über eine neue berufliche Identität, verbunden mit einer anderen Haltung und anderen Kompetenzen, verfügen als in ihrem Herkunftsberuf. Dies werde auch von den AusbilderInnen verlangt (vgl. Ohlig 2015: 117 ff.).

Dennoch ist das professionelle Handeln von Kinder- und JugendlichenpsychotherapeutInnen in der Praxis nicht so einheitlich, wie es aufgrund der gemeinsamen Berufsbezeichnung und der Approbation zum Psychotherapeuten oder zur Psychotherapeutin zunächst erscheint.

Dies zeigt sich unter anderem an der individuellen Nutzung berufsbiographischen Vorwissens (vgl. Kap. 7.4.2; Kap. 7.3.4) sowie an einer individuellen, teils persönlichkeitsabhängigen Ausgestaltung von Therapieansätzen. Diese Individualität im beruflichen Handeln zeigt sich in den Interviews mit Kinder- und JugendlichenpsychotherapeutInnen vielfach (vgl. Kap. 7.6).

Die AkteurInnen nehmen die klinische Psychologie und nicht die Pädagogik als primäre Bezugswissenschaft wahr. Das lässt sich verständlicherweise dadurch erklären, dass das Berufsbild durch das Psychotherapeutengesetz, durch die Psychotherapeutenkammer und durch den Anspruch der Kassenärztlichen Vereinigungen definiert wird, welche die Klinische Psychologie als Bezugswissenschaft heranziehen.

8.6 Von der heterogenen AkteurInnengruppe zur gemeinsamen Sinnwelt

Die Selbstverständlichkeit, mit der Kinder- und JugendlichenpsychotherapeutInnen interdisziplinäres Wissen flexibel anwenden, lässt sich vermutlich durch ihren disziplinübergreifenden Werdegang erklären. Nur einige von ihnen haben klinische Psychologie studiert und im Anschluss direkt die Ausbildung zur Kinder- und Jugendlichenpsychotherapeutin oder zum Kinder- und Jugendlichenpsychotherapeuten absolviert. Vielmehr handelt es sich um eine eher heterogene AkteurInnengruppe, welche nach dem Abschluss unterschiedlicher pädagogischer oder psychologischer Studiengänge vor der Tätigkeit als TherapeutIn in Berufsfeldern gearbeitet hat, die sich voneinander unterscheiden. Deshalb würden, so schon Buchholz 1999 (vgl. Buchholz 1999: 160), verschiedene TherapeutInnen mit gleichem erlernten Psychotherapieverfahren höchst unterschiedliche Stile, Vorgehensweisen und Lösungsmöglichkeiten ins Auge fassen und realisieren. Dieser Variantenreichtum in der Ausübung ihres Berufes zeigt sich bei der AkteurInnengruppe der Kinder- und JugendlichenpsychotherapeutInnen, wie in der Interviewanalyse ersichtlich, noch heute (vgl. Kap. 7.6).

Der Berufsgruppe gelingt es dennoch, nach der Psychotherapieausbildung homogen als „Kinder- und JugendlichenpsychotherapeutInnen" aufzutreten. Gleichzeitig werden im Praxisalltag interdisziplinäre Inhalte adäquat integriert und entsprechend ihres gesellschaftlichen Auftrags, nämlich der Heilung und der Reduzierung krankheitswertiger psychischer Störungen (vgl. Kap. 7.3.1), nutzbar gemacht. Zudem ergibt sich durch den differenzierten, reflektierten Umgang mit interdisziplinärem Wissen (vgl. Gieseke 2011: 386) ein Handlungsspielraum, der für eine zunehmende Professionalisierung spricht.

Wie (berufs-)biographische Einflüsse das berufliche Handeln mitgestalten, wird von Sauer-Schiffer und Wahl in Bezug auf die Beratungspraxis ausgeführt (vgl. Sauer-Schiffer/Wahl 2019: 5). Die Autoren zeigen auf, dass die Beratenden ihre Biografie als sinnstiftenden und ressourcenreichen Quell ihrer praktischen Arbeit wahrnehmen. Es lasse sich ein erfahrungsbedingter Einfluss (biographisch-induziert oder Ausdruck der eigenen Persönlichkeit) auf ihre tägliche Praxis feststellen, der bewusst für die Beratungspraxis nutzbar gemacht werden sollte und auch wird (vgl. ebd.: 5). Diese Erkenntnis lässt sich zum Teil auf die Berufsgruppe der Kinder- und JugendlichenpsychotherapeutInnen übertragen. Die individuellen Erfahrungen, welche während der Berufslaufbahn erworben wurden, werden von Kinder- und JugendlichenpsychotherapeutInnen in der praktischen Arbeit angewendet und als sinnstiftend und nützlich erlebt. Dies wird unter anderem in den Kapiteln 7.4.2 und 7.4.3 ausgeführt, in denen die interviewten AkteurInnen den Wert ihres persönlichen berufsbiographischen Erfahrungswissens für die Tätigkeit im beschriebenen Praxisfeld herausstellen.

Je nach vorausgehendem Studium der Psychologie, Pädagogik oder Sozialpädagogik können Kinder- und JugendlichenpsychotherapeutInnen auf unterschiedliches akademisches Vorwissen zurückgreifen (vgl. Kap. 5.2). Zudem unterscheiden sich die Wissensbestände nicht nur durch unterschiedliche Studiengänge als Zugangsvoraussetzung für die PsychotherapeutInnenausbildung, sondern auch durch die Individualität ihrer Berufsbiografien (vgl. Kap. 7.4.2; Kap. 8.4). Darüber hinaus wird in der TherapeutInnenausbildung eines der vier Therapieverfahren, Verhaltenstherapie, tiefenpsychologisch fundierte Psychotherapie, Psychoanalyse und systemische Therapie, gewählt, so dass es auch in der Therapieausbildung zur Generierung interdisziplinärer Wissensbestände kommt. Kinder- und JugendlichenpsychotherapeutInnen verfügen über eine Auswahl an fachlichen Ausbildungen in psychotherapeutischen Verfahren, die letztlich auf persönliche Präferenzen zurückgehen (vgl. dazu auch Thom/Ochs 2013).

Der berufsbiographischen Heterogenität der zur Ausbildung zugelassenen Kinder- und JugendlichenpsychotherapeutInnen steht auf der anderen Seite eine Homogenität in Form von vereinheitlichten Ausbildungsstrukturen entgegen. Auch das Staatsexamen und die Approbation, welche die meisten PsychotherapeutInnen nach Abschluss der Ausbildung erreichen, tragen dazu bei (vgl. Kap. 5.2).

Die Heterogenität der Berufsgruppe weicht also mit Beginn der Therapieausbildung auf, da diese durch das Psychotherapeutengesetz vereinheitlichte Ausbildungsstrukturen vorgibt (vgl. Gesetz über die Berufe des Psychologischen Psychotherapeuten und des Kinder- und Jugendlichenpsychotherapeuten 1998, vgl. Kap. 5.1). Hier ergeben sich aufgrund der vier wählbaren Psychotherapieverfahren zwar Unterschiede (vgl. 7.3.4), aber aufgrund der gemeinsamen Grundlagenvermittlung, der gleichen Ausbildungsstruktur sowie durch die einheitliche Approbationsprüfung (vgl. Kap. 5.2) auch Gemeinsamkeiten, welche zu einer stärkeren Homogenisierung und zu einer gemeinsamen Sinnwelt (vgl. Schütze 1996 zitiert nach Nittel 2011) der Berufsgruppe beitragen. Die AkteurInnen bringen z. B. unabhängig davon, welches Psychotherapieverfahren sie erlernt haben, ihr Handeln mit dem Heilungsauftrag in Verbindung (vgl. Kap. 7.4.3). Auch ein Denken in Diagnosen (vgl. ebd.) bestätigt, dass bei den Kinder- und JugendlichenpsychotherapeutInnen eine gemeinsame Sinnwelt vorzufinden ist.

Darüber hinaus ist das Einnehmen einer meinungs- und absichtslosen Grundhaltung sowie der Vorsatz, nicht an Stelle der PatientInnen zu entscheiden (vgl. Kap. 7.4.3), fest in der gemeinsamen Sinnwelt (vgl. Schütz 1996 zitiert nach Nittel 2011) der interviewten AkteurInnen verankert. Dabei ist es nicht relevant, welcher Ausbildungs- und Berufsweg vorher durchlaufen oder welches Psychotherapieverfahren erlernt wurde.

Auch die räumlichen, zeitlichen und strukturellen Kontextbedingungen sind für alle Kinder- und JugendlichenpsychotherapeutInnen gültig, sofern sie ambulant im Rahmen des Kassensystems tätig sind, was zu einer Homogenisierung der Berufsgruppe beiträgt. So sind Kinder- und JugendlichenpsychotherapeutInnen beispielsweise bei der Durchführung ihrer Psychotherapien vorwiegend an die Praxisräume gebunden (vgl. Kap. 7.3.2). Zudem steht ihnen ein begrenztes Zeitkontingent zur Verfügung, was sich durch die Beantragung und notwendige Bewilligung von Psychotherapiestunden ergibt (vgl. Kap. 7.3.3).

Darüber hinaus werden die Ausbildungs- und Prüfungsinhalte durch das Psychotherapeutengesetz (vgl. Gesetz über die Berufe des Psychologischen Psychotherapeuten und des Kinder- und Jugendlichenpsychotherapeuten 1998; Gesetz über den Beruf der Psychotherapeutin und des Psychotherapeuten 2020) festgelegt, was eine gewisse Vereinheitlichung garantiert. Insgesamt betrifft die Homogenisierung der Berufsgruppe demnach vor allem den formal-strukturellen Bereich.

8.7 Beratung, Psychotherapie und Übergangsbegleitung

8.7.1 Integration von übergangsbezogener Beratung in die Kinder- und Jugendlichenpsychotherapie

Die interviewten Kinder- und JugendlichenpsychotherapeutInnen geben an, bei der Übergangsbegleitung ihrer PatientInnen zwischen Schule und Beruf Beratungselemente in die Psychotherapie zu integrieren (vgl. Kap. 7.6.6). Der vorliegende Einblick in die psychotherapeutische Praxis zeigt, dass Beratungselemente aus Sicht der TherapeutInnen als Teil der psychotherapeutischen Behandlung betrachtet werden (vgl. ebd.). Es lässt sich damit auf AkteurInnenseite eine integrierende Sichtweise, ähnlich wie bei Kupfer et al. 2021 ausgeführt, feststellen:

> „Beratung im *Integrationsmodell* [kann] auch – ‚unter dem Label psychotherapeutische Beratung' – als Teil von Psychotherapie betrachtet werden." (Kupfer et al. 2021: 28).

Die Vorstellungen der interviewten AkteurInnen darüber, was unter übergangsbezogener Beratung als Teil der Kinder- und Jugendlichenpsychotherapie zu verstehen ist, sind vielfältig, was sich sowohl sprachlich als auch in Bezug auf die Beratungsinhalte zeigt. So ist von Schullaufbahnberatung, Berufsentwicklungsberatung, berufsvorbereitender Beratung, Beratung zu Rehabilitationsmaßnahmen bis hin zu Coaching über Studienmöglichkeiten die Rede, sodass sich begrifflich und inhaltlich ein breites Spektrum auftut (vgl. Kap. 7.6.6). Diese Fülle an unterschiedlichen Ansätzen lässt vermuten, dass es weder in Bezug auf die Indikation von Beratungselementen als Teil der Kinder- und Jugendlichenpsychotherapie noch in Bezug auf die inhaltliche Ausgestaltung der Beratungseinheiten einen Konsens gibt. Dieser Umstand verwundert gerade angesichts dessen, dass bereits in der Beratungslandschaft selbst eine Gemengelage vorherrscht, die vor allem aufgrund der noch wenig strukturierten Beratungslandschaft und einem noch nicht eindeutigen konzeptionellen Beratungsverständnis bisher recht unübersichtlich bleibt, nicht (vgl. Kupfer et al. 2021: 11).

Bei der Interviewanalyse wird deutlich, dass die AkteurInnen vor allem dann von Beratung oder Coaching sprechen, wenn es um die Informationsvermittlung im Rahmen der Psychotherapie geht. Es lässt sich somit ein enges Beratungsverständnis, welches einen Informationsaustausch oder eine Informationsbereitstellung in den Vordergrund stellt, feststellen. Diese Form der Beratung lässt sich dem Beratungstyp „informative Beratung" zuordnen und sollte dann erfolgen, wenn das Beratungsanliegen von den Individuen klar formuliert wird (vgl. Gieseke/Opelt 2004). Dass Beratung im Rahmen der Psychotherapie aus Sicht der TherapeutInnen vor allem auf eine Informationsvermittlung abzielt, wird auch daran deutlich, dass fachlich-inhaltliche Beratungskompetenzen (vgl. Sauer-Schiffer 2010: 41–48) als besonders hilfreich bei der übergangsbezogenen Beratung im Rahmen der Psychotherapie angesehen werden. So sei es zum Beispiel für eine gute übergangsbezogene Beratung der PatientInnen förderlich, über das Schul- und Ausbildungssystem informiert zu sein sowie berufsvorbereitende Maßnahmen und Rehabilitationsmaßnahmen zu kennen (vgl. Kap. 7.4.2).

Ansätze, welche den Übergang Schule-Beruf mit der subjektiven Befindlichkeit, beispielsweise mit daraus resultierenden Ängsten, Unsicherheiten oder Lebenskrisen in Verbindung bringen, werden von den interviewten AkteurInnen nicht als Beratung, sondern eindeutig als psychotherapeutische Intervention deklariert (vgl. Kap. 7.6.3; Kap. 7.6.4). Bei Gieseke und Opelt (2004) wird ein derartiges Vorgehen hingegen der biographieorientierten Beratung zugeordnet (vgl. Gieseke/Opelt 2004). Es zeichnet sich an dieser Stelle bereits ab, dass Psychotherapie und Beratung stellenweise große Schnittmengen aufweisen.

Eine etablierte, vielfach eingesetzte und von den PsychotherapeutInnen anerkannte, beratende Behandlungskomponente, welche sich auf die Informationsvermittlung konzentriert, ist die Psychoedukation.

Dabei handelt es sich um die systematische und strukturierte Vermittlung wissenschaftlich begründeter und evidenzbasierter gesundheits-, störungs- und therapierelevanter Informationen und Kompetenzen (vgl. Mühlig/Jacobi 2021: 557 ff.). Zielpersonen von Psychoedukation können Patienten, Risikopersonen oder Angehörige sein (vgl. ebd.). In der Psychotherapie stelle Psychoedukation eine wesentliche Behandlungskomponente dar. Oftmals sei sie einem übergeordneten Interventionskonzept unterstellt (vgl. ebd.).

Psychoedukation hat sich fest in den psychotherapeutischen Behandlungskonzepten etabliert und nimmt damit eine Art Sonderstatus unter den integrierten übergangsbezogenen Beratungselementen ein. Der Einsatz von Psychoedukation bei der Übergangsbegleitung von Jugendlichen zwischen Schule und Beruf wird von den interviewten AkteurInnen mit einer gewissen Sicherheit reflexiv betrachtet (vgl. Kap. 7.6.6) und theoretisch fundiert (vgl. z.B. Mühlig/

Jacobi 2021), was widerspiegelt, dass sich die Psychoedukation fest in der Berufskultur der Kinder- und JugendlichenpsychotherapeutInnen etabliert hat.

Da übergangsbezogene Beratungselemente aus Sicht der Kinder- und JugendlichenpsychotherapeutInnen in die psychotherapeutische Behandlung integriert werden und damit einen Teilbereich der Kinder- und Jugendlichenpsychotherapie darstellen, werden sie von den TherapeutInnen in Bezug auf ihren gesundheitsförderlichen Nutzen im Rahmen der Behandlung reflektiert (vgl. Kap. 7.6.6). Die Integration von Beratungselementen in die Psychotherapie verdeutlicht wieder ein reflexiv-individuelles Vorgehen, was für ein professionelles Handeln spricht, denn reflexive Persönlichkeiten bilden einen zentralen Aspekt der professionellen Praxis (vgl. Sauer-Schiffer 2004 zitiert nach Sauer-Schiffer/Wahl 2019: 4).

Aus Sicht der AkteurInnen sollen Beratungselemente unter Abwägung des Nutzens zum Zweck der Wiederherstellung von Gesundheit in die psychotherapeutische Behandlung integriert werden, womit sie einen Teilbereich der Kinder- und Jugendlichenpsychotherapie darstellen. Psychotherapie unterliegt einem Handlungsrahmen aus Diagnostik, Indikationsstellung und Heilkunde (vgl. Engel/Sickendiek 2005: 163; Nestmann et al. 2014: 36; Großmann 2014: 90; Kupfer et al 2021: 11). Dieses am medizinischen Modell (vgl. ebd.) orientierte Vorgehen lässt in der Außendarstellung kaum eine andere Sichtweise zu.

8.7.2 Schnittmenge versus Spezifika

In der beruflichen Praxis sind die tatsächlichen Grenzen zwischen Psychotherapie und Beratung weniger starr. Es werden nämlich sowohl psychotherapeutische Elemente in die Beratung als auch Beratungselemente in die Psychotherapie integriert. Phasenweise können sie in ihrer konkreten Form sogar deckungsgleich sein (vgl. Nestmann et al 2014: 36; Großmann 2014: 90).

Das Verhältnis von Übergangsbegleitung im Rahmen der Psychotherapie und pädagogischer Beratung im Übergang Schule-Beruf wird mit einem Überschneidungsmodell am realitätsnächsten abgebildet:

> „Das Überschneidungsmodell [...] legt dagegen neben vielen Überschneidungen und entwicklungshistorischen methodischen und systematischen Gemeinsamkeiten eigenständige Identitäten beider psychosozialer Interventionsformen nah" (Kupfer et al. 2021: 30).

Die Schnittmenge und die Spezifika von Übergangsbegleitung im Rahmen der Psychotherapie und pädagogischer Beratung im Übergang Schule-Beruf sind in Abbildung 5 dargestellt (vgl. Abb. 5):

Die Interviewanalyse verdeutlicht ein Vorgehen bei der Übergangsbegleitung zwischen Schule und Beruf im Rahmen der Psychotherapie, welches stellenweise dem der pädagogischen Beratung (vgl. zum Beispiel Sauer-Schiffer 2010: 23–28;

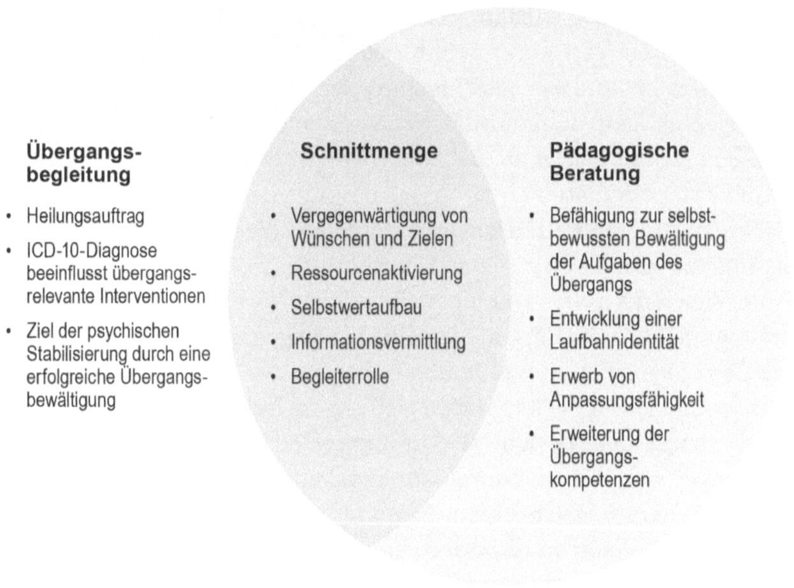

Abbildung 5: Schnittmenge versus Spezifika: Das Verhältnis von Übergangsbegleitung im Rahmen von Psychotherapie und pädagogischer Beratung im Übergang Schule-Beruf (Quelle: Eigene Darstellung)

Nohl 2010: 131ff.; Nohl 2009; Sauer-Schiffer 2004) ähnlich ist. Diese stellt ein ressourcenorientiertes, selbstwertförderndes, selbständiges und persönlichkeitsbildendes Beratungshandeln in den Vordergrund (vgl. Abb. 5).

Die interviewten AkteurInnen forcieren keine Übergangsbegleitung ihrer PatientInnen, bei der es darum geht, konkret einen geeigneten Beruf zu finden. Vielmehr geht es ihnen darum, den Selbstwert ihrer PatientInnen zu stärken, ihre PatientInnen zu motivieren und deren Ressourcen zu aktivieren.

Zu den Prinzipien, welche in den Vorstellungen der interviewten AkteurInnen ein professionelles Handeln bei der Übergangsbegleitung verkörpern, gehört unter anderem das Einnehmen einer Begleiterrolle durch die Therapeutin oder den Therapeuten, der Selbstwertaufbau, die Ressourcenaktivierung, Persönlichkeitsbildung und die Orientierung an den subjektiven Wünschen und Zielen der jungen Menschen (vgl. Kap. 7.6.7). Es lässt sich also feststellen, dass sich die Übergangsbegleitung von Jugendlichen zwischen Schule und Beruf im Rahmen der Psychotherapie in vielen Teilen mit den Handlungsansätzen der pädagogischen Beratung im Übergang deckt.

Gleichzeitig weisen die beiden Interventionsformen Besonderheiten auf (vgl. Nestmann 2002 zitiert nach Kupfer et al. 2021: 30, in Bezug auf Psychotherapie und Beratung allgemein), die in Abbildung 5 abgebildet und im Folgenden dargestellt werden:

Das Besondere der pädagogischen Beratung im Übergang Schule-Beruf besteht (vgl. zum Beispiel Sauer-Schiffer 2010: 23–28; Nohl 2010: 131 ff.; Nohl 2009; Sauer-Schiffer 2004) darin, die Jugendlichen und jungen Erwachsenen dazu zu befähigen, eine Laufbahnidentität zu entwickeln. Darüber hinaus zielt die pädagogische Beratung darauf ab, die Anpassungsfähigkeit an neue individuelle und gesellschaftliche Situationen zu fördern. Ein weiterer Schwerpunkt liegt darauf, die Übergangskompetenzen zu erweitern, um diese zur Bewältigung weiterer Übergänge zu nutzen (vgl. Sauer-Schiffer 2010: 28). Diese Aspekte werden von den interviewten Kinder- und JugendlichenpsychotherapeutInnen nicht genannt. Sie können daher eindeutig als Spezifika pädagogischer Beratung im Übergang Schule-Beruf identifiziert werden.

Das Spezifische der Übergangsbegleitung im Rahmen der Kinder- und Jugendlichenpsychotherapie besteht, wie in Kapitel 7.3.1 interviewbezogen dargestellt, darin, dass es sich um eine durch die Krankenkasse finanzierte Heilbehandlung handelt. Die Beratung ist diesem Heilungsauftrag nicht unterstellt. Sie ist hingegen interdisziplinär und multiprofessionell organisiert, was es erleichtert, sie lebensweltorientiert, als präventive Maßnahme und insgesamt lebenspraktisch, zu gestalten (vgl. Kupfer et al. 2021: 52 ff.).

Dass es sich bei der Kinder- und Jugendlichenpsychotherapie um eine durch die Krankenkasse finanzierte Heilbehandlung handelt (vgl. Kap. 7.3.2), spiegelt sich, wie in Abb. 5 dargestellt, ganz deutlich in der Ausgestaltung der Übergangsbegleitung zwischen Schule und Beruf wider. Das Spezifische der Übergangsbegleitung zwischen Schule und Beruf im Rahmen der Kinder- und Jugendlichenpsychotherapie besteht nämlich in der Fokussierung auf eben diesen Heilungsauftrag. Die Therapie zielt darauf ab, die PatientInnen durch eine erfolgreiche Übergangsbegleitung psychisch zu stabilisieren. Darüber hinaus beeinflussen ICD-10-Diagnosen die übergangsrelevanten Interventionen erheblich (vgl. u. a. Kap. 7.5.1; vgl. Abb. 5).

8.8 Linear-traditionelle Vorstellung von Übergängen

Bei den interviewten Kinder- und JugendlichenpsychotherapeutInnen wird eine linear-traditionelle Vorstellung von Übergängen im Lebenslauf deutlich. Dies zeigt sich anhand ihrer Reflexionen über professionelle Handlungsvollzüge im Übergang Schule-Beruf (vgl. Kap. 7.6), welche in weiten Teilen ein lineares Verständnis von Übergängen im Lebenslauf sowie eine Orientierung an der „Normalbiographie“ (Kohli 1985) erkennen lassen. Eine Normalbiografie, nach der sich der Lebensentwurf von Menschen in gesellschaftlichen Ordnungen und Strukturen vollzog, galt lange Zeit als erstrebenswert (vgl. Kohli 1985 zitiert nach von Felden / Schmidt-Lauff 2015: 13). In den letzten 10 bis 15 Jahren wird diese lineare Vorstellung von Übergängen in der Fachwelt unter Berücksichtigung des gesellschaftlichen Wandels von einer subjektorientierteren Vorstellung (vgl. Kap. 4.3) zur Bewältigung von Übergängen abgelöst (vgl. von Felden/Schmidt-Lauff 2015; Walther 2015; Nohl 2014; Walther 2013; Sauer-Schiffer 2010).

In den Reflexionen der interviewten TherapeutInnen zeigt sich nach wie vor ein lineares, an der Normalbiografie orientiertes, Übergangsverständnis. Besonders deutlich wird dies anhand der Ausführungen zu den entwicklungsorientierten (vgl. Kap. 7.6.1) und den motivationalen Handlungsansätzen (vgl. Kap. 7.6.2), die darauf abzielen, die Jugendlichen dazu zu motivieren, den nächsten Schritt in Richtung „Normalbiographie" zu gehen. Im Rahmen von entwicklungsorientierten Handlungsansätzen ordnen die TherapeutInnen den Übergang Schule-Beruf in ein linear aufeinander aufbauendes Stufensystem an Übergängen und Entwicklungsschritten im Lebenslauf ein.

Die Vorstellung von Übergängen als Entwicklungsstufen oder „Statuspassagen" (vgl. Glaser/Strauss 1971 zitiert nach von Felden/Schmidt-Lauff 2015: 14) wird beispielsweise daran deutlich, dass der Übergang Schule-Beruf von den Kinder- und JugendlichenpsychotherapeutInnen als nächster Entwicklungsschritt bezeichnet wird. Zudem stellen die TherapeutInnen die Reflexion vergangener Übergänge in Verbindung mit der Antizipation des kommenden Übergangs in den Mittelpunkt. Dabei werden vergangene Übergänge, beispielsweise vom Kindergarten in die Grundschule, von der Grundschule auf die weiterführende Schule usw., reflektiert.

Die Erklärung von Übergängen als Entwicklungsstufen wurde früher häufig anhand von Stufenmodellen erläutert (vgl. Erikson 1950; Super 1994; Levinson 1978). Auch die Theorie von Übergängen als Statuspassagen (vgl. Glaser/Strauss 1971 zitiert nach von Felden/Schmidt-Lauff 2015: 14), welche von einem Ablöseprozess von einem Status oder Zustand, einer Passage zwischen zwei Zuständen und der Eingliederung in einen neuen Zustand ausging, wurde schon 1971 von Glaser und Strauss entwickelt.

Dass es sich dabei um eine Vorstellung handelt, welche in einer pluralistischen Welt, in der rasche Veränderungen an der Tagesordnung sind, keinen Bestand mehr hat, findet in den Interviews keine Erwähnung. Lebenslaufbezogene Stufenmodelle scheinen demnach im Wissensbestand der PsychotherapeutInnen fest verankert zu sein. Es ist davon auszugehen, dass sie nach wie vor in der PsychotherapeutInnenausbildung und in Lehrbüchern der Entwicklungspsychologie (vgl. zum Beispiel Lohaus 2018) vermittelt werden.

Dass Kinder- und JugendlichenpsychotherapeutInnen ein traditionelles Übergangsverständnis haben, zeigt sich auch in der Nutzung von passungsorientierten Ansätzen (vgl. Kap. 7.6.5), welche Aspekte der Passung von Person und Beruf (vgl. Parson 1909) beleuchten. Aus dem Blickwinkel der Diagnose einer Person, den damit verbundenen Beeinträchtigungen und den gesundheitlichen Voraussetzungen für einen bestimmten Beruf hat der passungsorientierte Ansatz auch heute noch Erklärungskraft. Psychotherapie arbeitet mit etablierten Diagnoseschlüsseln unter dem Aspekt der Wiederherstellung von Gesundheit (vgl. Kupfer et al. 2021: 52). In diesem Zusammenhang wird der passungsorientierte Ansatz, der eine zur psychischen Beeinträchtigung passende schulisch-berufliche Teilhabe beleuchtet, wieder relevant. Dieser Blickwinkel wird beispielsweise bei Kölch (2011) deutlich, der ausführt, welche Berufsfelder sich für Menschen mit Diagnosen wie zum Beispiel ADHS oder schizophrenen Störungen als eher geeignet oder ungeeignet erweisen (vgl. Kölch 2011: 113).

8.9 Übergangsbegleitung zwischen formal-strukturellen Rahmenbedingungen und Netzwerkorientierung

Übergangsbegleitung findet im Rahmen von Kinder- und Jugendlichenpsychotherapie unter festgelegten formal-strukturellen Rahmenbedingungen statt (vgl. Kap. 7.3). Sie ist beispielsweise an die Beantragung und notwendige Bewilligung eines begrenzten Stundenkontingents (vgl. Kap. 7.3), an den Heilungsauftrag (vgl. Kap. 8.3) und an die Nutzung von Richtlinienverfahren (vgl. Kap. 7.3.4) gebunden. Formal-strukturelle Rahmenbedingungen werden in den Psychotherapierichtlinien und im Psychotherapeutengesetz vorgegeben, welche den AkteurInnen einen Orientierungsrahmen bieten (vgl. Kap. 5). So wird Psychotherapie im Rahmen des Psychotherapeutengesetzes als Tätigkeit festgelegt, welche mittels anerkannter psychotherapeutischer Verfahren oder Methoden die Feststellung, Heilung oder Linderung von Störungen mit Krankheitswert vornimmt (vgl. Bundesministerium für Justiz und Verbraucherschutz 2020). Die Zuordnung von Psychotherapie zu einem Psychotherapieverfahren ist damit formal-strukturell notwendig. Dies zeigt sich auch in der Praxis: Wie die AkteurInnen die Übergangsbegleitung ihrer PatientInnen zwischen Schule und Beruf gestalten, wird neben der Orientierung an dem Heilungsauftrag maßgeblich dadurch beeinflusst, ob eine systemisch, tiefenpsychologisch fundierte, analytisch oder verhaltenstherapeutisch orientierte Psychotherapieausbildung vorliegt. Das erlernte Psychotherapieverfahren prägt die Art der Übergangsbegleitung maßgeblich. Es macht somit einen Unterschied, ob die Übergangsbegleitung im Rahmen einer Verhaltenstherapie, innerhalb welcher eine strukturierte, konkretere Vorgehensweise gefragt ist, oder im Rahmen eines psychodynamischen Verfahrens stattfindet (vgl. Kap. 7.3.4).

So lassen beispielsweise die Vorstellungen über professionelles Handeln, welche sich als „kognitive Ansätze“ (vgl. Kap. 7.6.4) und „übungsorientierte Ansätze“ (vgl. 7.6.4) zusammenfassen lassen, eine deutliche Prägung durch das erlernte Psychotherapieverfahren Verhaltenstherapie erkennen. Diese Ansätze werden ebenso wie beispielsweise die genannten „entwicklungsorientierten Ansätze“ und „motivationalen Ansätze“ zur Begleitung von linear geprägten Übergangsvorstellungen als Stufensystem oder Statuspassage (vgl. Glaser/Strauss 1971;

Erikson 1950; Super 1994; Levinson 1978) genutzt. Sogar die Prinzipien, welche einem subjektorientierten Übergangsverständnis (vgl. von Felden/Schmidt-Lauff 2015; Walther 2015; Nohl 2014; Walther 2013; Sauer-Schiffer 2010) nahekommen, wie Selbstwertaufbau, Ressourcenaktivierung und Persönlichkeitsbildung (vgl. Kap. 7.6.7), werden von den AkteurInnen im Rahmen der erlernten Psychotherapieverfahren reflektiert.

Dadurch, dass Übergangsbegleitung innerhalb der Kinder- und Jugendlichenpsychotherapie formal-strukturellen Rahmenbedingungen unterworfen ist, ergibt sich eine Festlegung im beruflichen Handeln, welche die professionelle Übergangsbegleitung stellenweise einschränkt und ihr die Kreativität raubt.

Die AkteurInnen des Übergangssystems und das Wissen zur Unterstützung dieser Lebensphase sind ebenso wie die übergangsbezogenen Programme vielfältig (vgl. Kap. 4). Bedingt durch den hohen Formalisierungsgrad von Psychotherapie einerseits und durch einen Mangel an übergangsbezogenem Wissen andererseits (vgl. Kap. 7.4.2), stoßen die TherapeutInnen bei der Übergangsbegleitung von Jugendlichen zwischen Schule und Beruf somit an Machbarkeitsgrenzen, welche oftmals durch Netzwerkarbeit überwunden werden (vgl. Kap. 7.5.2).

Durch die Kooperation mit anderen AkteurInnen des Übergangssystems eröffnen sich Wege dahingehend, Aufgaben, welche sich formal-strukturell nicht in psychotherapeutische Behandlungen integrieren lassen, an andere AkteurInnen abzugeben. Weiterhin findet ein Austausch mit dem Netzwerk statt. Dieses Vorgehen ermögliche, so Tippelt, ein kollektives Verständnis eines Problems und eine gemeinsame arbeitsteilige Bearbeitung, mit dem Ziel der Herstellung einer Lösung, die besser ist, als wenn die einzelnen AkteurInnen unabgestimmt agiert hätten (vgl. Tippelt 2014: 49; Alke 2015: 261).

Netzwerkarbeit findet im Rahmen der Übergangsbegleitung von Jugendlichen zwischen Schule und Beruf, beispielsweise mit SchulsozialarbeiterInnen, SchulpsychologInnen, Sozialdiensten der Kliniken, PsychiaterInnen, LehrerInnen und häuslichen sozialpädagogischen BetreuerInnen, statt (vgl. Kap. 7.5.2). Die Weiterreichung oder Delegation von Aufgaben an andere AkteurInnen des Übergangssystems kommt unter anderem dann zum Tragen, wenn diese nicht vor Ort in den Räumlichkeiten, in denen die Therapiesitzungen stattfinden, gelöst werden können oder wenn sie die vorgesehene Zeitkapazität überschreiten (vgl. Kap 7.5.3).

Kinder- und JugendlichenpsychotherapeutInnen werden folglich den Forderungen nach mehr Kooperation der AkteurInnen bei der Übergangsbegleitung zwischen Schule und Beruf (vgl. Brüggemann 2010: 56; Reißig/Mahl 2020: 533) gerecht.

Auch Reißig und Mahl halten die Abstimmung mit außerschulischen AkteurInnen (z.B. Agentur für Arbeit, Jobcenter, Träger der Jugendhilfe) über die Bereitstellung und Umsetzung von berufsorientierenden Angeboten an Schulen für unbedingt notwendig. Sie sprechen sich zudem dafür aus, weitere außerschulische AkteurInnen in ein regionales Übergangsmanagement zu integrieren (vgl. Reißig/Mahl 2020: 536).

Kinder- und JugendlichenpsychotherapeutInnen als außerschulische AkteurInnen bringen durch ihre Erfahrungen im klinisch-psychologischen Arbeitsfeld eine Expertise mit, von der das Netzwerk der psychisch beeinträchtigten Jugendlichen profitieren kann. Beispielsweise dürfte es den AkteurInnen gelingen, unter Berücksichtigung der Diagnose über Schwierigkeiten bei der Übergangsbegleitung zu reflektieren. Erst durch eine gute Kooperation mit anderen AkteurInnen des Übergangssystems können hilfreiche Informationen und übergangsrelevantes Wissen beidseitig gewinnbringend ausgetauscht werden.

9 Fazit und Ausblick

9.1 Kritischer Blick auf das gewählte Forschungsdesign

Das gewählte Forschungsdesign hat weitreichende Einblicke in das Selbstverständnis professionellen Handelns von Kinder- und Jungendlichenpsychotherapeutlnnen bei der Übergangsbegleitung ihrer Patientlnnen zwischen Schule und Beruf ermöglicht. Zudem konnten neue Erkenntnisse über die Handlungsreflexionen und -motive der Berufsgruppe gewonnen werden.

Auch die Forschungsfragen zum Umgang mit interdisziplinärem Wissen zur Deutung der Handlungssituationen mit Handlungsanspruch, zur Art der Selbstreflexion und Begründung der Handlungsvollzüge sowie zur Frage, an welchen Stellen die Übergangsbegleitung von Jugendlichen zwischen Schule und Beruf zu einem Aufgabenfeld mit Handlungsanspruch wird, konnten eingehend beantwortet werden.

Da die Entscheidung für ein Forschungsdesign neben dem forschungspraktischen Nutzen auch Hindernisse aufwirft, wird an dieser Stelle ein kritischer Blick auf das gewählte Forschungsdesign geworfen.

Die Kombination der problemzentrierten Interviews (vgl. Witzel 2000) als Datenerhebungsmethode mit der Grounded-Theory-Methodologie (vgl. Glaser/Strauss 1967, 2010; Strauss/Corbin 1996; Strauss 1998) als forschungsstrukturierende Methode und Datenauswertungsmethode erwies sich insgesamt als gewinnbringend. Es konnten mithilfe des gewählten Forschungsdesigns, wie oben aufgeführt, weitreichende und vielfältige Erkenntnisse über das Selbstverständnis professionellen Handelns von Kinder- und JugendlichenpsychotherapeutInnen als AkteurInnen bei der Übergangsbegleitung von Jugendlichen zwischen Schule und Beruf gewonnen werden.

Das problemzentrierte Interview, bei dem es sich um eine offene, halbstrukturierte Befragungsform handelt, hat sich als geeignete Datenerhebungsmethode erwiesen, da es die Befragten möglichst frei zu Wort kommen lässt und gleichzeitig auf ein Problem zentriert ist. Methodenkritisch lässt sich einerseits sicherlich das Subjektivitätskriterium heranziehen, da der Interviewleitfaden des problemzentrierten Interviews auf Grundlage der herangezogenen Fachliteratur und auf der Basis gegebener Vorkenntnisse entwickelt wird und daher in seiner Gestaltung subjektiv bleibt. Andererseits ermöglicht der auf diese Weise entwickelte Interviewleitfaden eine Vorstrukturierung und Eingrenzung der Befragungsinhalte, was es beispielsweise erleichterte, die Einstellung zu wesentlichen Aspekten der Übergangsbegleitung unter Berücksichtigung der Professionalisierungsdebatte zu explorieren.

Weiterhin ist kritisch anzumerken, dass die UntersuchungspartnerInnen bereits vor den Interviews erfahren konnten, welche Thematik im Interview angesprochen wird, was die Einstellung zur Relevanz des Handlungsbereichs beeinflusst haben könnte. Allerdings war ein Minimum an Vorinformationen eine wichtige Voraussetzung, um überhaupt GesprächspartnerInnen zu gewinnen. Kinder- und JugendlichenpsychotherapeutInnen arbeiten in einem für PatientInnen geschützten und für Außenstehende nahezu uneinsehbaren Raum, was den Zugang zum Forschungsfeld deutlich erschwert. Die Vorinformationen konnten in der vorliegenden Studie auf ein Minimum reduziert werden, da sich die Doppelrolle der Autorin als Feldmitglied und Forscherin besonders bei der Gewinnung von GesprächspartnerInnen als förderlich herausstellte.

Obwohl sich das problemzentrierte Interview als geeignetes Instrument zur Erhebung der Daten erwies, wäre es möglich gewesen, eine andere Erhebungsmethode, zum Beispiel das offener gestaltete narrative Interview (vgl. Schütze 2016), welches einen biographieorientierten Zugang zum Forschungsgegenstand erleichtert, zu wählen. Da die Biographieorientierung einen Randbereich der Studie, nicht aber den Kern, ausmacht, wurde vom narrativen Interview bei der Konzipierung des Forschungsdesigns Abstand genommen.

Methodenkritisch anzumerken ist darüber hinaus, dass sich die interviewerfassten Reflexionen der AkteurInnen über professionelles Handeln bei der Übergangsbegleitung von Jugendlichen zwischen Schule und Beruf stellenweise nicht mit dem tatsächlichen Handeln decken. Es besteht damit eine Diskrepanz zwischen dem, was die Kinder- und JugendlichenpsychotherapeutInnen über ihr berufliches Handeln denken, was sie berichten und was sie tatsächlich tun. Um diese Diskrepanz zu überwinden, wären weitere Forschungsbemühungen erforderlich.

Allerdings liefern die auf Grundlage der problemzentrierten Interviews gewonnenen Daten tiefere Einblicke in die Selbstreflexionen und Entscheidungsgrundlagen des professionellen Handelns. Dies sind wertvolle Erkenntnisse, welche sich besser durch Interviews als durch eine beobachtende Datenerhebungsmethode gewinnen lassen. Die auf dieser Ebene gewonnenen Ergebnisse bilden den Kern der Arbeit.

Die Verwendung der Grounded-Theory-Methodologie verleiht einerseits dem Forschungsprozess eine klar vorgegebene methodische Herangehensweise und lässt andererseits genug Spielraum für Kreativität zu, was sich in den facettenreichen Forschungsergebnissen widerspiegelt. Die Grounded-Theory-Methodologie eignet sich hervorragend zur Beantwortung der handlungsorientierten Forschungsfrage und ermöglicht es, die Kategorien mithilfe des Kodierparadigmas in einen logischen Gesamtzusammenhang zu bringen.

9.2 Implikationen für Forschungs- und Praxisfelder

Mithilfe des praxeologisch ausgerichteten Forschungsdesigns ist es gelungen, den derzeitigen Stand der Übergangsbegleitung zwischen Schule und Beruf im Rahmen der Kinder- und Jugendlichenpsychotherapie zu erfassen. Darüber hinaus wurden Einblicke in das Professionsverständnis und die Berufskultur von Kinder- und JugendlichenpsychotherapeutInnen ermöglicht. Wissenschaftlich fundierte Publikationen und praxisorientierte Materialien, welche eine Verbindung zwischen psychischen Beeinträchtigungen und der Bewältigung von Übergängen herstellen, liegen bislang nur vereinzelt vor. Die vorliegende Studie liefert daher einen wertvollen Beitrag zum genannten Forschungs- und Praxisfeld.

Die durch die Interviews entstandenen beruflichen Selbstbeschreibungen ermöglichen Rückschlüsse auf die Reflexion beruflichen Handelns, sodass neben einer Erfassung des tatsächlichen Handelns und der Handlungsreflexionen stellenweise auch weniger bewusste Intentionen des Handelns deutlich wurden.

Der *practice turn* (vgl. Wieners in Göhlich et al. 2016 zitiert nach Wahl 2021: 283) in den Sozialwissenschaften bietet auch für die Erwachsenenbildung/ Weiterbildung reichhaltige Möglichkeiten zur Exploration und zur Deutung der sozialen Wirklichkeit ihrer AkteurInnen (vgl. Wahl 2021: 283). Mit dieser Publikation wird ein Forschungsbeitrag an der Schnittstelle zwischen Wissenschaft und Praxis geleistet.

Darüber hinaus wurden im Rahmen der Erwachsenenbildung/Weiterbildung wertvolle Erkenntnisse im Bereich Begleitung des Übergangs zwischen Schule und Beruf sowie zur Professionalisierungsdebatte geliefert.

Es handelt sich bei den in Bezug auf ihr professionelles Selbstverständnis hin untersuchten Kinder- und JugendlichenpsychotherapeutInnen aufgrund der universitären und an privaten Instituten absolvierten Aus- und Weiterbildung um eine für die wissenschaftliche Untersuchung interessante AkteurInnengruppe.

Es existieren bislang kaum Forschungsarbeiten, welche subjektorientierte Einblicke in die AkteurInnengruppe der Kinder- und JugendlichenpsychotherapeutInnen ermöglichen, wohingegen die AkteurInnengruppe der Psychologischen PsychotherapeutInnen, welche Erwachsene behandeln, wissenschaftlich eingehender erkundet wurde. Die wissenschaftliche Untersuchung von Kinder- und JugendlichenpsychotherapeutInnen liefert aus einer professionstheoretischen Perspektive vielschichtige Erkenntnisse, da es sich aufgrund der heterogenen Berufsbiografien, welche durch die Psychotherapieausbildung in eine gewisse Vereinheitlichung des Berufsbildes münden, um eine facettenreiche AkteurInnengruppe handelt.

Weiterführende Forschungen könnten sich beispielsweise mit dem Einfluss der Berufsbiografie auf die berufliche Identität von Kinder- und JugendlichenpsychotherapeutInnen beschäftigen. Dabei sollten nicht nur sozialpädagogisch orientierte Berufsbiografien, sondern auch Berufsbiografien aus dem medizinischen, psychologischen oder aus dem Bildungsbereich und deren Auswirkungen auf die berufliche Identität von Kinder- und JugendlichenpsychotherapeutInnen in den Blick genommen werden. In dem Zusammenhang könnte beispielsweise untersucht werden, inwieweit die Berufsbezeichnung oder die Approbation identitätsstiftend ist.

In einem weiteren Schritt könnten die gewonnenen Erkenntnisse dazu genutzt werden, ein in der Psychotherapie einsetzbares Therapieprogramm zur Bewältigung des Übergangs zwischen Schule und Beruf für Jugendliche, die unter psychischen Störungen leiden, zu entwickeln.

Mit der bereits erfolgten Einführung des zur Approbation führenden Studiengangs „Psychotherapie" mit anschließender Weiterbildung zum Fachpsychotherapeuten, wahlweise für Erwachsene oder für Kinder- und Jugendliche (s. Kap. 5.2), wird es nach derzeitigem Stand bis 2032 möglich sein, die Ausbildung zur Kinder- und Jugendlichenpsychotherapeutin oder zum Kinder- und Jugendlichenpsychotherapeuten nach dem alten Schema zu absolvieren. Es wird demnach eine lange Zeit zwei unterschiedliche Wege geben, PsychotherapeutIn zu werden. Eine noch viel längere, generationsübergreifende Zeit werden approbierte PsychotherapeutInnen mit unterschiedlichen Wegen zur Approbation nebeneinander tätig sein. Im Hinblick auf die Etablierung und Verbesserung der Studiengänge, insbesondere deren Selbstreflexions- und Praxisanteile sowie der Integration erziehungswissenschaftlicher Anteile, wird es gewinnbringend sein, die AkteurInnengruppe „Kinder- und JugendlichenpsychotherapeutInnen" weiterhin, beispielsweise in Bezug auf TherapeutInnenkompetenzen, den Nutzen von Supervision und Selbsterfahrung oder in Bezug auf interdisziplinäre Wissensquellen des beruflichen Handelns zu erforschen.

9.3 Zusammenfassung der Forschungserträge und Abschlussbetrachtung

Das zentrale Anliegen der vorliegenden Forschungsarbeit bestand darin, das Selbstverständnis professionellen Handelns von Kinder- und JugendlichenpsychotherapeutInnen als AkteurInnen bei der Übergangsbegleitung zwischen Schule und Beruf zu explorieren. In dem Zusammenhang sollte der Frage nachgegangen werden, wie Kinder- und JugendlichenpsychotherapeutInnen ihre Vorstellungen von professionellem Handeln begründen und wie sie über ihr Handeln reflektieren. Weiterhin war es ein Anliegen der vorliegenden Arbeit, den Umgang mit interdisziplinärem Wissen bei der Übergangsbegleitung herauszustellen.

Die unter dieser Fragestellung entstandenen beruflichen Selbstbeschreibungen ermöglichen weitreichende Einblicke in Handlungsstrategien und deren Reflexionen bei der Begleitung von Übergängen im Rahmen der Kinder- und Jugendlichenpsychotherapie.

Darüber hinaus konnte auf mehreren Ebenen umfassend dargestellt werden, wie sich das professionelle Selbstverständnis von Kinder- und Jugendlichenpsychotherapeutlnnen in diesem Bereich ausgestaltet.

Eine grundlegende Erkenntnis besteht darin, dass Kinder- und Jugendlichenpsychotherapeutlnnen die schulisch-berufliche Übergangsbegleitung von psychisch beeinträchtigten Jugendlichen im Rahmen der Psychotherapien als relevantes Handlungsfeld deklarieren und eine Handlungsanspruch geltend machen (vgl. Kap. 7.5). Bei der Übergangsbegleitung von Jugendlichen mitzuwirken, gehört demnach zum professionellen Selbstverständnis der Akteurlnnengruppe.

Die Akteurlnnen treffen bei anstehenden Aufgaben der Übergangsbegleitung nach einer selbstreflexiven Vergewisserung eine Entscheidung über die Handlungsannahme, die Handlungsablehnung oder ein Netzwerkhandeln. Entscheidungsgrundlage ist dabei die berufskulturelle Einbettung der übergangsrelevanten Aufgabe, das Vorhandensein spezifischer Kenntnisse sowie die Überprüfung eines Zusammenhangs zwischen der psychischen Beeinträchtigung und Hindernissen bei der Übergangsbewältigung. Zur Visualisierung dient ein Entscheidungsmodell, welches in Abbildung 3 dargestellt ist (vgl. Abb. 3, Kap. 8.1).

Darüber hinaus liegen Forschungsergebnisse zu Wissensquellen des professionellen Handelns im Übergang Schule-Beruf vor, welche in Abbildung 4 visualisiert sind (vgl. Kap. 8.4). Hierbei ist eine Unterteilung der Wissensquellen in Psychotherapieausbildungswissen, biographiebezogenes Erfahrungswissen und Studiumswissen ersichtlich. Bei Kinder- und Jugendlichenpsychotherapeutlnnen handelt es sich aufgrund verschiedener berufsbiographischer Vorerfahrungen um eine heterogene Akteurlnnengruppe, welche bei der Übergangsbegleitung auf jeweils individuelle Wissensquellen zurückgreift.

Weiterhin wurden Erkenntnisse dazu gewonnen, wie Kinder- und Jugendlichenpsychotherapeutlnnen bei der Übergangsbegleitung ihrer Patientlnnen mit interdisziplinärem Wissen umgehen. Der differenzierte Umgang mit interdisziplinärem Wissen in einem Praxisfeld stellt, so Gieseke, eine Voraussetzung für professionelles berufliches Handeln dar (vgl. Gieseke 2011: 386). Die Akteurlnnen verwenden neben der klinischen Psychologie als primäre Wissensquelle auch Wissen aus anderen Fachtraditionen (vgl. Kap. 8.5). Die Selbstverständlichkeit, mit der Kinder- und Jugendlichenpsychotherapeutlnnen interdisziplinäres Wissen flexibel anwenden, lässt sich vermutlich durch deren disziplinübergreifenden Werdegang erklären.

Weiterhin lässt sich eine durch Widersprüchlichkeit geprägte Einstellung zu solchen Handlungen erkennen, die von der Akteurlnnengruppe mit dem Berufsbild eines Pädagogen oder einer Pädagogin assoziiert werden (vgl. Kap. 7.5.1; Kap. 8.5). Einerseits wird vielfach erläutert, dass in der therapeutischen Arbeit mit jungen Menschen pädagogische Herangehensweisen hilfreich sein können, um psychisches Leid zu lindern, andererseits liegt eine deutliche Abgrenzung der

Kinder- und JugendlichenpsychotherapeutInnen zum Beruf der SozialpädagogInnen oder PädagogInnen vor (vgl. Kap. 8.6).

Die Frage nach dem Umgang mit interdisziplinärem Wissen betrifft auch den Bereich des Beratungshandelns. Der vorliegende Einblick in die psychotherapeutische Praxis zeigt, dass übergangsbezogene Beratungselemente in die Behandlung integriert werden (vgl. Kap. 8.7.1). Dabei wird von den AkteurInnen ein breites Spektrum an Handlungsansätzen angewandt. So wird beispielsweise über „Schullaufbahnberatung", „Beratung zu Rehabilitationsmaßnahmen" oder „Coaching über Studienmöglichkeiten" berichtet. Insgesamt lässt sich ein enges Beratungsverständnis, welches einen Informationsaustausch oder eine Informationsbereitstellung in den Vordergrund stellt, feststellen. Als weiteres Beratungselement wird die Psychoedukation, also die systematische und strukturierte Vermittlung gesundheits-, störungs- und therapierelevanter Informationen und Kompetenzen (vgl. Mühlig/Jacobi 2021: 557 ff.), genutzt. Die Psychoedukation hat sich fest in psychotherapeutischen Behandlungskonzepten etabliert und nimmt damit eine Art Sonderstatus unter den integrierten übergangsbezogenen Beratungselementen ein, was eine Sicherheit in der reflexiven Betrachtung durch die interviewten AkteurInnen mit sich bringt (vgl. Kap. 8.7.1).

Darüber hinaus wurden Erkenntnisse zur Schnittmenge und zu Spezifika von Übergangsbegleitung im Rahmen von Psychotherapie und pädagogischer Beratung gewonnen (vgl. Kap. 8.7.2), welche mit einem Überschneidungsmodell dargestellt werden (vgl. Abb. 5).

Das Spezifische der Übergangsbegleitung im Rahmen der Kinder- und Jugendlichenpsychotherapie besteht im Vergleich zur pädagogischen Beratung im Übergang darin, dass es sich um eine durch die Krankenkasse finanzierte Heilbehandlung handelt und ICD-10-Diagnosen die übergangsrelevanten Interventionen erheblich beeinflussen. Weiterhin zielt sie darauf ab, die PatientInnen durch eine erfolgreiche Übergangsbegleitung psychisch zu stabilisieren. Die pädagogische Beratung im Übergang Schule-Beruf (vgl. zum Beispiel Sauer-Schiffer 2010: 23–28; Nohl 2010: 131 ff., 2009; Sauer-Schiffer 2004) ist diesem Heilungsauftrag nicht unterstellt. Sie dient der Entwicklung einer Laufbahnidentität sowie einer Erweiterung der Übergangskompetenzen und soll dazu befähigen, sich selbstbewusst den Aufgaben des Übergangs zu stellen.

Weiterhin konnten im Rahmen der vorliegenden Arbeit neue Erkenntnisse über die praxisnahe Ausgestaltung von Handlungs bei der Übergangsbegleitung im Rahmen der Kinder- und Jugendlichenpsychotherapie gewonnen werden (vgl. Kap. 7.6), welche zu „entwicklungsorientierten Ansätzen", „motivationalen Ansätzen", „übungsorientierten Ansätzen", „kognitiven Ansätzen", „passungsorientierten Ansätzen" und weiteren Handlungsansätzen der Übergangsbegleitung zusammengefasst wurden. Die Ausgestaltung dieser Handlungsansätze lassen Parallelen zu den erlernten Psychotherapieverfahren erkennen.

Wie die AkteurInnen die Übergangsbegleitung ihrer PatientInnen zwischen Schule und Beruf gestalten, wird maßgeblich dadurch beeinflusst, ob eine systemische, tiefenpsychologisch fundierte, analytische oder verhaltenstherapeutische Psychotherapieausbildung absolviert wurde (vgl. Kap. 7.3.4).

In Bezug auf die Wahrnehmung von Übergängen und deren Begleitung konnte herausgestellt werden, dass die interviewten TherapeutInnen ein in weiten Teilen lineares, an der „Normalbiographie" (vgl. Kohli 1985) orientiertes, Übergangsverständnis verinnerlicht haben (vgl. Kap. 8.8). Es werden also Übergänge vielfach in ein linear aufeinander aufbauendes Stufensystem an Übergängen und Entwicklungsschritten im Lebenslauf eingeordnet. Dass es sich dabei um eine Vorstellung handelt, welche in einer pluralistischen, sich rasch verändernden Welt keinen Bestand mehr hat (vgl. Kap. 4.1), findet in den Interviews keine Erwähnung. Übergangsbezogene Stufenmodelle (vgl. Erikson 1950; Super 1994; Levinson 1978) scheinen demnach im Wissensbestand der PsychotherapeutInnen vorzuherrschen.

Als weitere zentrale Erkenntnis lässt sich festhalten, dass Übergangsbegleitung von Jugendlichen zwischen Schule und Beruf innerhalb der Kinder- und Jugendlichenpsychotherapie formal-strukturellen Rahmenbedingungen unterworfen ist. Sie ist beispielsweise an die Beantragung und notwendige Bewilligung eines begrenzten Stundenkontingents (vgl. Kap. 7.3.3), an einen Heilungsauftrag (vgl. Kap. 7.3.1) und an die Nutzung von Richtlinienverfahren (vgl. Kap. 7.3.4) gebunden. Bedingt durch den hohen Formalisierungsgrad von Psychotherapie einerseits und durch einen Mangel an übergangsbezogenem Wissen andererseits (vgl. Kap. 7.4.2) stoßen die TherapeutInnen bei der Übergangsbegleitung von Jugendlichen zwischen Schule und Beruf stellenweise an Machbarkeitsgrenzen, welche durch Netzwerkarbeit überwunden werden (vgl. Kap. 7.5.2).

Im Rahmen der Netzwerkarbeit werden Aufgaben, welche sich formal-strukturell nicht in psychotherapeutische Behandlungen integrieren lassen, an andere AkteurInnen des Übergangssystems abgegeben. Die Weiterreichung oder Delegation von Aufgaben an andere AkteurInnen des Übergangssystems findet unter anderem dann statt, wenn diese nicht vor Ort in den Therapieräumen gelöst werden können, wenn sie die vorgesehene Zeitkapazität überschreiten (vgl. Kap 7.5.3), wenn sie sich berufskulturell nicht einbetten lassen (vgl. Kap. 7.4.3) oder wenn der Wissensbestand nicht ausreicht (vgl. Kap. 7.4.1). Neben der Delegation von Aufgaben findet auch ein fachlicher Austausch mit AkteurInnen des Übergangssystems statt. Auf diese Weise kooperieren Kinder- und JugendlichenpsychotherapeutInnen beispielsweise mit SchulsozialarbeiterInnen, SchulpsychologInnen, Sozialdiensten der Kliniken, PsychiaterInnen, LehrerInnen und häuslichen sozialpädagogischen BetreuerInnen (vgl. Kap. 7.5.2).

Es lässt sich abschließend festhalten, dass Kinder- und JugendlichenpsychotherapeutInnen den Forderungen nach mehr Netzwerkarbeit bei der Übergangsbegleitung zwischen Schule und Beruf gerecht werden (vgl. Brüggemann 2010: 56; Reißig / Mahl 2020: 533). In den letzten Jahrzehnten lässt sich gesellschaftsweit die Etablierung und Verbreitung von Netzwerkstrukturen als Antwort auf die Erweiterung von Möglichkeiten gesellschaftlicher Wissensproduktion beobachten (vgl. Dollhausen 2013: 14; Kap. 4.4). Auch bei der Begleitung von Jugendlichen im Übergang Schule-Beruf nimmt die Produktion von Wissen und Programmen derart zu, dass von einem „Maßnahmendschungel" (Richter 2012: 14 zitiert nach Brüggemann et al. 2017: 9) gesprochen wird. In den Reflexionen der Kinder- und JugendlichenpsychotherapeutInnen wird deutlich, dass sie sich der Vielzahl an Instrumenten und Programmen zur Begleitung von Übergängen (vgl. Brüggemann et al. 2017: 9) bewusst sind und keinen Alleingang vornehmen. Vielmehr führen die AkteurInnen Netzwerkarbeit durch, wenn sie ein Wissensdefizit zur Realisierung der übergangsrelevanten Aufgabe feststellen (vgl. Kap. 8.1; Kap. 8.9).

Bei den Netzwerkhandlungen der Kinder- und JugendlichenpsychotherapeutInnen handelt es sich allerdings um Einzelhandlungen, welche nicht in ein regionales Übergangsmanagement (vgl. Brüggemann 2010: 71) eingebunden sind. Eine gute Netzwerkarbeit und auch deren Koordination gelten als zentrale Kriterien für eine professionelle Übergangsbegleitung (vgl. Schaffner/Ryter 2020: 543).

Kinder- und JugendlichenpsychotherapeutInnen sind darüber hinaus durch formal-strukturelle Rahmenbedingungen in der Ausgestaltung der Übergangsbegleitung eingeschränkt. So sind sie beispielsweise an ein Psychotherapieverfahren, an die Orientierung an der Heilung von krankheitswertigen psychischen Störungen sowie an räumliche und zeitliche Rahmenbedingungen gebunden (vgl. Kap. 8.9). Dies spiegelt sich durchgängig im Selbstverständnis professionellen Handelns bei der Übergangsbegleitung wider.

Weiterhin zeigt sich bei den interviewten Kinder- und JugendlichenpsychotherapeutInnen eine lineare Vorstellung von Übergängen und deren Begleitung. Angemessener als jede linear-prozessorientierte Sicht, welche in der AkteurInnengruppe immer wieder deutlich wird (vgl. Kap. 8.8), erweist sich in einer sich rapide wandelnden, an Komplexität zunehmenden Welt jedoch eine Sicht auf Übergänge, die das Subjekt in den Fokus rückt und der Individualität von Lebensläufen mehr Gewichtung gibt (vgl. von Felden/Schmidt-Lauff 2015: 12). Eine individuelle, subjektorientierte Begleitung des Übergangs Schule-Beruf (vgl. Kap. 4.3) und ein Fokus auf die Erweiterung von Übergangskompetenzen (vgl. Kap. 2.2) ist etwas, was die AkteurInnen auf der Grundlage ihrer Ausbildung leisten können. Kinder- und JugendlichenpsychotherapeutInnen sind ExpertInnen für das Individuum und die individuelle Begleitung von Menschen mit psychischen Beeinträchtigungen, deren Diagnostik, Behandlungsplanung und Heilung unter Berücksichtigung der individuellen Biografie. Damit sind sie unerlässliche AnsprechpartnerInnen bei der Begleitung von psychisch beeinträchtigten Jugendlichen im Übergang Schule-Beruf.

Allerdings braucht es Mut zum Umdenken und handlungsleitende Therapieansätze, die Begleitung von Übergängen subjektorientiert und biographiebezogen zu gestalten.

Literatur und Quellen

Alke, Matthias (2015): Institutionelle Übergänge durch interorganisationale Kooperationen. Eine empirische Rekonstruktion institutioneller Wandlungsprozesse von Weiterbildungsorganisationen, in: Schmidt-Lauff, Sabine/von Felden, Heide/Pätzold, Henning (Hrsg.): *Transitionen in der Erwachsenenbildung. Gesellschaftliche, institutionelle und individuelle Übergänge.* Opladen, Berlin, Toronto: Verlag Barbara Budrich, S. 253–263.

Arnold, Rolf/Nolda, Sigrid/Nuissl, Ekkehard (2010): *Wörterbuch Erwachsenenbildung,* Bad Heilbrunn: Verlag Julius Klinkhardt.

Baer, Niklas/Frick, Ulrich/Rota, Fulvia/Vallon, Pierre/Aebi, Kaspar/Kurmann, Julius/Romann, Christine (2017): Patienten mit Arbeitsproblemen. Befragung von Psychiaterinnen und Psychiatern in der Schweiz, [online] https://repository.publisso.de/resource/frl:6407331/data [11.03.2022].

Baer, Niklas/Frick, Ulrich/Rota, Fulvia/Vallon, Pierre/Aebi, Kaspar/Kurmann, Julius / Romann, Christine (2018): Schlüsselrolle der Psychiater bei der beruflichen Eingliederung, [online] https://soziale-sicherheit-chss.ch/wp content/uploads/2018/02/de_BSV_CHSS_01-18_Schluesselrolle_Psychiater.pdf [11.03.2022].

Bandura, Albert (1979): *Sozial-kognitive Lerntheorie,* Stuttgart: Klett-Cotta.

Barth, Vanessa/Angst, Sandra (2018): Sind Schüler in Brückenangeboten psychisch belastet? Explorative Untersuchung zum Bedarf von unterstützenden Maßnahmen in Brückenangeboten, in: Sabatella, Filomena/Wyl, Agnes (Hrsg.): *Jugendliche im Übergang zwischen Schule und Beruf. Psychische Belastungen und Ressourcen,* Berlin: Spinger, S. 75–90.

Baumann, Zygmunt (2003): *Flüchtige Moderne,* Frankfurt am Main: Suhrkamp.

Beck, Ulrich (1986): *Risikogesellschaft. Auf dem Weg in eine andere Moderne,* Frankfurt am Main: Suhrkamp.

Beerlage, Irmtraud/Kleiber, Dieter (2012): Konflikte und Probleme professioneller Identität in der psychosozialen Versorgung, in: Flick, Uwe (Hrsg.): *Handbuch Qualitative Sozialforschung. Grundlagen, Konzepte, Methoden und Anwendungen,* 3. Auflage, Weinheim: Beltz/Psychologie Verlags Union, S. 327–330.

Bennewitz, Hedda (2013): Entwicklungslinien und Situation des qualitativen Forschungsansatzes in der Erziehungswissenschaft, in: Friebertshäuser, Barbara/Langer, Antje/Prengel, Annedore (Hrsg.): *Handbuch Qualitative Forschungsmethoden in der Erziehungswissenschaft,* 4. Auflage, Weinheim und Basel: Beltz Juventa, S. 43–61.

Best, Dieter (2005): Organisationsstrukturen des Arbeitsfeldes: Psychotherapie in der niedergelassenen Praxis, in: Hiller, Wolfgang/Leibing, Eric/Leichsenring, Falk/Sulz, Serge (Hrsg.): *Lehrbuch der Psychotherapie. Band 1: Wissenschaftliche Grundlagen der Psychotherapie,* 3. Auflage, München: CIP-Medien, S. 441–455.

Borg-Laufs, Michael (2019): Kinder- und Jugendlichenpsychotherapie. Zukünftige Entwicklung einer beruflichen Identität, in: Schwarz, Marion/Fink, Albert (Hrsg.): *Konzepte, Erfahrungen und Perspektiven der Kinder- und Jugendlichenpsychotherapie. Facetten eines Heilberufs,* Gießen: Psychosozial-Verlag, S. 13–25.

Borg-Laufs, Michael/Hungerige, Heiko (2010): *Selbstmanagementtherapie mit Kindern: Ein Praxishandbuch,* 2. Auflage, Stuttgart: Klett-Cotta.

Breuer, Franz (1996): Theoretische und methodologische Grundlinien unseres Forschungsstils, in: Breuer, Franz (Hrsg.): *Qualitative Psychologie. Grundlagen, Methoden und Anwendungen eines Forschungsstils,* Opladen: Westdeutscher Verlag, S. 14–36.

Breuer, Franz (2010): *Reflexive Grounded Theory. Eine Einführung für die Forschungspraxis,* 2. Auflage, Wiesbaden: VS Verlag für Sozialwissenschaften.

Brüggemann, Tim (2010): Berufliches Übergangsmanagement – Herausforderungen und Chancen, in: Sauer-Schiffer, Ursula/Brüggemann, Tim (Hrsg.): *Der Übergang Schule-Beruf. Beratung als pädagogische Intervention,* Münster: Waxmann, S. 57–79.

Brüggemann, Tim/Driesel-Lange, Katja/Weyer, Christian (2017): Evidenzbasierte Instrumente zur Berufsorientierung. Verständnis und Herausforderungen, in: Brüggemann, Tim/Driesel-Lange, Katja/Weyer, Christian (Hrsg.): *Instrumente zur Berufsorientierung. Pädagogische Praxis im wissenschaftlichen Diskurs,* Münster: Waxmann, S. 9–21.

Brüggemann, Tim/Rahn, Sylvia (2013): Zur Einführung: Der Übergang Schule-Beruf als gesellschaftliche Herausforderung – Entwicklung, rechtliche Verankerung und pädagogischer Auftrag der Berufsorientierung, in: Brüggemann, Tim/Rahn, Sylvia (Hrsg.): *Berufsorientierung. Ein Lehr- und Arbeitsbuch,* Münster: Waxmann, S. 11–22.

Buchholz, Michael (1999): *Psychotherapie als Profession,* Gießen: Psychosozial-Verlag.

Bühring, Petra (2019): Reform der Psychotherapeutenausbildung: Studienbeginn ab 2020, [online] http://www.aerzteblatt.de/archiv/210126/Reform-der-Psych [17.06.2021].

Bundesministerium für Justiz und Verbraucherschutz (1998): Gesetz über die Berufe des Psychologischen Psychotherapeuten und des Kinder- und Jugendlichenpsychotherapeuten, [online] https://www.buzer.de/gesetz/1407/index.htm [11.03.2022].

Bundesministerium für Justiz und Verbraucherschutz (2020): Gesetz über den Beruf der Psychotherapeutin und des Psychotherapeuten, [online] http://www.gesetze-im-internet.de/psychthg_2020/index.html [16.06.2021].

Bundespsychotherapeutenkammer (2014): Überarbeiteter Entwurf eines Berufsbildes des BPTK-Vorstands und der AG des Länderrates zur Reform der Aus- und Weiterbildung, [online] https://www.bptk.de/wp-content/uploads/2019/01/20141118_berufsbild_ag_lr_stand_06052014.pdf [16.07.2021].

Bundespsychotherapeutenkammer (in der geänderten Fassung von 2018): Muster-Berufsordnung für Psychologische Psychotherapeutinnen und Psychotherapeuten und Kinder- und Jugendlichenpsychotherapeutinnen und Kinder- und Jugendlichenpsychotherapeuten, [online] http://www.bptk.de/wp-content/uploads/2019/01/20060113_musterberufsordnung. pdf [11.03.2022].

Buschle, Christina/Tippelt, Rudolf (2015): Professionelle Erwachsenenbildner_innen – ein Beruf zwischen Fremdanforderungen und reflexiver Kompetenz, in: Justen, Nicole/Mölders, Babette (Hrsg.): *Professionalisierung und Erwachsenenbildung. Selbstverständnis – Entwicklungslinien – Herausforderungen.* Opladen, Berlin, Toronto: Verlag Barbara Budrich, S. 41–59.

Bußhoff, Ludger (2015): Berufsberatung als Unterstützung von Übergängen in der beruflichen Entwicklung, in: Zihlmann, Rene/Jungo, Daniel (Hrsg.): *Berufswahl in Theorie und Praxis*, 4. Auflage, Zürich: SDBB Verlag, S. 9–64.

Büssing, André (1993): Arbeitslosigkeit – Differentielle Folgen aus psychologischer Sicht, in: *Arbeit*, 1993, 2. Jg., Nr. 1, S. 5–19, https://doi.org/10.1515/arbeit-1993-0103

Dally, Andreas (2005): Psychoanalytische und tiefenpsychologische Krankheitslehre, in: Hiller, Wolfgang/Leibing, Eric/Leichsenring, Falk/Sulz, Serge (Hrsg.): *Lehrbuch der Psychotherapie. Band 1: Wissenschaftliche Grundlagen der Psychotherapie*, 3. Auflage, München: CIP-Medien, S. 79–97.

Danner, Helmut (1979): *Methoden geisteswissenschaftlicher Pädagogik*, München, Basel, 4. Auflage: Reinhardt.

Deutsche Psychotherapeuten Vereinigung: (Traum-) Beruf Psychotherapeut*in – Wie komme ich an mein Ziel? [online] https://www.deutschepsychotherapeutenvereinigung.de/gesundheitspolitik/themenseiten/ausbildungsreform/ [16.07.2021].

Dollhausen, Karin (2010): Methoden der Organisationsforschung, in: Dollhausen, Karin/Feld, Timm/Settler, Wolfgang (Hrsg.): *Erwachsenenpädagogische Organisationsforschung*, Wiesbaden: VS Verlag für Sozialwissenschaften, S. 91–125.

Dollhausen, Karin (2013): Netzwerke als Impulsgeber für die Selbststeuerung und Organisationsentwicklung von Weiterbildungseinrichtungen, in: Dollhausen, Karin/Feld, Timm/Settler, Wolfgang (Hrsg.): *Erwachsenenpädagogische Kooperations- und Netzwerkforschung*, Wiesbaden: Springer VS, S. 13–22.

Dörner, Olaf/Schäffer, Burkhard (2011): Neuere Entwicklungen in der qualitativen Erwachsenenbildungsforschung, in: Tippelt, Rudolf/von Hippel, Aiga (Hrsg.): *Handbuch Erwachsenenbildung/Weiterbildung*, Wiebaden: VS Verlag für Sozialwissenschaften, S. 243–263.

Driesel-Lange, Katja/Kracke, Bärbel (2017): Potentialanalysen als Instrumente der Förderung in der Berufs- und Studienorientierung. Besondere Herausforderungen der Begleitung von Jugendlichen mit Hochschulzugangsberechtigung, in: Brüggemann, Tim/Driesel-Lange, Katja/Weyer, Christian (Hrsg.): *Instrumente zur Berufsorientierung. Pädagogische Praxis im wissenschaftlichen Diskurs*, Münster: Waxmann, S. 99–125.

Düggeli, Albert/Kinder, Katja (2013): Wissen aufbauen, Selbstwirksamkeit fördern und Sinnfindung begleiten – auf dem Berufswahlweg mit Schülerinnen und Schülern, in: Brüggemann, Tim/Rahn, Sylvia (Hrsg.): *Berufsorientierung. Ein Lehr- und Arbeitsbuch*, Münster: Waxmann, S. 211–220.

Emminghaus, Christoph/Tippelt, Rudolf (2009): *Lebenslanges Lernen in regionalen Netzwerken verwirklichen. Abschließende Ergebnisse zum Programm „Lernende Regionen – Förderung von Netzwerken“*, Bielefeld: Bertelsmann Verlag.

Engel, Frank/Sickendiek, Ursel (2005): Beratung – ein eigenständiges Handlungsfeld mit neuen Herausforderungen, in: *Pflege und Gesellschaft*, 2005, 10. Jg., Nr. 4, S. 163–171, [online] http://dg-pflegewissenschaft.de/wp-content/uploads/2017/06/PG-4-2005-Engel_Sickendiek.pdf [11.03.2022].

Erikson, Erik (1950): *Childhood and Society*, New York: NW Norton.

Ertelt, Bernd-Joachim/Frey, Andreas (2011): Theorien der beruflichen Entwicklung und Beratung in ihrer Bedeutung für die Abbruchsprävention, [online] http://www.praelab-hdba.de/fileadmin/redaktion/Materialien/Deutsch/1-3_KT_

und_weiteres_Material/Theorien_der_beruflichen_Ent-wicklung_und_Beratung.pdf [16. 11. 2021].

Fegert, Jörg Michael (2011): Die Kinder- und Jugendpsychiatrie als Seismograf für gesellschaftliche Entwicklungen, in: Weiß, Peter / Peukert, Reinhard (Hrsg.): *Aktion psychisch Kranke. Seelische Gesundheit und Teilhabe von Kindern und Jugendlichen braucht Hilfe!* Bonn: Psychiatrie Verlag, S. 43–63.

Fegert, Jörg / Hauth, Iris / Banaschewski, Tobias / Freyberger, Harald (2016): Übergang zwischen Jugend- und Erwachsenenalter: Herausforderungen für die Transitionspsychiatrie. Eckpunktepapier von DGKJP und DGPPN, [online] http://www.dgkjp.de/stellungnahmen-positionspapiere/stellungnahmen-2016/396-uebergang-zwischen-jugend-und-erwachsenenalter-herausforderungen-fuer-die-transitionspsychiatrie [25. 03. 2019].

Friebertshäuser, Barbara / Langer, Antje (2013): Interviewformen und Interviewpraxis, in: Friebertshäuser, Barbara / Langer, Antje / Prengel, Annedore (Hrsg.): *Handbuch qualitative Forschungsmethoden in der Erziehungswissenschaft*, 4. Auflage, Weinheim und Basel: Beltz Juventa, S. 437–457.

Gemeinsamer Bundesausschuss für die Durchführung der Psychotherapie (in der geänderten Fassung von 2021): Psychotherapie-Richtlinie, [online] https://www.g-ba.de/downloads/62-492-2400/PT-RL_2020-11-20_iK-2021-02-18.pdf [12. 07. 2021].

Gennep, Arnold van (1986): *Übergangsriten,* Frankfurt am Main: Campus.

Giddens, Anthony (1990): *The Consequences of Modernity*, Cambridge: Polity.

Giesecke, Hermann (2013): *Pädagogik als Beruf. Grundformen pädagogischen Handelns,* 11. Auflage, Weinheim und Basel: Beltz Juventa.

Gieseke, Wiltrud (2000): Beratung in der Weiterbildung – Ausdifferenzierung der Beratungsbedarfe, in: *Literatur- und Forschungsreport Weiterbildung,* 2000, 46. Jg., S. 10–17.

Gieseke, Wiltrud (2010): Professionalisierung und Professionalität, in: Arnold, Rolf / Nolda, Sigrid / Nuissl, Ekkehard (2010): *Wörterbuch Erwachsenenbildung,* Bad Heilbrunn: Verlag Julius Klinkhardt, S. 243–244.

Gieseke, Wiltrud (2011): Professionalisierung in der Erwachsenenbildung / Weiterbildung, in: Tippelt, Rudolf / von Hippel, Aiga (Hrsg.): *Handbuch Erwachsenenbildung / Weiterbildung,* 5. Auflage, Wiesbaden: VS Verlag für Sozialwissenschaften, S. 385–427.

Gieseke, Wiltrud (2015): Professionelle Entwicklung in der Erwachsenenbildung / Weiterbildung, in: Justen, Nicole / Mölders, Babette (Hrsg.): *Professionalisierung und Erwachsenenbildung. Selbstverständnis – Entwicklungslinien – Herausforderungen*, Opladen, Berlin, Toronto: Verlag Barbara Budrich, S. 23–41.

Gieseke, Wiltrud (2018): Professionalisierung der Erwachsenenbildung / Weiterbildung. Historische Prozesse und strukturelle Herausforderung der Gegenwart, in: Dobischat, Rolf / Elias, Arne / Rosendahl, Anne (Hrsg.): *Das Personal in der Weiterbildung. Im Spannungsfeld von Professionalisierungsanspruch und Beschäftigungsrealität,* Wiesbaden: Springer Fachmedien, S. 57–79.

Gieseke, Wiltrud / Opelt, Karin (2004): *Weiterbildungsberatung II. Studienbrief EB 2001,* Kaiserslautern: Zentrum für Fernstudien und Universitäre Weiterbildung.

Glaser, Barney/Strauss, Anselm (1967): *The Discovery of Grounded Theory*, Chicago: Aldine; deutsch (1998): *Grounded Theory. Strategien qualitativer Forschung*, Bern: Huber.

Glaser, Barney/Strauss, Anselm (1971): *Status Passage,* London: Routledge & Kegan Paul.

Glaser, Barney/Strauss, Anselm (1974): *Interaktion mit Sterbenden. Beobachtungen für Ärzte, Schwestern, Seelsorger und Angehörige,* Göttingen: Sammlung Vandenhoeck.

Glaser, Barney/Strauss, Anselm (2010): *Grounded Theory. Strategien qualitativer Forschung,* 3. Auflage, Bern: Huber.

Gottfredson, Linda S. (1981): Circumscription and compromise: A developmental theory of occupational aspirations, in: *Journal of Counseling Psychology*, 1981, 28. Jg., Nr. 6, S. 545–579.

Großmann, Ruth (2014): Psychotherapie und Beratung, in: Nestmann, Frank/Engel, Frank/Sickendiek, Ursel (Hrsg.): *Das Handbuch der Beratung. Band 1: Disziplinen und Zugänge,* 3. Auflage, Tübingen: DGVT Verlag, S. 89–101.

Hagen, Caroline/Bänfer, Susanne/Werkstetter, Lara/Hebebrand, Johannes/Reissner, Volker (2018): Inanspruchnahme des psychosozialen Hilfesystems bei jungen, psychisch erkrankten Arbeitslosengeld-II-Empfängern vor und nach Nutzung eines psychiatrisch-psychologischen Beratungsangebotes, in: *Das Gesundheitswesen,* 2018, 80. Jg., Nr. 07, S. 598–605.

Hartig, Christine (2006): Berufliche Selbstbeschreibungen als berufskulturelle Selbstaufklärung in der Erwachsenenbildung, in: *Der pädagogische Blick*, 2006, 14. Jg., Nr. 3, S. 158–169.

Hartz, Stefanie (2004): *Biographizität und Professionalität. Eine Fallstudie zur Bedeutung von Aneignungsprozessen in organisatorischen Modernisierungsstrategien,* Wiesbaden: VS-Verlag.

Helsper, Werner/Tippelt, Rudolf (2011): Ende der Profession und Professionalisierung ohne Ende. Zwischenbilanz einer unabgeschlossenen Diskussion, in: Helsper, Werner/Tippelt, Rudolf (Hrsg.): *Pädagogische Professionalität,* Weinheim: Beltz, S. 268–288.

Herzog, Walter/Neuenschwander, Michael/Wannack, Evelyne (2006): *Berufswahlprozess. Wie sich Jugendliche auf ihren Beruf vorbereiten,* Basel: Haupt.

Hirschi, Andreas/Baumeler, Franziska (2020). Berufswahltheorien – Entwicklung und Stand der Diskussion, in: Brüggemann, Tim/Rahn, Silvia (Hrsg.): *Berufsorientierung. Ein Lehr- und Arbeitsbuch,* 2. überarbeitete und erweiterte Auflage, Münster: Waxmann, S. 31–49.

Holland, John (1997): *Making vocational choices. A theory of vocational personalities and work enviroments*, 3. Auflage, Odessa: Psychological Assessment Resources.

Hollederer Alfons (2008): Psychische Gesundheit im Fall von Arbeitslosigkeit, in: *Praktische Arbeitsmedizin,* 2008, 12. Jg., Nr. 10, S. 29–32.

Hörster, Reinhard (2004): Pädagogisches Handeln, in: Krüger, Heinz-Hermann/Helsper, Werner (Hrsg.): *Einführung in die Grundbegriffe und Grundfragen der Erziehungswissenschaft,* 6. Auflage, Wiesbaden: VS Verlag für Sozialwissenschaften, S. 35–45.

Hülst, Dirk (2013): Grounded Theory, in: Friebertshäuser, Barbara / Langer, Antje / Prengel, Annedore (Hrsg.): *Handbuch Qualitative Forschungsmethoden in der Erziehungswissenschaft,* 4. Auflage, Weinheim und Basel: Beltz Juventa, S. 281–301.

Hüning, Laura / Böhm, Sandra / Fugli, Ulrike (2018): Die Auswirkungen von Autonomie, Kompetenz und sozialer Eingebundenheit auf die Gesundheit und Arbeitsfähigkeit von Mitarbeitern, in: Badura, Bernhard / Ducki, Antje / Schröder, Helmut / Klose, Joachim / Meyer, Markus (Hrsg.): *Fehlzeiten-Report 2018. Sinn erleben – Arbeit und Gesundheit,* Heidelberg: Springer, S. 269–279.

Janis, Irvin / Mann, Leon (1979): *Decision making,* New York, London: Macmillan Publishing Co.

Jöns-Schnieder, Katrin / Rieken, Andrea (2017): Inklusionszufriedenheit von Menschen mit Beeinträchtigung auf dem allgemeinen Arbeitsmarkt, in: Rieken, Andrea / Jöns-Schnieder, Katrin / Eikötter, Mirko (Hrsg.): *Berufliche Inklusion. Forschungsergebnisse von Unternehmen und Beschäftigten im Spiegel der Praxis,* Weinheim und Basel: Beltz Juventa, S. 221–270.

Jordan, Stefanie / Kauffeld, Simone (2019): Laufbahnberatung für SchülerInnen und Studierende, in: Kauffeld, Simone / Spurk, Daniel (Hrsg.): *Handbuch Karriere und Laufbahnmanagement,* Berlin, Heidelberg: Springer, S. 85–108.

Kade, Jochen / Nolda, Sigrid (2012): Qualitative Längsschnittstudien in der Erwachsenen- und Weiterbildungsforschung, in: Schäffer, Burkhard / Dörner, Olaf (Hrsg.): *Qualitative Erwachsenen- und Weiterbildungsforschung,* Opladen, Berlin, Toronto: Verlag Barbara Budrich, S. 612–626.

Kahl-Popp, Jutta (2007): *Lehren und Lernen psychotherapeutischer Kompetenzen am Beispiel der psychoanalytischen Ausbildung,* Würzburg: Ergon Verlag.

Keupp, Heiner (2006): *Identitätskonstruktionen. Das Patchwork der Identitäten in der Spätmoderne,* 3. Auflage, Hamburg: Rowohlt Taschenbuch Verlag.

Kieselbach, Thomas / Beekmann, Gert (2006): Arbeitslosigkeit und Gesundheit: Stand der Forschung, in: Hollederer, Alfons / Brand, Helmut (Hrsg.): *Arbeitslosigkeit, Gesundheit und Krankheit,* Bern: Huber.

Knauf, Helen (2009): Schule und ihre Angebote zu Berufsorientierung und Lebensplanung – die Perspektive der Lehrer und der Schüler, in: Oechsle, Mechthild / Knauf, Helen / Maschetzke, Christiane / Rosowski, Elke (Hrsg.): *Abitur und was dann? Berufsorientierung und Lebensplanung junger Frauen und Männer und der Einfluss von Schule und Eltern,* Wiesbaden: VS Verlag für Sozialwissenschaften, S. 229–282.

Koenen, Michael / Rupert, Martin (2012): *Wie wird man Psychotherapeut, wie findet man seine „Schule", wie entwickelt sich eine schulenspezifische Identität?* Kassel: Psychosozial-Verlag.

Kohli, Martin (1985): Die Institutionalisierung des Lebenslaufs. Historische Befunde und theoretische Argumente, in: *Kölner Zeitschrift für Soziologie und Sozialpsychologie,* 1985, Jg. 37, S. 1–29.

Kölch, Michael (2011): Zusammenarbeit mit der Bundesagentur für Arbeit zum SGB II-Risikofaktoren für Jugendarbeitslosigkeit, in: Weiß, Peter / Peukert, Reinhard (Hrsg.): *Aktion psychisch Kranke. Seelische Gesundheit und Teilhabe von Kindern und Jugendlichen braucht Hilfe!* Bonn: Psychiatrie Verlag, S. 111–116.

Körner, Jürgen (2015): *Psychotherapeutische Kompetenzen. Ein Praxismodell zu den Kompetenzprofilen in der Aus- und Weiterbildung,* Wiesbaden: Springer.

Krollner, Björn/Krollner, Dirk (2022): ICD-Code, [online] http://www.icd-code.de/icd/code/F32.1.html [18.03.2022].

Kupfer, Anett/Wesenberg, Sandra/Gahleitner, Silke Birgitta/Nestmann, Frank (2021): *Beratung und Psychotherapie – Aktuelle Entwicklungen im Spannungsfeld von Abgrenzung und fruchtbarer Kooperation,* Tübingen: Dgvt-Verlag.

Laakmann, Mirjam/Schultheiß, Jan/Petermann, Franz/Petermann, Ulrike (2017): Förderung sozialer Kompetenzen im Rahmen der Berufsorientierung. Das JobFit-Training als Praxisbeispiel, in: Brüggemann, Tim/Driesel-Lange, Katja/Weyer, Christian (Hrsg.): *Instrumente zur Berufsorientierung. Pädagogische Praxis im wissenschaftlichen Diskurs,* Münster: Waxmann, S. 223–239.

Lamnek, Siegfried/Krell, Claudia (2016): *Qualitative Sozialforschung,* 6. Auflage, Basel: Beltz Verlag.

Landberg, Monique/Noack, Peter (2022): A Grounded Theory study on motivational development after detours in young adulthood – how extra-vocational training affects aspirations, in: *International Journal for Research in Vocational Education and Training,* 2022, Jg. 9, Nr. 1, S. 66–91.

Levinson, Daniel Jacob (1978): *The Seasons of a Man's Life,* New York: Ballantine.

Lohaus, Arnold, (2018): *Entwicklungspsychologie des Jugendalters,* Berlin, Heidelberg: Springer.

Maurer, Sabine (2019): Mehr Selbstbewusstsein bitte, Kinder- und JugendlichenpsychotherapeutInnen, in: Schwarz, Marion/Fink, Matthias (Hrsg.): *Konzepte, Erfahrungen und Perspektiven der Kinder- und Jugendlichenpsychotherapie. Facetten eines Heilberufs,* Gießen: Psychosozialverlag, S. 187–197.

Mey, Günter/Mruck, Katja (2011): Grounded-Theory-Methodologie: Entwicklung, Stand, Perspektiven, in: Mey, Günter/Mruck, Katja (Hrsg.): *Grounded Theory Reader,* 2. Auflage, Wiebaden: VS Verlag, S. 11–51.

Mieg, Harald (2006): Professionalisierung, in: Rauner, Felix (Hrsg.): *Handbuch Berufsbildungsforschung,* 2. Auflage, Bielefeld: WBV, S. 342–350.

Mitchell, Lynda/Krumboltz, John (1994): Die berufliche Entscheidungsfindung als sozialer Lernprozess: Krumboltz' Theorie, in: Brown, Duane / Brooks, Linda (Hrsg.): *Karriereentwicklung,* Stuttgart: Klett-Cotta, S. 157–210.

Mühlig, Stephan/Jacobi, Frank (2021): Psychoedukation, in: Hoyer, Jürgen/Knappe, Susanne (Hrsg.): *Klinische Psychologie & Psychotherapie,* Springer, S. 557–573.

Nestmann, Frank/Engel, Frank/Sickendiek, Ursel (2014): Beratung: Ein Selbstverständnis in Bewegung, in: Nestmann, Frank/Engel, Frank/Sickendiek, Ursel (Hrsg.): *Das Handbuch der Beratung. Band 1: Disziplinen und Zugänge,* 3. Auflage, Tübingen: DGVT Verlag, S. 33–43.

Nittel, Dieter (2000): *Von der Mission zur Profession? Stand und Perspektiven der Verberuflichung in der Erwachsenen- und Weiterbildung,* Bielefeld: W. Bertelsmann Verlag.

Nittel, Dieter (2011): Von der Profession zur sozialen Welt pädagogisch Tätiger? Vorarbeiten zu einer komparativ angelegten Empirie pädagogischer Arbeit, in: Helsper, Werner/Tippelt, Rudolf (Hrsg.): *Pädagogische Professionalität,* Weinheim: Beltz, S. 40–59.

Nittel, Dieter (2018): Professionalisierung der Erwachsenenbildung: Die Grenzen eines ambitionierten Projekts, in: Dobischat, Rolf/Elias, Arne/Rosendahl, Anne

(Hrsg.): *Das Personal in der Weiterbildung. Im Spannungsfeld von Professionalisierungsanspruch und Beschäftigungsrealität,* Wiesbaden: Springer Fachmedien, S. 21–57.

Nittel, Dieter/Schüssler, Katrin/Seifert, Lisa-Charlotte (2016): Das pädagogische Handeln von Ärzten. Der Beitrag von Bildanalysen zur Annäherung an die Vermittlungs- und Beratungsarbeit einer nicht pädagogischen Berufsgruppe, in: Burkart, Günter/Meyer, Nikolaus (Hrsg.): *„Die Welt anhalten". Von Bildern, Fotografie und Wissenschaft.* Weinheim und Basel: Beltz Juventa, S. 490–538.

Nittel, Dieter/Völzke, Reinhard (2002): Weiterbildung in der Wissensgesellschaft – zwischen Bildungsmanagement und Ehrenamt, in: Nittel, Dieter/Völzke, Reinhard (Hrsg.): *Jongleure der Wissensgesellschaft. Das Berufsfeld der Erwachsenenbildung,* Neuwied: Luchterhand Verlag, S. 9–27.

Nohl, Martina (2009): *Entwicklung von Übergangskompetenz in der Laufbahnberatung,* Berlin: Verlag Dr. Köster.

Nohl, Martina (2010): Laufbahnberatung als pädagogische Übergangsberatung, in: Sauer-Schiffer, Ursula/Brüggemann, Tim (Hrsg.): *Der Übergang Schule-Beruf. Beratung als pädagogische Intervention,* Münster: Waxmann, S. 131–157.

Nohl, Martina (2011): *Übergangscoaching. Berufliche Veränderungen kompetent und erfolgreich gestalten,* Paderborn: Junfermann Verlag.

Nohl, Martina (2014): Übergangscoaching, in: *dvb-forum,* 2014, Nr. 2, S. 22–26.

Oevermann, Ulrich (1996): Theoretische Skizze einer revidierten Theorie professionalisierten Handelns, in: Combe, Arno/Helsper, Werner (Hrsg.): *Pädagogische Professionalität. Untersuchungen zum Typus pädagogischen Handelns,* Frankfurt am Main: Suhrkamp Verlag, S. 70–82.

Oevermann, Ulrich (2002): Professionalisierungsbedürftigkeit und Professionalisiertheit pädagogischen Handelns, in: Kraul, Margret/Marotzki, Winfried/Schweppe, Cornelia (Hrsg.): *Biographie und Profession,* Bad Heilbrunn: Klinkhardt Verlag, S. 19–63.

Ohling, Maria (2015): *Soziale Arbeit und Psychotherapie. Veränderung der beruflichen Identität von SozialpädagogInnen durch Weiterbildung in psychotherapeutisch orientierten Verfahren,* Weinheim und Basel: Beltz Juventa.

Parson, Frank (1909): *Choosing a vocation,* Boston: Houghton Mifflin.

Petermann, Franz/Petermann, Ulrike (2017): *Materialien für Jugendlichen zum Job-Fit-Training,* Göttingen: Hogrefe.

Petermann, Ulrike/Schultheiß, Jan (2013): Übergänge: Beruf als Zukunft, in: Steinebach, Christoph/Gharabaghi, Kiaras (Hrsg.): *Resilienzförderung im Jugendalter. Praxis und Perspektiven,* Heidelberg: Springer, S. 147–163.

Pfandhauer, Michaela (2005): De-Professionalisierung durch Lernkulturalisierung. Zur Herausforderung des medizinischen Standes durch Life Long Learning, in: Bollinger, Heinrich/Gerlach, Anke/Pfandhauer, Michaela (Hrsg.): *„Gesundheitsberufe im Wandel." Soziologische Beobachtungen und Interpretationen,* Frankfurt am Main: Mabuse-Verlag, S. 207–221.

Reißig, Birgit: Regionales Übergangsmanagement. Vom Modellversuch zur kommunalen Koordinierung, [online] https://www.ueberaus.de/wws/regionales-uebergangsmanagement.php [01.12.2022].

Reißig, Birgit/Mahl, Francisca (2020): Berufsorientierung im regionalen Übergangsmanagement. Anforderungen, Handlungsaufgaben und Entwicklungsperspektiven, in: Brüggemann, Tim/Rahn, Sylvia (Hrsg.): *Berufsorientierung. Ein Lehr- und Arbeitsbuch*, Münster: Waxmann, S. 533–541.

Reissner, Volker/Ramlow, Gudrun/Ehren, Gabriel/Hebebrand, Johannes (2011): Support for Unemployed with Psychosocial Problems Obtaining Reintegration Training under 25, in: Weiß, Peter/Peukert, Reinhard (Hrsg.): *Aktion psychisch Kranke. Seelische Gesundheit und Teilhabe von Kindern und Jugendlichen braucht Hilfe!*, Bonn: Psychiatrie Verlag, S. 117–119.

Remschmidt, Helmut/Schmidt, Martin/Poustka, Fritz (2017): *Multiaxiales Klassifikationsschema für psychische Störungen des Kindes- und Jugendalters nach ICD-10 der WHO*, Göttingen: Hogrefe.

Richter, Ulrike (Hrsg.) (2012): *Datengrundlagen als Ausgangspunkt für eine verbesserte schulische Vorbereitung. Erfahrungen und Handlungsweisen aus der Förderinitiative Regionales Übergangsmanagement*, Halle: Deutsches Jugendinstitut.

Saathoff, Claudia (2002): *Kritische Lebensereignisse und Gesundheit: Der Einfluss psychologischer Faktoren auf Bewältigungsmöglichkeiten*, Hannover: Medizinische Hochschule.

Sabatella, Filomena/Mirer, Angelina (2018): Arbeitslosigkeit und psychische Belastung, in: Sabatella, Filomena/Wyl, Agnes (Hrsg.): *Jugendliche im Übergang zwischen Schule und Beruf. Psychische Belastungen und Ressourcen*, Berlin: Spinger, S. 59–72.

Sauer-Schiffer, Ursula (2004): Beratung in der Erwachsenenbildung und außerschulischen Jugendbildung. Eine Einführung in Theorie und Praxis, in: Sauer-Schiffer, Ursula (Hrsg.): *Bildung und Beratung. Beratungskompetenz als neue Herausforderung für Weiterbildung und außerschulische Jugendbildung?*, Münster: Waxmann, S. 9–65.

Sauer-Schiffer, Ursula (2010): Beratungskompetenz für die pädagogische Intervention am Übergang, in: Sauer-Schiffer, Ursula/Brüggemann, Tim (Hrsg.): *Der Übergang Schule-Beruf. Beratung als pädagogische Intervention*, Münster: Waxmann, S. 21–57.

Sauer-Schiffer, Ursula/Wahl, Andreas (2019): Umwege erhöhen die Ortskenntnis. Wie (berufs-)biographische Einflüsse die Beratungspraxis mitgestalten, in: *Journal bso*, 2019, 2. Jg., S. 4–8.

Schaffner, Dorothee/Ryter, Annamarie (2020): Aufgabenstellung und Professionalitätsentwicklung des pädagogischen Personals in der Studien- und Berufsorientierung – Konsequenzen für die Aus- und Weiterbildung, in: Brüggemann, Tim/Rahn, Sylvia (Hrsg.): *Berufsorientierung. Ein Lehr- und Arbeitsbuch*, Münster: Waxmann, S. 541–547.

Schäffter, Ortfried (2015): Übergangszeiten – „Transitionen“ und „Life Trajectories.“ Navigieren durch Bildungslandschaften im Lebensverlauf, in: Schmidt-Lauff, Sabine/von Felden, Heide/Pätzold, Henning (Hrsg.): *Transitionen in der Erwachsenenbildung. Gesellschaftliche, institutionelle und individuelle Übergänge*, Opladen, Berlin und Toronto: Verlag Barbara Budrich, S. 19–35.

Schiersmann, Christiane (2005): Beratung in der Weiterbildung – Ergebnisse einer bundesweiten Erhebung, in: *Pädagogische Rundschau*, 2005, 59. Jg., S. 153–167.

Schlüter, Anne (2014): Von der Transparenz der Weiterbildung zur lebensbegleitenden Übergangsberatung, in: Von Felden, Heide/Schäffter, Ortfried/Schicke, Hildegart (Hrsg.): *Denken in Übergängen. Weiterbildung in transitorischen Lebenslagen*, Wiesbaden: Springer VS, S. 253–267.

Schmidt, Friederike (2011): *Implizite Logiken des pädagogischen Blickes. Eine rekonstruktive Studie über Wahrnehmung im Kontext der Wohnungslosenhilfe*, Wiesbaden: Springer VS.

Schmidt-Lauff, Sabine (2014): Zeit und Bildung. Eine temporaltheoretische Sicht auf Lernen in Übergängen, in: Von Felden, Heide/Schäffter, Ortfried/Schicke, Hildegart (Hrsg.): *Denken in Übergängen. Weiterbildung in transitorischen Lebenslagen*, Wiesbaden: Springer VS, S. 19–35.

Schmidt-Zadel, Regina (2011): Förderung seelischer Gesundheit und Teilhabe als Leitmotiv kooperativer Hilfen, in: Weiß, Peter/Peukert, Reinhard (Hrsg.): *Aktion psychisch Kranke. Seelische Gesundheit und Teilhabe von Kindern und Jugendlichen braucht Hilfe!*, Bonn: Psychiatrie Verlag, S. 14–19.

Schmitz, Markus (2011): Arbeitsbündnis Jugend und Beruf – ein Projekt der Bundesagentur für Arbeit zur Verbesserung der Zusammenarbeit an den Schnittstellen SGBII, SGB III und SGB VIII, in: Weiß, Peter/Peukert, Reinhard (Hrsg.): *Aktion psychisch Kranke. Seelische Gesundheit und Teilhabe von Kindern und Jugendlichen braucht Hilfe!*, Bonn: Psychiatrie Verlag, S. 106–110.

Schultheiß, Jan/Petermann, Franz/Petermann, Ulrike (2015): Zur Wirksamkeit des Präventionsprogramms JobFit: Ein Vergleich unterschiedlicher Klassenstufen, in: *Praxis der Kinderpsychologie und Kinderpsychiatrie*, 2015, 64. Jg., Nr. 6, S. 429–442.

Schütz, Julia/Nittel, Dieter (2015): „Werde der du bist“ – Selbstwirksamkeitserwartungen und individuelle Professionalisierung von Erwachsenenbildnerinnen und Erwachsenenbildnern, in: Justen, Nicole/Mölders, Babette (Hrsg.): *Professionalisierung und Erwachsenenbildung. Selbstverständnis – Entwicklungslinien – Herausforderungen.* Opladen und Berlin: Verlag Barbara Budrich, S. 59–75.

Schütze, Fritz (1996): Organisationszwänge und hoheitsstaatliche Rahmenbedingungen im Sozialwesen: Ihre Auswirkungen auf die Paradoxien professionellen Handelns, in: Combe, Arno/Helsper, Werner (Hrsg.): *Pädagogische Professionalität. Untersuchungen zum Typus pädagogischen Handelns*, Frankfurt am Main: Suhrkamp Verlag, S. 183–275.

Schütze, Fritz (2016): Biographieforschung und narratives Interview, in: Schütze, Fritz: *Sozialwissenschaftliche Prozessanalyse. Grundlagen der qualitativen Sozialforschung*, hrsg. von Werner Fiedler und Heinz-Hermann Krüger, Opladen, Berlin und Toronto: Verlag Barbara Budrich, S. 55–73.

Sennett, Richard/Richter, Martin (1998): *Der flexible Mensch*, Berlin-Verlag.

Staniszewski, Oliver (2019): Kinder- und Jugendlichenpsychotherapeut*innen als Niedergelassene in der Psychotherapeutischen Praxis, in: Schwarz, Marion/Fink, Albert Matthias (Hrsg.): *Konzepte, Erfahrungen und Perspektiven der Kinder- und Jugendlichenpsychotherapie. Facetten eines Heilberufs*, Gießen: Psychosozial-Verlag, S. 241–260.

Steiner, Petra (2018): *Soziale Welten der Erwachsenenbildung. Eine professionstheoretische Verortung*, Wetzlar: Transcript Verlag.

Strauss, Anselm (1998): *Grundlagen qualitativer Sozialforschung. Datenanalyse und Theoriebildung in der empirischen soziologischen Forschung* (US-amerikanisches Original 1987), 2. Auflage, Paderborn: Fink UTB.

Strauss, Anselm im Gespräch mit Heiner Legewie und Barbara Schervier-Legewie (2011): „Forschung ist harte Arbeit, es ist immer ein Stück Leiden damit verbunden. Deshalb muss es auf der anderen Seite Spaß machen.“, in: Mey, Günter/Mruck, Katja (Hrsg.): *Grounded Theory Reader,* 2. Auflage, Wiebaden: VS Verlag, S. 69–79.

Strauss, Anselm/Corbin, Juliet (1996): *Grounded Theory: Grundlagen Qualitativer Sozialforschung* (US-amerikanisches Original 1990), Weinheim: Beltz/Psychologie Verlags Union.

Strübing, Jörg (2008): *Grounded Theory. Zur sozialtheoretischen und epistemologischen Fundierung des Verfahrens der empirisch begründeten Theoriebildung,* 2. Auflage, Wiesbaden: VS Verlag für Sozialwissenschaften.

Super, Donald (1994): Der Lebenszeit-, Lebensraumansatz der Laufbahnentwicklung, in: Brown, Duane/Brooks, Linda (Hrsg.): *Karriere-Entwicklung,* Stuttgart: Klett-Cotta, S. 211–280.

Thom, Julia/Ochs, Matthias (2013): Der Typus des postmodernen Professionellen – ein Porträt Psychologischer Psychotherapeuten?, in: *Psychotherapeutenjournal,* 2013, Nr. 4, S. 381.

Tippelt, Rudolf (2014): Formen interorganisationaler Kooperation und ihre organisationspädagogischen Konsequenzen, in: Weber, Susanne/Göhlich, Michael/Schröer, Andreas/Schwarz, Jörg (Hrsg.): *Organisation und das Neue: Beiträge der Kommission Organisationspädagogik,* Wiesbaden: Springer-Verlag, S. 49–65.

Von Felden, Heide/Schmidt-Lauff, Sabine (2015): Transitionen in der Erwachsenenbildung: Übergänge im gesellschaftlichen Wandel, im Fokus von Forschung und aus Sicht pädagogischer Professionalität, in: Schmidt-Lauff, Sabine/von Felden, Heide/Pätzold, Henning (Hrsg.): *Transitionen in der Erwachsenenbildung. Gesellschaftliche, institutionelle und individuelle Übergänge,* Opladen, Berlin und Toronto: Verlag Barbara Budrich, S. 11–16.

Von Kardoff, Ernst (2012): Qualitative Sozialforschung – Versuch einer Standortbestimmung, in: Flick, Uwe (Hrsg.): *Handbuch Qualitative Sozialforschung. Grundlagen, Konzepte, Methoden und Anwendungen,* 3. Auflage, Weinheim: Beltz/Psychologie Verlags Union, S. 3–11.

Wacker, Ali (1983): Differentielle Verarbeitungsformen von Arbeitslosigkeit. Anmerkungen zur aktuellen Diskussion in der Arbeitslosigkeitsforschung, in: *Probleme des Klassenkampfes,* 1983, 13. Jg., Nr. 4, S. 77–88.

Wahl, Andreas (2021): *Zum Arbeitsbündnis in einem berufsbezogenen Coaching. Eine videointeraktionsanalytische Exploration sozialer Handlungspraktiken,* Münster: Waxmann.

Walther, Andreas (2013): Beratung im Spiegel von subjektorientierter Übergangsforschung und Sozialpädagogik des Übergangs, in: Walther, Andreas/Weinhardt, Marc (Hrsg.): *Beratung im Übergang. Zur sozialpädagogischen Herstellung von biographischer Reflexivität,* Weinheim: Beltz Juventa, S. 16–34.

Walther, Andreas (2015): Übergänge im Lebenslauf: Erziehungswissenschaftliche Heuristik oder pädagogische Gestaltungsaufgabe? in: Schmidt-Lauff, Sabine/von Felden, Heide/Pätzold, Henning (Hrsg.): *Transitionen in der Erwachsenenbildung.*

Gesellschaftliche, institutionelle und individuelle Übergänge, Opladen, Berlin und Toronto: Verlag Barbara Budrich, S. 35–56.

Welzer, Harald (1993): *Transitionen: Zur Sozialpsychologie biographischer Wandlungsprozesse*, Tübingen: Ed. Diskord.

Will, Herbert (2010): *Psychoanalytische Kompetenzen. Standards und Ziele für die psychotherapeutische Ausbildung und Praxis*, 2. Auflage, Stuttgart: Kohlhammer.

Windaus, Eberhard (2005): Psychoanalytische und tiefenpsychologische Therapie bei Kindern und Jugendlichen, in: Hiller, Wolfgang / Leibing, Eric / Leichsenring, Falk / Sulz, Serge (Hrsg.): *Lehrbuch der Psychotherapie. Band 1: Wissenschaftliche Grundlagen der Psychotherapie*, 3. Auflage, München: CIP-Medien, S. 177–196.

Witzel, Andreas (1989): Das problemzentrierte Interview, in: Jüttemann, Gerd (Hrsg.): *Qualitative Forschung in der Psychologie*, 2. Auflage, Heidelberg: Roland Asanger Verlag, S. 227–257.

Witzel, Andreas (2000): Das problemzentrierte Interview, in: *Forum Qualitative Sozialforschung*, 2000, 1. Jg., Nr. 1, [online] http://www.qualitative-research.net/fqs-texte/1-00/1-00witzel-d.html [30. 11. 2021].

Witzel, Andreas / Reiter, Herwig (2022): *Das problemzentrierte Interview – eine praxisorientierte Einführung*, Weinheim: Beltz Juventa.

Anhang

Interviewleitfaden

Einführung:

- Dank für Teilnahmebereitschaft
- Vorstellung (Person, Forschungsprojekt, Titel der Arbeit)
- Vorgehen: Gespräch ca. 30–40 Min., Erzählung, Tonbandaufnahme (Gerät zeigen), Transkription
- Vertraulichkeit und Datenschutz: Vertrauliche Behandlung der Daten. Persönliche Daten werden anonymisiert
- Einverständnis einholen
- Fragen des Interviewpartners

Aufnahme starten!

(in Anlehnung an Lamnek/Krell 2016)

Leitfrage (Erzählaufforderung)	Check: Wurde das erwähnt? *(Nachfragen nur, wenn es nicht von allein angesprochen wird)*	Aufrechterhaltungs-, Steuerungsfragen
Gesprächseinstieg: Der Übergang Schule-Beruf ist für die meisten Jugendlichen eine große Herausforderung. Bei Jugendlichen, die sich in Psychotherapie befinden, ist die Herausforderung ungleich höher. Auch Kinder- und Jugendlichenpsychotherapeutlnnen begleiten Jugendliche bzw. junge Erwachsene, die sich im Übergang Schule-Beruf befinden. Wie ist das bei Ihnen?	Beantwortung der Frage, ob und inwieweit die Therapeutin oder der Therapeut die Übergangsbegleitung zwischen Schule und Beruf im Rahmen der Psychotherapie vornimmt. Einschätzung der Übergangsbegleitung als bedeutender oder unbedeutender Bereich in der Psychotherapie mit Jugendlichen und jungen Erwachsenen.	- Nonverbale Aufrechterhaltung - Können Sie dazu noch etwas mehr erzählen? - Haben Sie dazu ein Beispiel? - Spielt hier... eine Rolle? - Wie ist das mit ...?
Welchen Zusammenhang sehen Sie zwischen einer psychischen Beeinträchtigung und Problemen im Übergang Schule-Beruf?	Zusammenhang zwischen psychischer Beeinträchtigung und Problemen im Übergang Schule-Beruf	"
Welche Konzepte nutzen Sie bei der Übergangsbegleitung?	Für sinnvoll erachtete Konzepte	"

Wieso handeln Sie bei der Übergangsbegleitung zwischen Schule und Beruf auf diese Weise? Wie kommen Sie dazu, so zu handeln?	Reflexion des beruflichen Handelns	"
Woher stammt das Wissen, das Sie dafür nutzen?	Umgang mit (interdisziplinärem) Wissen	"
Inwieweit sind PsychotherapeutInnen zuständig bei der Übergangsbegleitung?	Berufskulturelle Einbettung der Thematik	"
Welche räumlichen, zeitlichen oder strukturellen Rahmenbedingungen erleichtern oder erschweren die Übergangsbegleitung zwischen Schule und Beruf im Rahmen der Psychotherapie?	Räumliche, zeitliche und strukturelle Rahmenbedingungen	"
An welchen Stellen vernetzen bzw. besprechen Sie sich mit anderen Personen oder Institutionen?	Netzwerkarbeit	"
Welche therapeutischen Kompetenzen bewerten Sie bei der Übergangsbegleitung als hilfreich? Welche Kompetenzen erleben Sie als unzureichend, so dass ein Weiterbildungsbedarf besteht?	Als hilfreich eingeschätzte therapeutische Kompetenzen	"
Was haben Sie zu ergänzen?		

Kurzfragebogen

Herzlichen Dank, dass Sie zu einem Gespräch zum Thema „Kinder- und Jugendlichenpsychotherapeutlnnen als Akteurlnnen bei der Übergangsbegleitung von Jugendlichen zwischen Schule und Beruf" bereit sind.

Zuerst einige Fragen zu Ihnen persönlich:

1. Welches Geschlecht haben Sie?
   O männlich O weiblich
2. Wie alt sind Sie?
3. Was haben Sie studiert?
4. In welchem Psychotherapieverfahren sind Sie ausgebildet?
5. Approbationsdatum:
6. Bisherige berufliche Tätigkeit?
7. Welche Fortbildungen haben Sie absolviert?

(in Anlehnung an Lamnek/Krell 2016)

Postskriptum

- Das Postskriptum erst am Ende des Interviews ausfüllen!
- Die Beschreibung der Interviewsituation sollte möglichst zeitnah nach Beendigung des Interviews erfolgen.

Zum Interview:
Interviewer:
Datum des Interviews:
Ort des Interviews:
Beginn des Interviews:
Dauer des Interviews (in Minuten):
Ende des Interviews:

Interviewsituation:

Besondere Vorkommnisse während des Interviews:

Gesprräche vor Einschalten des Aufnahmegeräts:

Verhalten des Interviewers:

Informationen zum Interviewpartner:

Sonstige Auffälligkeiten, Informationen o. Ä.:

(in Anlehnung an Lamnek/Krell 2016)